本教材第9版曾获首届全国教材建设奖全国优秀教材二等奖

国家卫生健康委员会"十四五"规划教材

全 国 高 等 学 校 教 材

供基础、临床、预防、口腔医学类专业用

新形态教材

皮肤性病学

Dermatovenereology

第 **10** 版

主　　审｜张学军

主　　编｜崔 勇　高兴华

副 主 编｜陈 翔　陆洪光　晋红中

数 字 主 编｜陈 翔

数字副主编｜陈爱军　陶 娟

人民卫生出版社

·北京·

图书在版编目（CIP）数据

皮肤性病学 / 崔勇，高兴华主编. -- 10 版 . -- 北京：人民卫生出版社，2024. 7

全国高等学校五年制本科临床医学专业第十轮规划教材

ISBN 978-7-117-36265-8

Ⅰ. ①皮⋯　Ⅱ. ①崔⋯②高⋯　Ⅲ. ①皮肤病学 – 医学院校 – 教材②性病学 – 医学院校 – 教材　Ⅳ. ①R75

中国国家版本馆 CIP 数据核字（2024）第 088907 号

| 人卫智网 | www.ipmph.com | 医学教育、学术、考试、健康，购书智慧智能综合服务平台 |
| 人卫官网 | www.pmph.com | 人卫官方资讯发布平台 |

皮肤性病学
Pifu Xingbingxue
第 10 版

主　　编：崔　勇　高兴华
出版发行：人民卫生出版社（中继线 010-59780011）
地　　址：北京市朝阳区潘家园南里 19 号
邮　　编：100021
E - mail：pmph @ pmph.com
购书热线：010-59787592　010-59787584　010-65264830
印　　刷：北京盛通印刷股份有限公司
经　　销：新华书店
开　　本：850 × 1168　1/16　　印张：16
字　　数：473 千字
版　　次：1980 年 11 月第 1 版　　2024 年 7 月第 10 版
印　　次：2024 年 7 月第 1 次印刷
标准书号：ISBN 978-7-117-36265-8
定　　价：86.00 元

打击盗版举报电话：010-59787491　E-mail：WQ @ pmph.com
质量问题联系电话：010-59787234　E-mail：zhiliang @ pmph.com
数字融合服务电话：4001118166　E-mail：zengzhi @ pmph.com

编委名单

新形态教材使用说明

　　新形态教材是充分利用多种形式的数字资源及现代信息技术，通过二维码将纸书内容与数字资源进行深度融合的教材。本套教材全部以新形态教材形式出版，每本教材均配有特色的数字资源和电子教材，读者阅读纸书时可以扫描二维码，获取数字资源、电子教材。

　　电子教材是纸质教材的电子阅读版本，其内容及排版与纸质教材保持一致，支持手机、平板及电脑等多终端浏览，具有目录导航、全文检索功能，方便与纸质教材配合使用，进行随时随地阅读。

获取数字资源与电子教材的步骤

1 扫描封底红标二维码，获取图书"使用说明"。

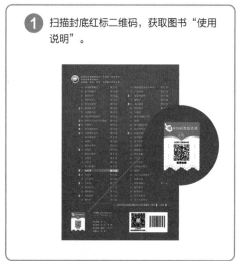

2 揭开红标，扫描绿标激活码，注册/登录人卫账号获取数字资源与电子教材。

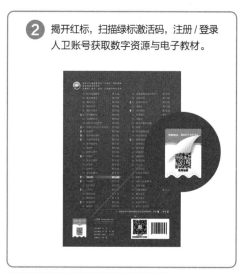

3 扫描书内二维码或封底绿标激活码，随时查看数字资源和电子教材。

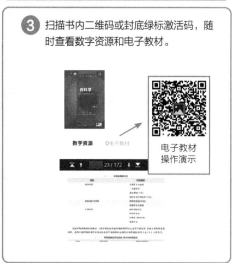

4 登录 zengzhi.ipmph.com 或下载应用体验更多功能和服务。

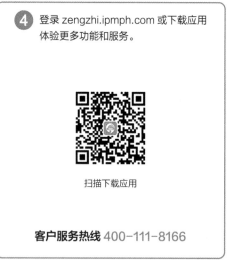

扫描下载应用

客户服务热线 400-111-8166

读者信息反馈方式

人卫e教
medu.pmph.com

　　欢迎登录"人卫e教"平台官网"medu.pmph.com"，在首页注册登录后，即可通过输入书名、书号或主编姓名等关键字，查询我社已出版教材，并可对该教材进行读者反馈、图书纠错、撰写书评以及分享资源等。

序言

百年大计,教育为本。教育立德树人,教材培根铸魂。

过去几年,面对突如其来的新冠疫情,以习近平同志为核心的党中央坚持人民至上、生命至上,团结带领全党全国各族人民同心抗疫,取得疫情防控重大决定性胜利。在这场抗疫战中,我国广大医务工作者为最大限度保护人民生命安全和身体健康发挥了至关重要的作用。事实证明,我国的医学教育培养出了一代代优秀的医务工作者,我国的医学教材体系发挥了重要的支撑作用。

党的二十大报告提出到 2035 年建成教育强国、健康中国的奋斗目标。我们必须深刻领会党的二十大精神,深刻理解新时代、新征程赋予医学教育的重大使命,立足基本国情,尊重医学教育规律,不断改革创新,加快建设更高质量的医学教育体系,全面提高医学人才培养质量。

尺寸教材,国家事权,国之大者。面对新时代对医学教育改革和医学人才培养的新要求,第十轮教材的修订工作落实习近平总书记的重要指示精神,用心打造培根铸魂、启智增慧、适应时代需求的精品教材,主要体现了以下特点。

1. 进一步落实立德树人根本任务。遵循《习近平新时代中国特色社会主义思想进课程教材指南》要求,努力发掘专业课程蕴含的思想政治教育资源,将课程思政贯穿于医学人才培养过程之中。注重加强医学人文精神培养,在医学院校普遍开设医学伦理学、卫生法以及医患沟通课程基础上,新增蕴含医学温度的《医学人文导论》,培养情系人民、服务人民、医德高尚、医术精湛的仁心医者。

2. 落实"大健康"理念。将保障人民全生命周期健康体现在医学教材中,聚焦人民健康服务需求,努力实现"以治病为中心"转向"以健康为中心",推动医学教育创新发展。为弥合临床与预防的裂痕作出积极探索,梳理临床医学教材体系中公共卫生与预防医学相关课程,建立更为系统的预防医学知识结构。进一步优化重组《流行病学》《预防医学》等教材内容,撤销内容重复的《卫生学》,推进医防协同、医防融合。

3. 守正创新。传承我国几代医学教育家探索形成的具有中国特色的高等医学教育教材体系和人才培养模式,准确反映学科新进展,把握跟进医学教育改革新趋势新要求,推进医科与理科、工科、文科等学科交叉融合,有机衔接毕业后教育和继续教育,着力提升医学生实践能力和创新能力。

4. 坚持新形态教材的纸数一体化设计。数字内容建设与教材知识内容契合,有效服务于教学应用,拓展教学内容和学习过程;充分体现"人工智能+"在我国医学教育数字化转型升级、融合发展中的促进和引领作用。打造融合新技术、新形式和优质资源的新形态教材,推动重塑医学教育教学新生态。

5. 积极适应社会发展,增设一批新教材。包括:聚焦老年医疗、健康服务需求,新增《老年医学》,维护老年健康和生命尊严,与原有的《妇产科学》《儿科学》等形成较为完整的重点人群医学教材体系;重视营养的基础与一线治疗作用,新增《临床营养学》,更新营养治疗理念,规范营养治疗路径,提升营养治疗技能和全民营养素养;以满足重大疾病临床需求为导向,新增《重症医学》,强化重症医学人才的规范化培养,推进实现重症管理关口前移,提升应对突发重大公共卫生事件的能力。

我相信,第十轮教材的修订,能够传承老一辈医学教育家、医学科学家胸怀祖国、服务人民的爱国精神,勇攀高峰、敢为人先的创新精神,追求真理、严谨治学的求实精神,淡泊名利、潜心研究的奉献精神,集智攻关、团结协作的协同精神。在人民卫生出版社与全体编者的共同努力下,新修订教材将全面体现教材的思想性、科学性、先进性、启发性和适用性,以全套新形态教材的崭新面貌,以数字赋能医学教育现代化、培养医学领域时代新人的强劲动力,为推动健康中国建设作出积极贡献。

教育部医学教育专家委员会主任委员

教育部原副部长

林蕙青

2024 年 5 月

全国高等学校五年制本科临床医学专业
第十轮 规划教材修订说明

全国高等学校五年制本科临床医学专业国家卫生健康委员会规划教材自 1978 年第一轮出版至今已有 46 年的历史。近半个世纪以来，在教育部、国家卫生健康委员会的领导和支持下，以吴阶平、裘法祖、吴孟超、陈灏珠等院士为代表的几代德高望重、有丰富的临床和教学经验、有高度责任感和敬业精神的国内外著名院士、专家、医学家、教育家参与了本套教材的创建和每一轮教材的修订工作，使我国的五年制本科临床医学教材从无到有、从少到多、从多到精，不断丰富、完善与创新，形成了课程门类齐全、学科系统优化、内容衔接合理、结构体系科学的由纸质教材与数字教材、在线课程、专业题库、虚拟仿真和人工智能等深度融合的立体化教材格局。这套教材为我国千百万医学生的培养和成才提供了根本保障，为我国培养了一代又一代高水平、高素质的合格医学人才，为推动我国医疗卫生事业的改革和发展作出了历史性巨大贡献，并通过教材的创新建设和高质量发展，推动了我国高等医学本科教育的改革和发展，促进了我国医药学相关学科或领域的教材建设和教育发展，走出了一条适合中国医药学教育和卫生事业发展实际的具有中国特色医药学教材建设和发展的道路，创建了中国特色医药学教育教材建设模式。老一辈医学教育家和科学家们亲切地称这套教材是中国医学教育的"干细胞"教材。

本套第十轮教材修订启动之时，正是全党上下深入学习贯彻党的二十大精神之际。党的二十大报告首次提出要"加强教材建设和管理"，表明了教材建设是国家事权的重要属性，体现了以习近平同志为核心的党中央对教材工作的高度重视和对"尺寸课本、国之大者"的殷切期望。第十轮教材的修订始终坚持将贯彻落实习近平新时代中国特色社会主义思想和党的二十大精神进教材作为首要任务。同时以高度的政治责任感、使命感和紧迫感，与全体教材编者共同把打造精品落实到每一本教材、每一幅插图、每一个知识点，与全国院校共同将教材审核把关贯穿到编、审、出、修、选、用的每一个环节。

本轮教材修订全面贯彻党的教育方针，全面贯彻落实全国高校思想政治工作会议精神、全国医学教育改革发展工作会议精神、首届全国教材工作会议精神，以及《国务院办公厅关于深化医教协同进一步推进医学教育改革与发展的意见》（国办发〔2017〕63 号）与《国务院办公厅关于加快医学教育创新发展的指导意见》（国办发〔2020〕34 号）对深化医学教育机制体制改革的要求。认真贯彻执行《普通高等学校教材管理办法》，加强教材建设和管理，推进教育数字化，通过第十轮规划教材的全面修订，打造新一轮高质量新形态教材，不断拓展新领域、建设新赛道、激发新动能、形成新优势。

其修订和编写特点如下：

1. 坚持教材立德树人课程思政　认真贯彻落实教育部《高等学校课程思政建设指导纲要》，以教材思政明确培养什么人、怎样培养人、为谁培养人的根本问题，落实立德树人的根本任务，积极推进习近平新时代中国特色社会主义思想进教材进课堂进头脑，坚持不懈用习近平新时代中国特色社会主义思想铸魂育人。在医学教材中注重加强医德医风教育，着力培养学生"敬佑生命、救死扶伤、甘于奉献、大爱无疆"的医者精神，注重加强医者仁心教育，在培养精湛医术的同时，教育引导学生始终把人民群众生命安全和身体健康放在首位，提升综合素养和人文修养，做党和人民信赖的好医生。

2. 坚持教材守正创新提质增效　为了更好地适应新时代卫生健康改革及人才培养需求，进一步优化、完善教材品种。新增《重症医学》《老年医学》《临床营养学》《医学人文导论》，以顺应人民健康迫切需求，提高医学生积极应对突发重大公共卫生事件及人口老龄化的能力，提升医学生营养治疗技能，培养医学生传承中华优秀传统文化、厚植大医精诚医者仁心的人文素养。同时，不再修订第9版《卫生学》，将其内容有机融入《预防医学》《医学统计学》等教材，减轻学生课程负担。教材品种的调整，凸显了教材建设顺应新时代自我革新精神的要求。

3. 坚持教材精品质量铸就经典　教材编写修订工作是在教育部、国家卫生健康委员会的领导和支持下，由全国高等医药教材建设学组规划，临床医学专业教材评审委员会审定，院士专家把关，全国各医学院校知名专家教授编写，人民卫生出版社高质量出版。在首届全国教材建设奖评选过程中，五年制本科临床医学专业第九轮规划教材共有13种教材获奖，其中一等奖5种、二等奖8种，先进个人7人，并助力人卫社荣获先进集体。在全国医学教材中获奖数量与比例之高，独树一帜，足以证明本套教材的精品质量，再造了本套教材经典传承的又一重要里程碑。

4. 坚持教材"三基""五性"编写原则　教材编写立足临床医学专业五年制本科教育，牢牢坚持教材"三基"（基础理论、基本知识、基本技能）和"五性"（思想性、科学性、先进性、启发性、适用性）编写原则。严格控制纸质教材编写字数，主动响应广大师生坚决反对教材"越编越厚"的强烈呼声；提升全套教材印刷质量，在双色印制基础上，全彩教材调整纸张类型，便于书写、不反光。努力为院校提供最优质的内容、最准确的知识、最生动的载体、最满意的体验。

5. 坚持教材数字赋能开辟新赛道　为了进一步满足教育数字化需求，实现教材系统化、立体化建设，同步建设了与纸质教材配套的电子教材、数字资源及在线课程。数字资源在延续第九轮教材的教学课件、案例、视频、动画、英文索引词读音、AR互动等内容基础上，创新提供基于虚拟现实和人工智能等技术打造的数字人案例和三维模型，并在教材中融入思维导图、目标测试、思考题解题思路，拓展数字切片、DICOM等图像内容。力争以教材的数字化开发与使用，全方位服务院校教学，持续推动教育数字化转型。

第十轮教材共有56种，均为国家卫生健康委员会"十四五"规划教材。全套教材将于2024年秋季出版发行，数字内容和电子教材也将同步上线。希望全国广大院校在使用过程中能够多提供宝贵意见，反馈使用信息，以逐步修改和完善教材内容，提高教材质量，为第十一轮教材的修订工作建言献策。

主审简介

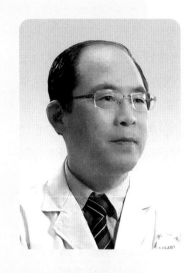

张学军

教授、主任医师、博士研究生导师，美国皮肤科学会外籍会士。苏州大学附属第四医院特聘教授，皮肤性病学国家重点学科带头人，兼任中华医学会理事、中国遗传学会副监事长、国际银屑病协会执行委员，*Journal of Investigative Dermatology* 等6种皮肤科 SCI 杂志编委。

曾任安徽医科大学校长（2002—2013年），国际皮肤科学会联盟第22、23届常务理事，亚洲皮肤科学会第9届主席，中华医学会皮肤性病学分会第11、12届主任委员。在 *New England Journal of Medicine* 等国内外学术期刊发表论文800余篇，他引3万余次。获国家科学技术进步奖和国家自然科学奖二等奖各1项。主编五年制本科国家级规划教材《皮肤性病学》第5~9版、住院医师规范化培训教材《皮肤性病学》第1~2版和研究生规划教材《医学科研论文撰写与发表》第1~2版。

主编简介

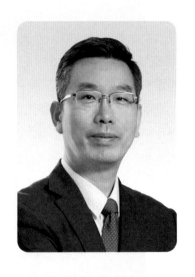

崔　勇

　　教授、主任医师、博士研究生导师,中日友好医院副院长、皮肤科主任,国家中西医结合医学中心常务副主任、国家远程医疗与互联网医学中心负责人、国家"万人计划"科技创新领军人才、国家百千万人才,享受国务院政府特殊津贴。兼任国家皮肤和性传播疾病专业质控中心联合主任、中华医学会皮肤性病学分会副主任委员、中国医学装备协会副理事长。美国梅奥医学中心、科罗拉多大学丹佛分校访问学者。

　　致力于我国皮肤病学教材建设 20 余年,担任多部国家级规划教材《皮肤性病学》主编和副主编,先后作为骨干成员获得"全国优秀教材一等奖"和"首届全国教材建设奖全国优秀教材二等奖"。是中国皮肤影像、远程皮肤病学和人工智能领域的牵头人,主持国家自然科学基金重点项目等国家级课题 10 余项,在 *Nature Genetics* 等国内外学术期刊发表论文 300 余篇。

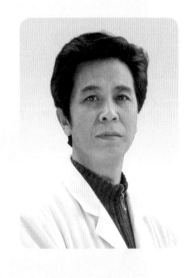

高兴华

　　教授、主任医师、博士研究生导师,中国医科大学附属第一医院副院长、皮肤科主任,免疫性皮肤病诊治技术国家地方联合工程研究中心主任、国家卫生健康委免疫皮肤病学重点实验室主任,长江学者特聘教授、国家"万人计划"科技创新领军人才、国家百千万人才,享受国务院政府特殊津贴。兼任教育部及科技部创新团队带头人、中华医学会皮肤性病学分会主任委员、中国医师协会皮肤科医师分会候任会长。日本大阪大学、英国牛津大学访问学者。

　　从事皮肤性病学教学工作 35 年,主要研究领域为皮肤免疫。担任多部国家级规划教材《皮肤性病学》主编和副主编。主持科技部重大专项等国家级课题 10 余项,在国内外学术期刊发表论文 500 余篇,授权专利 40 余件,实现转化 6 组。

副主编简介

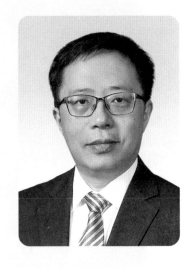

陈　翔

　　教授、主任医师、博士研究生导师，中南大学常务副校长兼湘雅医学院院长，个体化诊疗技术国家工程研究中心主任，国家杰出青年科学基金获得者、教育部长江学者特聘教授、国家"万人计划"科技创新领军人才和"吴阶平医药创新奖"获得者，兼任中华医学会皮肤性病学分会副主任委员、国际银屑病协会理事等职务。

　　致力于皮肤病学医疗、科研和教学工作20余年。带领团队6次获得全国大学生临床技能大赛特等奖。主编《皮肤性病学》等国家级规划教材5部，主编的《湘雅临床技能培训教程》获首届全国教材建设奖全国优秀教材二等奖；牵头完成的教学项目"知行合一，卓越医生培养新模式的探索与实践"获国家级教学成果奖（本科）一等奖。牵头制定行业专家共识和指南5部，获教育部科学技术进步奖一等奖等科研奖励6项，主持包括国家自然科学基金创新研究群体、科技部重点研发计划等科研项目。在 Cancer Cell 和 Cell Metabolism 等国际期刊发表SCI论文300余篇。

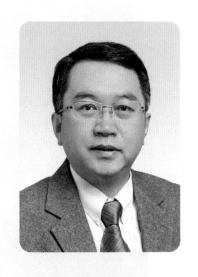

陆洪光

　　医学博士、二级教授、主任医师、博士／博士后导师，贵州医科大学临床医学院院长、贵州医科大学附属医院皮肤科主任。国家临床重点专科学科带头人，享受国务院政府特殊津贴，中国老年医学学会皮肤医学分会副会长。曾在英国威尔士大学医学院、瑞典乌普萨拉大学、德国汉堡大学从事皮肤基础和临床研究工作。主持多项国际、国家科学基金研究项目。

　　致力于皮肤病学临床、教学和科研工作40余年，担任第7～9版国家级规划教材《皮肤性病学》副主编及十余个医学杂志副主编及编委。获中华医学会皮肤性病学分会卓越贡献奖。获全国卫生系统先进工作者。在国内外学术期刊发表论文300余篇。

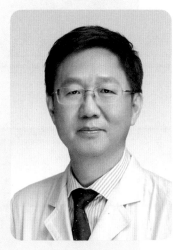

晋红中

　　教授、主任医师、博士研究生导师，北京协和医院皮肤科主任。兼任亚洲皮肤科学会（ADA）理事、亚洲银屑病学会（ASP）理事、中国罕见病联盟皮肤罕见病专业委员会主任委员、国家皮肤与免疫疾病临床医学研究中心副主任、中国医疗保健国际交流促进会皮肤医学分会主任委员、中国医师协会皮肤科医师分会副会长、中华医学会皮肤性病学分会常务委员兼病理学组副组长、北京医学会皮肤性病学分会主任委员。

　　从事皮肤性病学教学工作30余年，长期致力于我国皮肤病学教材建设，担任多部国家级规划教材《皮肤性病学》主编和副主编，主编／主译专著10余部。主持国家自然科学基金、北京市自然科学基金等多项课题，在国内外学术期刊发表论文400余篇，牵头制定《寻常型天疱疮诊断和治疗的专家建议》等10余个专家共识／指南。

前言

医学教材不仅是教学思想的重要载体,更是教学经验的结晶和教学质量的重要保证,因此在医学教育体系日益完善的历程中,教材修订工作历来受到国家的高度重视。

上海第一医学院曾于 1957 年、1962 年和 1977 年分别主编《皮肤病学》教材,供全国各医学院校选用。国家级规划教材建设肇始于 1979 年,《皮肤病学》(第 1 版,试用版)由北京医学院和上海第一医学院主编,15 所医学院校参与审定和讨论。1981 年,在卫生部领导下成立由北京医学院、西安医学院和四川医学院组成的皮肤科教材编审小组,根据六年制医学院校皮肤科教学大纲编写新的教材。1984 年和 1992 年,王光超教授(北京医学院)分别主编《皮肤科学》(第 2 版)和《皮肤性病学》(第 3 版),其后书名一直沿用至今。教材名称和内容的更改,既考虑到沿袭学科历史,也考虑与学科设置保持一致,同时也反映出当时性传播疾病成为较为突出的公共卫生问题。1997 年,陈洪铎教授(中国医科大学附属第一医院)主编第 4 版,首次将性传播疾病独立成篇,并增加部分常见病种。2001 年至 2023 年,张学军教授(安徽医科大学第一附属医院 / 苏州大学附属第四医院)主编第 5 版至第 9 版。2001 年第 5 版在国内医学教材系列中首次推出彩图版,高度贴近本专业直观化的特点;2005 年第 6 版同步推出了配套光盘、教师辅导用书和习题集,在国内医学教材系列中较早实现立体化建设,并荣获首届全国高等学校医药教材"优秀教材一等奖";2008 年第 7 版进一步完善教材立体化建设,并探索与教学改革进程相契合;2013 年第 8 版首次推出配套数字教材,便于学生扩展阅读;2018 年第 9 版延续立体化、高质量特点,荣获"首届全国教材建设奖全国优秀教材二等奖";2021 年人民卫生出版社成立全国医药学教考融合专家委员会皮肤性病学专业委员会,指导和协调本学科国家级规划教材的建设工作。

本学科系列国家级规划教材历经 40 年的前 9 轮修订,已成为国内皮肤性病学医学教育领域公认的权威专业教材,在全国医学院校广泛使用,深受广大师生肯定和喜爱,也被皮肤性病学工作者广为参考和引用,充分彰显其权威性和普适性。

从第 9 版教材出版至今的 5 年,生命科学发展日新月异,免疫学、分子生物学、遗传学、数字医学以及相关领域的新发明、新技术层出不穷,新理论、新学说层见叠出,创新药物和新型治疗手段不断涌现,皮肤性病学正面临着极为活跃、极为丰富的外部知识体系。作为一门整体性较强的临床应用学科,皮肤性病学受到了全面而深远的影响,一方面表现为各种基础学科对本专业的渗透性和影响力变得越来越清晰,而另一方面表现在本专业与其他临床专业之间的界限变得越来越模糊。两者的碰撞与交融不断衍生出新的机遇和挑战,皮肤性病学已经进入了一个纵深交错、全面发展的格局。在此背景下,我国皮肤性病学界在基础研究、临床研究、创研开发、平台建设、人才培养及社会服务等诸多领域,都取得了长足而扎实的进步,令广大皮肤性病学工作者倍感自豪和欣慰。

如何帮助医学院校在校本科生更好地了解、熟悉和掌握皮肤性病学的知识体系与构架，激发他们立志于未来投身皮肤性病学专业、助力我国皮肤性病学事业的可持续发展，一直是《皮肤性病学》教材建设的重要历史使命。对《皮肤性病学》内容体系的深刻理解和全面掌握，必须构建在坚实的基础理论、基本知识和基本技能体系之上，同时具备高度的系统性和可拓展性，这正是本专业系列教材建设遵循"三基""五性"原则的根本所在。

《皮肤性病学》（第10版）在前版的基础上，实时更新和融入国内外皮肤性病学各领域的公认成果，力求实现体系完整和与时俱进的平衡。本版教材共两篇二十九章，收录100多种常见疾病，基本保持第9版规模，但对部分内容进行了大幅度的合理化重组整合，同时更新了知识点和部分图片，有效提升了教材质量和可视化效果。特别值得一提的是，本轮教材修订过程中，系统梳理了中国皮肤性病学学科发展历史与现状，以期为学生提供更为清晰的学科发展脉络与前景。

本书的修订得到了人民卫生出版社一如既往的大力支持，充分体现了其对我国医学教育事业发展的高度责任感和专业推动力，在此表示衷心感谢。为更好实现赓续与体现传承，本轮修订特别邀请《皮肤性病学》第5~9版主编张学军教授担任主审，为教材修订提供顶层设计和质量把关。全体编委满怀高度责任心、秉承协作精神和精益求精的工作态度，为提升本书质量付出了大量汗水。本版教材的图片大部分由国家远程医疗与互联网医学中心皮肤科专委会牵头、全国同道共创的"中国人群皮肤影像资源库"提供。主编单位中日友好医院皮肤科和中国医科大学附属第一医院皮肤性病科青年医师和全体博士、硕士研究生为本书的材料整理、校对工作付出了艰辛劳动，在此一并表示感谢。

考虑到专业发展与知识更新速度一日千里、编委取舍相关知识的把握标准难以完全统一等客观因素，本书难免仍存在一些不尽如人意之处，敬希读者不吝指正，我们将在以后的重印中及时改正与更新。

崔　勇　高兴华

2024年3月28日

目录

第一篇
皮肤性病学总论

第一章 | 皮肤性病学导论

第一节 | 皮肤性病学的定义和范畴

"皮肤性病学""皮肤科学""皮肤病学""皮肤病和性病学"等是一组密切相关、含义有所不同的名词。《辞海》收录了"皮肤性病学"词条但未收录"皮肤病学",1992 年版和 2009 年版中华人民共和国国家标准《学科分类与代码》均收录"皮肤病学"(代码 320.47)而无"皮肤性病学",而教育部发布的临床医学下设的 18 个二级学科中,"皮肤病和性病学"是独立的二级学科(代码 100206)。

本学科相关教材的曾用名也较多,如 1956 年由夏应魁(中国医科大学第二医院)主译苏联高等医学院校教学用书的书名为《皮肤性病学》,1957 年、1962 年和 1977 年由杨国亮(上海第一医学院)主编高等医药院校教科书的书名为《皮肤病学》,1979 年由北京医学院和上海第一医学院主编的国家级规划教材《皮肤病学》(第 1 版),1984 年和 1992 年王光超教授(北京医学院)先后主编国家级规划教材分别命名为《皮肤科学》(第 2 版)和《皮肤性病学》(第 3 版)等,其后《皮肤性病学》这个书名一直沿用至今。教材名称和内容的更改,既考虑到沿袭学科历史,也与学科设置保持一致,同时也反映出当时性传播疾病成为较为突出的公共卫生问题。

皮肤性病学(dermatovenereology 或 dermatology and venereology)的广义概念应纳入与皮肤健康及疾病相关的所有内容,从这个角度来说,更适合用"皮肤科学"进行表述。而狭义的皮肤性病学是指研究由感染、遗传、代谢、免疫、物理、化学等因素所引起的皮肤病及性传播疾病的病因、发病机制、病理过程、临床表现、诊断及防治等的临床医学学科,由于性传播疾病也隶属于皮肤病范畴之内,因此更适合用"皮肤病学"进行表述。

从国家级规划教材延续性考虑,本版教材仍沿用《皮肤性病学》名称,全书也依然使用"皮肤性病学"概念。

第二节 | 国外皮肤性病学的发展简史

在古埃及、古希腊和古罗马等古代文明影响下,人们对皮肤病有了最初简单描述和经验治疗记载,例如《希波克拉底文集》中记载了将蜂蜜等外用治疗皮肤病。1714 年,英国出版第一本《皮肤病学》,描述了 100 多种皮肤病及其治疗方法。18 世纪中叶以前,皮肤病诊治工作一般由外科医师承担,有关皮肤病学的知识也被包含在外科学教科书中;由于传染性疾病是临床内科学的主要疾病,而传染性疾病最早出现、最多见、最直观的症状多在皮肤,也促使内科医师学习皮肤的症状和体征。在此期间,欧洲(以英国、法国、奥地利为代表)逐步兴起皮肤病学院,并涌现出多位皮肤病学先驱。在 19 世纪,对梅毒螺旋体、天花病毒、鼠疫杆菌和结核分枝杆菌等病原微生物感染的研究是内科学最为重要的分支,而皮损是临床医师诊断这些疾病的"窗口"。进入 20 世纪,由于免疫学的发展,病原学诊断越来越准确,皮肤病学和传染病学逐渐成为独立学科。由于多数性传播疾病的初期表现或主要受累器官是皮肤,因此性病学也被纳入皮肤病学的范畴。

皮肤性病学在 20 世纪前叶发展缓慢,主要进展是对皮肤病和性病的临床与病理特征进行描述、总结、分类及发现新疾病和新治疗方法。皮肤病和性病的诊断除了根据临床表现外,主要凭借组织病理学、微生物学及相应的感染免疫检查技术与方法;治疗手段主要包括外用薄荷、樟脑、水杨酸、乙醇类药物控制炎症并缓解症状,浅层 X 线照射治疗肿瘤性与增生性皮肤病,以及紫外线治疗炎症性皮肤病。国际皮肤科学会于 1935 年成立,并逐步出现国际性学术会议和学术期刊,推动了世界范围内皮肤性病学的发展。

进入 20 世纪中叶后,自身免疫理论与诊断技术的出现推动了自身免疫性皮肤病的诊疗发展;糖皮质激素的问世,抗生素、抗真菌药、抗组胺药的诞生和应用大大推动了皮肤病治疗学的发展。但是相对于影像技术、内镜检查和免疫诊断技术等在内科学、外科学中的广泛应用,皮肤科学对疾病发病机制的研究相对进展迟缓,落后于其他临床学科。进入 21 世纪,随着遗传学、免疫学的新方法、新理论出现,皮肤病学再次成为医学研究的热点和前沿。许多单基因遗传性皮肤病的致病基因被发现,其致病通路被确定;高发病率的多基因遗传性皮肤病的易感基因被锁定,对其作用的研究正在深入;表观遗传学研究不仅有助于深化发病机制研究,还越来越多地被应用于诊断疾病、判断预后和指导治疗。以银屑病为代表的炎症性皮肤病是皮肤科发病率高、危害性大的疾病,具有许多与感染免疫、肿瘤免疫、移植免疫、自身免疫和超敏反应相似的免疫学改变,但由于这类疾病始终未能确定其特异性抗原、抗体及细胞毒性 T 细胞,所以无法归入以上任何一大类疾病。固有免疫理论的出现使人们对这类炎症性疾病的发病机制有了系统认识,在推动皮肤病学不断发展的同时,也推动了呼吸道、消化道、泌尿生殖道相关疾病的研究和认识。此外,随着人们生活及消费水平的提高,对于美容的需求逐渐增强,近半个世纪以来光电技术在皮肤科的应用越来越广泛,医学美容学的发展方兴未艾,已成为皮肤病学的一部分。

近年来,基础研究成果与皮肤性病学的融合速度更快、范围更广、影响更深,如生物制剂和小分子靶向药物的应用改变了很多炎症性皮肤病的治疗格局,纳米技术使更高效、多元化给药模式成为可能。在此过程中,中国皮肤性病学的发展已经与世界趋于同步,部分领域已经达到并跑或领跑。

第三节 ｜ 中国皮肤性病学的发展简史和现状

皮肤性病学在我国具有悠久历史。早在公元前 14 世纪,甲骨文中就已有"疥"和"疕"字出现,并有癣、疣等病名;《周礼·天官》中记载"凡邦之有疾病者,疕疡者造焉,则使医分而治之",说明当时就已经对皮肤病学的研究范畴进行了初步界定;春秋战国以后,人们对皮肤病的认识逐渐深入,并上升到理论高度;汉代张仲景所著《金匮要略》中较完备地记载了淋病的症状;唐代孙思邈所著《千金要方》和《千金翼方》是小儿皮肤病学的先驱;明代陈实功所著《外科正宗》中,有关皮肤性病学的记载达到集历代成就之大成;明代韩懋所著《杨梅疮论治方》是我国最早的梅毒领域专著。

19 世纪中叶开始,西医皮肤科学传入中国,在一些城市医院成立皮肤科,或作为内科的一部分开展医疗工作。1937 年中华医学会皮肤性病学分会成立,1953 年《中华皮肤科杂志》创刊,1954 年中央皮肤性病研究所(现中国医学科学院皮肤病研究所)成立,我国在性病、麻风病、头癣防治上取得重大成效。杨国亮教授、胡传揆教授等医学先驱在我国皮肤性病学的学科发展和人才培养过程中发挥了巨大的推动作用,奠定了我国现代皮肤性病学的基础。

近年来,我国在皮肤性病学领域的遗传学、免疫学、病原微生物学和诊断治疗学等方面均有重大研究发现,显著推动了学科发展,并已积极融入世界皮肤性病学发展潮流中。我国学者取得的重要原创性成果列举如下。

1. 皮肤遗传学研究　在国际上首次发现多发性家族性毛发上皮瘤(张学军等)、Marie Unna 型遗传性少毛症(MUHH)(何春涤、张学等)、家族性反常性痤疮(王宝玺、沈岩、张学等)、红斑肢痛症(杨勇等)等单基因遗传病的致病基因。对多种皮肤复杂疾病开展了流行病学和易感基因等方向研究,揭示其遗传和表观遗传学机制。张学军等利用全基因组关联分析发现银屑病和白癜风的易感基因,成果入选"2010 年度中国科学十大进展",利用全基因组外显子测序发现汗孔角化病和掌跖角化病致病基因,成果入选"2012 年度中国高等学校十大科技进展";张福仁等成功绘制麻风遗传学图谱,构建了基于风险基因的麻风风险预测模型,成果获"国家自然科学奖二等奖";陆前进等将红斑狼疮表观遗传的研究成果应用于疾病诊断,成果入选"2017年度中国十大医学进展"。

2. 皮肤免疫学研究　陈洪铎院士等在皮肤朗格汉斯细胞的起源、分化、免疫功能及临床的调控应用等方面作出了突出贡献,入选2022年度《中国21世纪重要医学成就》;朱学骏等阐明副肿瘤天疱疮发生机制;郑捷等发现银屑病关键性致病性细胞因子的来源是真皮层的γδT细胞,成果入选2011年度《中国科学年鉴》等;陈婷和常建民等发现白癜风发病新机制。

3. 皮肤病原微生物学研究　廖万清院士等发现9种新型致病真菌及其临床类型,其中胶囊青霉引起的疾病以廖氏命名;王洪生等从红斑狼疮患者的皮肤感染组织中分离鉴定了新型非结核分枝杆菌。

4. 皮肤病诊断治疗学研究　我国学者首先报道了一些新疾病如特应性皮炎样移植物抗宿主病(张建中等)和多种离子通道病(杨勇等);张福仁等发现"氨苯砜综合征"风险基因并开发诊断试剂盒,显著降低该病发生率;我国自主研发的国家一类新药包括本维莫德乳膏(芳香烃受体调节剂)、IL-8单抗乳膏、海姆泊芬(光动力治疗药物)等;张建中等牵头开展多种生物制剂和小分子靶向药物的Ⅱ期和Ⅲ期临床研究,推动创新药物在我国上市;高兴华团队持续开展诊治技术研究和产品创研,并成功实现多项成果转化。此外经过近10年持续努力,我国皮肤影像学在技术推广、质量控制等领域实现稳步发展,成为我国现代皮肤性病学科建设的重要支撑(崔勇、孟如松等)。

当前在我国各级医疗机构,皮肤性病科已普遍设立,并逐步进入细化、深入和横向发展态势,专科化建设(如皮肤病理学、皮肤影像学、皮肤美容学、皮肤外科学等)和专病化建设(如银屑病、特应性皮炎、毛发疾病等)已取得良好成效。

但应该清醒地认识到,我国人口基数庞大,全国每年皮肤科门诊就诊人次高达2.4亿左右,给患者、社会以及医疗投入带来的危害和压力非常显著(图1-1),银屑病、特应性皮炎、皮肤肿瘤等已经成为亟待加强防控的"重大慢病"。而与之相对应的是,我国公立医院目前具备专科资质的皮肤科医师不足3万人,且存在地区间、医疗机构间以及医师个体之间水平的显著差异,需要在医学教育各阶段(医学院校本科教育、毕业后教育、终身继续教育等)持续发力,不断提升我国皮肤科医师的数量和质量,以满足广大皮肤病和性病患者不断提高的健康要求,同时提升全社会的皮肤健康理念与管理水平。

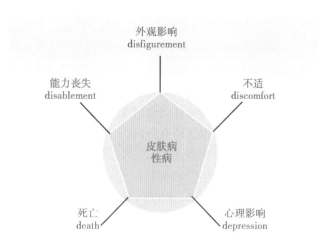

图1-1　皮肤病和性病对患者的5D影响模式

第四节 | 皮肤性病学的学科特点和学习路径

皮肤性病学的研究对象包括超过2000种独立命名的皮肤病,还包括临床可及的数十种诊治技术(如皮肤病理、皮肤影像、激光、肿物切除等),是具有相对独立知识体系的学科。此外皮肤性病学也与其他基础医学专业(如人体解剖学、组织胚胎学、免疫学、病原生物学、病理学与病理生理学等)和临床医学专业(如内科学、外科学、妇产科学、儿科学等)内容互相融合,成为支撑"医学知识大厦"的重要组成部分。

皮肤性病学的疾病分类和命名方法比较复杂,也体现了长期的历史演变过程(表 1-1),除根据病因、临床表现、组织病理学特征和受累结构进行命名外,尚有很多根据发现者姓名进行命名的疾病或综合征,需要较长期的积累式学习和掌握。

表 1-1 皮肤性病学的疾病分类和命名方法

疾病分类 / 命名依据	疾病分类	疾病命名
病因	如病毒性皮肤病、遗传性皮肤病等	如甲真菌病、马拉色菌毛囊炎、隐翅虫皮炎、接触性皮炎等
临床表现	如红斑鳞屑性皮肤病、大疱性皮肤病等	如湿疹、瘙痒症、银屑病、白癜风、黄褐斑等
组织病理学特征	如血管炎与脂膜炎、嗜中性皮肤病等	如 IgA 血管炎、原发性皮肤淀粉样变等
受累结构	如皮肤附属器疾病等	如汗管瘤、生殖器疱疹等

皮肤位于体表,是人体的第一道防线,极易受到外部环境影响,同时皮肤也与人体其他系统和脏器存在密切关联,内部环境或系统性疾病也会对皮肤形成影响,因此皮肤病和性病的病因体系非常复杂(图 1-2),明确病因对于临床诊断和治疗非常重要,也是临床医师面临的重要挑战。

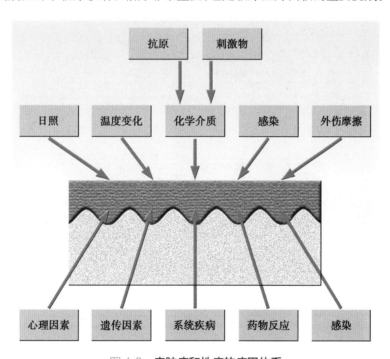

图 1-2 皮肤病和性病的病因体系

从学习角度来说,皮肤性病学也具有一些与其他临床医学专业不同的特点,需要学习者加以注意。

1. **皮肤性病学是建立在直观特征基础上的学科** 皮肤病和性病的准确诊断,依赖于对原发性皮损和继发性皮损视觉形态的获取、综合和分析,因此首先应努力提升信息获取能力,而临床诊断能力的形成也必须建立在对大量病例直接观察和逻辑思考的基础上。组织病理学是皮肤性病科医师的基本技能,也需要加以认真学习和掌握。

2. **皮肤性病学具有较为完整的理论体系** 一方面要善于将直观经验上升为理论,通过教材和专著不断提升自己的理论水平,并在理论指导下开展实践,才能举一反三,触类旁通,提升诊疗能力;另一方面,皮肤性病学的学习,也需要以诊断学、内科学、外科学等各学科基本知识、基本理论为基础,才能具备更强的整体观和系统观。

3. **皮肤性病学临床工作需要具备较强的动手能力** 皮肤性病科医师须兼具外科动手能力与内科思维能力,相关技术操作(活检、切除等)是每一位皮肤性病科医师必须掌握的技能,一些亚专科(如皮肤外科、激光美容等)则对动手能力提出了更高要求。

(崔 勇 高兴华)

第二章 | 皮肤的结构

皮肤(skin)被覆于体表,与人体所处的外界环境直接接触,在口、鼻、眼、尿道口、阴道口和肛门等处与体内各种管腔表面的黏膜互相移行,是人体的第一道防线,对维持人体内环境稳定极其重要。

皮肤是人体最大的器官,总重量约占个体体重的16%,成人皮肤总面积约为1.5~2m²,新生儿皮肤总面积约为0.21m²。不包括皮下组织,皮肤的厚度为0.5~4mm,不同个体、年龄和部位存在较大差异,眼睑、外阴、乳房的皮肤较薄,最薄处(如眼睑)厚度不足1mm,而枕部、背部、臀部及掌跖部位皮肤较厚,可达3~4mm。皮肤由表皮、真皮和皮下组织构成,表皮与真皮之间由基底膜带相连接。皮肤中除各种皮肤附属器(如毛发、皮脂腺、汗腺和甲等)外,还含有丰富的血管、淋巴管、神经和肌肉(图2-1)。

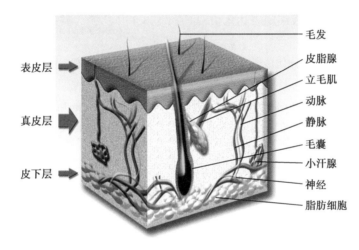

表皮层

真皮层

皮下层

毛发
皮脂腺
立毛肌
动脉
静脉
毛囊
小汗腺
神经
脂肪细胞

图 2-1　皮肤解剖结构模式图

皮肤借皮下组织与深部附着,受真皮纤维束牵引形成致密的多走向沟纹,称为皮沟(skin grooves),后者将皮肤划分为大小不等的细长隆起,称为皮嵴(skin ridges),较深的皮沟将皮肤表面划分成菱形或多角形微小区域,称为皮野。掌跖及指(趾)屈侧的皮沟、皮嵴平行排列构成特殊的涡纹状,称为指(趾)纹,其样式由遗传因素决定,除同卵双生子外,个体之间均存在差异。

根据皮肤的结构特点,可将其大致分为有毛的薄皮肤(hairy thin skin)和无毛的厚皮肤(hairless thick skin)两种类型,前者被覆身体大部分区域,后者分布于掌跖和指(趾)屈侧面,具有较深厚的沟嵴,能耐受较强的机械性摩擦。口唇、外阴、肛门等皮肤黏膜交界处的皮肤结构比较特殊,不属于上述两种类型。皮肤的颜色因种族、年龄、性别、营养状况及部位不同而有所差异。

第一节 | 表 皮

表皮(epidermis)在组织学上属于复层鳞状上皮,主要由角质形成细胞(又称角朊细胞)、黑素细胞、朗格汉斯细胞和梅克尔细胞等构成。

(一) 角质形成细胞

角质形成细胞 (keratinocyte) 由外胚层分化而来, 是表皮的主要构成细胞, 数量占表皮细胞的 80% 以上, 其特征为在分化过程中可产生角蛋白 (keratin), 故称为角质形成细胞。角蛋白是角质形成细胞的主要结构蛋白之一, 构成细胞骨架中间丝, 参与表皮分化、角化等生理病理过程。根据角质形成细胞的分化阶段和结构特点, 可将表皮分为五层, 由深至浅分别为基底层、棘层、颗粒层、透明层和角质层 (图 2-2)。

1. **基底层** (stratum basale)　位于表皮底层, 由一层立方形或圆柱状细胞构成, 细胞长轴与真皮 - 表皮交界线垂直。胞质呈嗜碱性, 胞核卵圆形, 核仁明显, 核分裂象较常见, 胞核上方可见黑素颗粒聚集或呈帽状排列。电镜下可见胞质内有许多走向规则的张力细丝, 直径约 5nm, 常与表皮垂直。基底层细胞底部借半桥粒与基底膜带相附着。基底层的角质形成细胞表达角蛋白 K5/K14。

基底层细胞从分裂, 逐渐分化成熟上移到角质层, 并最终从皮肤表面脱落, 是一个受到精密

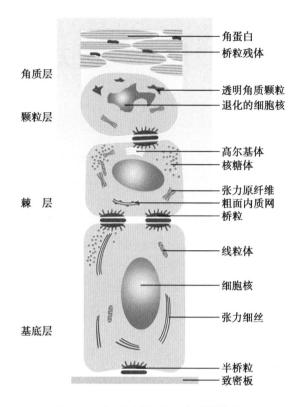

图 2-2　角质形成细胞形态结构模式图

调控的过程。正常情况下, 约 30% 的基底层细胞处于核分裂期, 新生的角质形成细胞有序上移, 移行至颗粒层约需 14 天, 再移行至角质层表面并脱落又需 14 天, 共约 28 天, 称为表皮通过时间或更替时间。

2. **棘层** (stratum spinosum)　位于基底层上方, 由 4～8 层多角形细胞构成, 细胞表面有许多细小突起, 相邻细胞的突起互相连接形成桥粒。电镜下可见胞质内有许多张力细丝聚集成束, 并附着于桥粒上。棘层细胞上移过程中细胞轮廓渐趋扁平, 在胞质中出现散在分布的直径为 100～300nm 的包膜颗粒, 称角质小体或 Odland 小体。角质小体是分泌型细胞器, 能将脂质前体输送到角质形成细胞间隙, 形成表皮脂质膜。棘层的角质形成细胞表达角蛋白 K1/K10。

3. **颗粒层** (stratum granulosum)　位于棘层上方, 因富含粗大、嗜碱性透明角质颗粒 (keratohyalin granule) 而命名。颗粒层厚度与解剖部位具有相关性, 在角质层薄的部位由 1～3 层细胞构成, 而在掌跖等部位可多达 10 层。细胞呈扁平或梭形, 细胞长轴与皮面平行, 细胞质中可见大量形态不规则的透明角质颗粒, 为细胞核和细胞器溶解产生, 主要成分包括丝聚合蛋白原 (profilaggrin)、角蛋白纤维 (keratin filament) 和兜甲蛋白 (loricrin) 等。

4. **透明层** (stratum lucidum)　位于颗粒层与角质层之间, 仅见于掌跖等表皮较厚的部位, 由 2～3 层扁平的无核细胞构成。细胞界限不清, 易被伊红染色, 光镜下胞质呈均质状并有强折光性。

5. **角质层** (stratum corneum)　位于表皮最上层, 由 5～20 层已经死亡的扁平细胞构成, 在掌跖部位可厚达 40～50 层。细胞正常结构消失, 胞质中充满由张力细丝与均质状物质结合而形成的角蛋白。角质层上部细胞间桥粒消失或形成残体, 故易于脱落。

(二) 黑素细胞

黑素细胞 (melanocyte) 起源于外胚层的神经嵴, 其数量与部位、年龄有关, 而与肤色、人种、性别等无关。黑素细胞位于基底层和毛囊, 约占基底层细胞总数的 10%。HE 染色切片中, 黑素细胞胞质透明, 胞核较小, 银染色及多巴染色可显示较多树枝状突起。电镜下可见黑素细胞胞质内含有特

图中标注：角蛋白、桥粒残体、透明角质颗粒、退化的细胞核、高尔基体、核糖体、张力原纤维、粗面内质网、桥粒、线粒体、细胞核、张力细丝、半桥粒、致密板

角质层、颗粒层、棘层、基底层

征性黑素小体（melanosome），后者为含酪氨酸酶的细胞器，是合成黑素的场所（图 2-3）。1 个黑素细胞可通过其树枝状突起向周围 10～36 个角质形成细胞提供黑素，形成 1 个表皮黑素单位（epidermal melanin unit）。黑素能遮挡和反射紫外线，借以保护真皮及深部组织。个体间肤色差异与黑素细胞数量无关，而与角质形成细胞内黑素小体和色素颗粒数量以及分布模式有关。

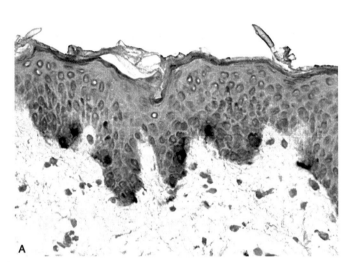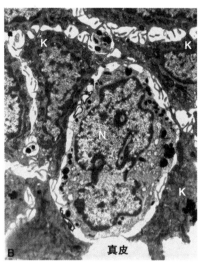

图 2-3　黑素细胞
A. ATP 酶染色；B. 电镜照片，K 为角质形成细胞，N 为黑素细胞核。

（三）朗格汉斯细胞

朗格汉斯细胞（Langerhans cell）是起源于骨髓单核巨噬细胞的免疫活性细胞，主要功能为抗原的识别、摄取、加工和提呈，并进一步激活免疫细胞。朗格汉斯细胞多分布于基底层以上的表皮和毛囊上皮中，占表皮细胞总数的 3%～5%，密度因部位、年龄和性别而异，一般面颈部较多而掌跖部较少。

朗格汉斯细胞在 HE 染色下不易识别，氯化金染色及 ATP 酶染色阳性，多巴染色阴性。光镜下细胞呈多角形，并有树枝状突起，胞质透明，胞核较小并呈分叶状。电镜下细胞核呈扭曲状，无张力细丝、桥粒和黑素小体。胞核凹陷附近可见特征性的 Birbeck 颗粒，又称朗格汉斯颗粒，有时可见颗粒一端出现球形泡而呈网球拍样外观。目前认为 Birbeck 颗粒是由朗格汉斯细胞吞噬外来抗原时胞膜内陷形成的，是一种消化细胞外物质的吞噬体或抗原贮存形式。

朗格汉斯细胞表面的特异性标记为 CD1a 和 CD207（Langerin）（图 2-4），此外还有多种表面标记，包括 IgG 和 IgE 的 Fc 受体、C3b 受体、MHC Ⅱ类抗原（HLA-DR、DP、DQ）及 CD4、CD45、S-100 等。

（四）梅克尔细胞

梅克尔细胞（Merkel cell）的确切来源仍然未知，常位于基底层，借桥粒与角质形成细胞相连，但不与基底膜形成半桥粒，也不随角质形成细胞向上迁移。梅克尔细胞可与邻近表皮失去髓鞘的感觉神经纤维形成突触连接，构成梅克尔细胞 - 轴突复合体（Merkel cell-neurite complex），感受机械刺激。此外可能尚有分泌功能，可能影响细胞分化、皮肤附属器发育、局部免疫等过程，但具体机制不清。梅克尔细胞 HE 染色难以辨识，电镜下可观察到细胞有短指状突起，胞核呈圆形，常有深凹陷或呈分叶状。胞质中可见到中间微丝，含许多具有包膜、直径为 80～100nm 的神经内分泌颗粒。梅克尔细胞可用 CK7、CK8、CK18、CK19、CK20 等角蛋白标记，其中 CK20 特异性高。

（五）角质形成细胞间及其与真皮间的连接（图 2-5）

角质形成细胞之间及其与基底膜之间存在一些特殊的连接结构，分别称之为桥粒和半桥粒。

1. 桥粒（desmosome）　是角质形成细胞之间的主要连接结构，由相邻细胞的细胞膜形成卵圆形致密增厚结构相互连接构成。电镜下桥粒呈盘状，直径 0.2～0.5μm，厚 30～60nm，其中央有 20～

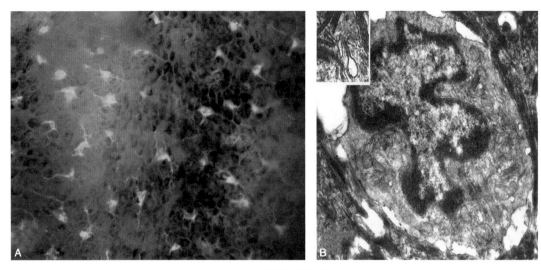

图 2-4　朗格汉斯细胞
A. 表皮 CD1a 铺片免疫荧光染色；B. 电镜照片，左上角小图示 Birbeck 颗粒。

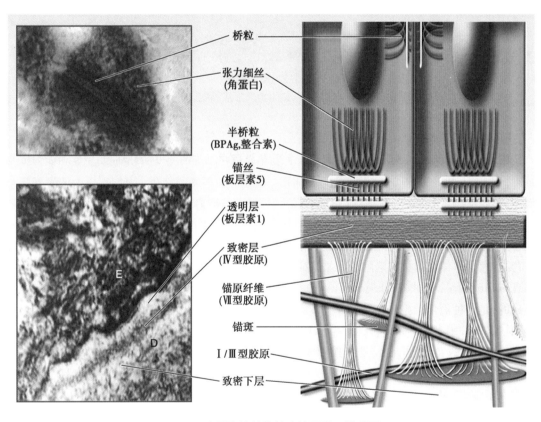

图 2-5　皮肤连接结构的电镜照片及模式图
E 代表表皮，D 代表真皮。

30nm 宽的透明间隙，内含低密度张力细丝；其间密度较高的致密层称中央层，其黏合物质是糖蛋白。桥粒的相邻细胞膜内侧各有一增厚的盘状附着板，长 0.2～0.3μm，厚约 30nm，许多直径约 10nm 的张力细丝呈袢状附着于附着板上，其游离端向胞质内反折，附着板上固有的张力细丝可从内侧钩住张力细丝袢。这些张力细丝还可穿过细胞间隙并与中央层中纵向的张力细丝相连，称为跨膜细丝。

　　桥粒由两类蛋白质构成：一类是跨膜蛋白，位于桥粒芯（desmosomal core），主要由桥粒黏蛋白（desmoglein）和桥粒胶蛋白（desmocollin）构成，它们形成桥粒的透明细胞间隙和细胞间接触层；另一类为胞质内的桥粒斑（desmosomal plaque）蛋白，是盘状附着板的组成部分，主要成分为桥粒斑蛋白

（desmoplakin）和斑珠蛋白（plakoglobin）。

桥粒具有很强的抗牵张力，且相邻细胞间由张力细丝构成的连续结构网，使细胞间连接更为牢固。在角质形成细胞的分化过程中，桥粒可以分离，也可重新形成，使表皮细胞上移至角质层并有规律地脱落。桥粒结构的破坏可引起角质形成细胞之间相互分离，导致临床上表皮内水疱或大疱的形成。

2. 半桥粒（hemidesmosome） 是基底层细胞与下方基底膜带之间的主要连接结构，由角质形成细胞真皮侧胞膜的不规则突起与基底膜带相互嵌合而成，其结构类似于半个桥粒。电镜下基底细胞内的角蛋白张力细丝附着于半桥粒胞内侧的高密度附着斑，后者与细胞膜外侧基底致密斑和中央胞膜层构成夹心饼样结构。致密斑中表达 BPAG1、BPAG2、整合素（integrin）等蛋白。

3. 基底膜带（basement membrane zone，BMZ） 位于表皮与真皮之间，过碘酸希夫染色（periodic acid Schiff stain，PAS 染色）显示为一条 0.5～1.0μm 的紫红色均质带，银浸染法可染成黑色。电镜下基底膜带由胞膜层、透明层、致密层和致密下层四层结构组成。皮肤附属器与真皮之间、血管周围也存在基底膜带。

（1）胞膜层：即基底层细胞的真皮侧胞膜，厚约 8nm，可见半桥粒穿行其间，半桥粒借助附着斑与胞质内张力细丝相连接，同时借助多种跨膜蛋白如 BPAG2、整合素等与透明层黏附，发挥"铆钉"样连接作用。

（2）透明层：又称透明板（lamina lucida），厚 35～40nm，电子密度较低，主要成分是板层素（laminin）及其异构体，组成了细胞外基质和锚丝（anchoring filament），锚丝可穿过透明层达致密层，具有连接和固定作用。

（3）致密层（lamina densa）：厚 35～45nm，主要成分是Ⅳ型胶原，也有少量板层素。Ⅳ型胶原分子间相互交联形成的连续三维网格具有高度稳定性，是基底膜带的重要支持结构。

（4）致密下层：也称网板（reticular lamina），与真皮之间互相移行，无明显界限。致密下层中有锚原纤维（anchoring fibril）穿行，Ⅶ型胶原是其主要成分，后者与锚斑结合，将致密层和下方真皮连接起来，维持表皮与下方结缔组织之间的稳定。

基底膜带除使真皮与表皮紧密连接外，还具有渗透和屏障等作用。表皮无血管分布，血液中的营养物质通过基底膜带才得以进入表皮，而表皮产生的小分子也需通过基底膜带方可进入真皮。一般情况下，基底膜带限制分子量大于 40 000 的大分子通过，但当其发生损伤时，炎症细胞、肿瘤细胞及其他大分子物质也可通过基底膜带进入表皮。基底膜带结构的异常可导致真皮与表皮分离，形成表皮下水疱或大疱。

第二节 │ 真 皮

真皮（dermis）由中胚层分化而来，由浅至深可分为乳头层（papillary layer）和网状层（reticular layer），但两层之间并无明确界限。乳头层为凸向表皮底部的乳头状隆起，与表皮突呈犬牙交错样相接，内含丰富的毛细血管和毛细淋巴管，还有游离神经末梢和囊状神经小体；网状层较厚，位于乳头层下方，有较大的血管、淋巴管、神经穿行。

真皮在组织学上属于不规则的致密结缔组织，由纤维、基质和细胞成分组成，并以纤维成分为主，纤维之间有少量基质和细胞成分。

（一）胶原纤维

胶原纤维（collagen fibers）含量最丰富，HE 染色呈浅红色。真皮乳头层、表皮附属器和血管附近的胶原纤维较纤细，且无一定走向；真皮中下部的胶原纤维粗大，纤维束走向几乎与皮面平行，相互交织成网，在各自水平面上延伸；真皮下部的胶原纤维束最为粗大。胶原纤维由直径为 70～140nm 的胶原原纤维（collagen fibril）聚合而成，主要成分为Ⅰ型胶原，少数为Ⅲ型胶原。胶原纤维韧性大，抗拉力强,但缺乏弹性。

(二) 网状纤维

网状纤维(reticular fibers)并非独立的纤维成分,仅是幼稚的、纤细的未成熟胶原纤维。HE 染色难以显示,银染呈黑色,故又称嗜银纤维。主要分布在乳头层及皮肤附属器、血管和神经周围。网状纤维由直径 40～65nm 的网状原纤维(reticular fibril)聚合而成,主要成分为 III 型胶原。

(三) 弹力纤维

弹力纤维(elastic fibers)HE 染色不易辨认,醛品红染色呈紫色。电镜下弹力纤维较胶原纤维细,直径 1～3nm,呈波浪状,相互交织成网,缠绕在胶原纤维束之间。弹力纤维具有较强弹性,由弹性蛋白(elastin)和微原纤维(microfibril)构成。正常真皮内弹力纤维的数量较少,占 2%～4%。

(四) 基质

基质(matrix)为填充于纤维、纤维束间隙和细胞间的无定形物质,主要成分为蛋白多糖(proteoglycan)。蛋白多糖以曲折盘绕的透明质酸长链为骨架,通过连接蛋白结合许多蛋白质分子形成支链,后者又连有许多硫酸软骨素等多糖侧链,使基质形成许多微孔隙的分子筛立体构型。小于这些孔隙的物质如水、电解质、营养物质和代谢产物可自由通过;大于孔隙者(如细菌等)则不能通过,被限制于局部,有利于吞噬细胞吞噬。

(五) 细胞

真皮中主要有成纤维细胞、肥大细胞、巨噬细胞、真皮树突状细胞、朗格汉斯细胞等,还有少量淋巴细胞和白细胞,其中成纤维细胞和肥大细胞是真皮结缔组织中主要的常驻细胞。

第三节 │ 皮下组织

皮下组织(subcutaneous tissue)位于真皮下方,其下与肌膜等组织相连,由疏松结缔组织及脂肪小叶组成,又称皮下脂肪层。皮下组织含有血管、淋巴管、神经、外泌汗腺和顶泌汗腺等。皮下组织的厚度随部位、性别及营养状况的不同而有所差异。

第四节 │ 皮肤附属器

皮肤附属器(cutaneous appendages)包括毛发(hair)、皮脂腺、汗腺和甲,均由外胚层分化而来。

(一) 毛发

掌跖、指(趾)屈面及其末节伸面、唇红、乳头、龟头、包皮内侧、小阴唇、大阴唇内侧、阴蒂等部位皮肤无毛,称为无毛皮肤;其他部位皮肤均有长短不一的毛,称为有毛皮肤。头发、胡须、阴毛及腋毛为长毛;眉毛、鼻毛、睫毛、外耳道毛为短毛;面、颈、躯干及四肢的毛发短而细软、色淡,为毫毛或毳毛(vellus hair);胎儿体表白色柔软而纤细的毛发又称为胎毛(lanugo)。毛发位于皮肤以外的部分称毛干(hair shaft),位于皮肤以内的部分称毛根(hair root),毛发由同心圆状排列的角化上皮细胞构成,由内向外可分髓质、皮质和毛小皮,毛小皮为一层薄而透明的角化细胞,彼此重叠如屋瓦状。

毛囊(hair follicles)位于真皮和皮下组织中,由内毛根鞘(inner root sheath)、外毛根鞘(outer root sheath)和结缔组织鞘组成(图 2-6)。以皮脂腺开口处和立毛肌附着处为界,可将毛囊分为三部分,皮脂腺开口以上部分称为漏斗部(infundibulum),皮脂腺开口以下至立毛肌附着处之间部分称为毛囊峡部(isthmus),立毛肌附着处以下部分称毛囊下段。毛囊末端膨大部分称毛球(hair bulb),由毛乳头和毛母质构成。毛球下端的凹入部分称毛乳头(hair papilla),包含结缔组织、神经末梢和毛细血管,为毛球提供营养。毛囊干细胞存在于外毛根鞘,在立毛肌附着点和皮脂腺导管之间形成隆突区(bulge),参与毛囊再生。

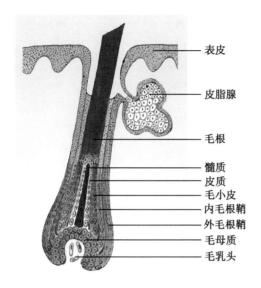

- 表皮
- 皮脂腺
- 毛根
- 髓质
- 皮质
- 毛小皮
- 内毛根鞘
- 外毛根鞘
- 毛母质
- 毛乳头

图 2-6　毛发及毛囊结构模式图

毛发的生长周期可分为生长期（anagen）、退行期（catagen）和休止期（telogen），分别约为 3 年、3 周和 3 个月。毛发并非同步生长或脱落，全部毛发中约 80% 处于生长期，正常人每天可脱落 70～100 根头发，同时也有等量的头发再生。如脱落数量大于新生数量，则个体处于脱发过程，毛发总量将逐渐减少。头发生长速度为每天 0.27～0.4mm，经 3～4 年可长至 50～60cm。毛发性状与遗传、健康状况、激素水平、药物和气候等因素有关。

（二）皮脂腺

皮脂腺（sebaceous glands）是一种可产生脂质的结构，属泡状腺体，由腺泡和较短的导管构成。腺泡无腺腔，外层为扁平或立方形细胞，周围有基底膜带和结缔组织包裹，腺体细胞破裂后细胞内成分包括脂滴释出并经导管排出。导管由复层鳞状上皮构成，开口于毛囊上部，位于立毛肌和毛囊的夹角之间，立毛肌收缩可促进皮脂排泄。一个皮脂腺与一个毛囊相连，称为毛囊皮脂腺单位。皮脂腺分布广泛，存在于掌跖和指（趾）屈侧以外的全身皮肤，头面及胸背上部等处皮脂腺较多，称为皮脂溢出部位。在颊黏膜、唇红部、妇女乳晕、大小阴唇、眼睑、包皮内侧等无毛区域，皮脂腺不与毛囊相连，腺导管直接开口于皮肤或黏膜表面。皮脂腺也有生长周期，但与毛囊生长周期无关，一般一生只发生两次，主要受雄激素水平控制。

（三）汗腺

根据结构与功能不同，可分为外泌汗腺和顶泌汗腺。

1. **外泌汗腺**（eccrine sweat gland）　又称为小汗腺，为单曲管状腺，由分泌部和导管部构成。分泌部位于真皮深部和皮下组织，由腺细胞、肌上皮细胞和基底膜带组成，盘绕如球形。单层分泌细胞有明细胞和暗细胞两种，前者主要分泌汗液，后者主要分泌黏蛋白和回收钠离子。肌上皮细胞位于腺细胞和基底膜带之间，具有收缩能力，促进汗液排入导管；导管部由两层小立方形细胞组成，管径较细，其与腺体相连上行于真皮，呈螺旋状穿过表皮并开口于汗孔。除唇红、鼓膜、甲床、乳头、包皮内侧、龟头、小阴唇及阴蒂外，外泌汗腺遍布全身，总数 160 万～400 万个，以掌跖、腋、额部较多，背部较少。外泌汗腺受交感神经系统支配，神经介质为乙酰胆碱。

2. **顶泌汗腺**（apocrine sweat gland）　又称大汗腺，属大管状腺体，由分泌部和导管组成。分泌部位于皮下脂肪层，由腺细胞、肌上皮细胞和基底膜带组成。腺细胞大致有扁平形、立方形和柱状三种形态，细胞高度一般与分泌功能呈正相关。肌上皮细胞和基底膜带与外泌汗腺相似。导管的结构与外泌汗腺相似，但其直径约为外泌汗腺的 10 倍，开口于毛囊上部皮脂腺开口的上方，少数直接开口于表皮。顶泌汗腺主要分布在腋窝、乳晕、脐周、肛周、包皮、阴阜和小阴唇，偶见于面部、头皮和躯干，此外外耳道耵聍腺、眼睑睫腺及乳晕的乳轮腺也属于顶泌汗腺。顶泌汗腺的分泌主要受性激素影响，青春期分泌旺盛。顶泌汗腺也受交感神经系统支配，但神经介质为去甲肾上腺素。

（四）甲

甲（nail）是覆盖在指（趾）末端伸面的坚硬角质，由多层紧密的角化细胞构成。甲的外露部分称为甲板（nail plate），呈外凸的类长方形，厚度为 0.5～0.75mm，近甲根处的新月状淡色区称为甲半月（nail lunula），甲板周围的皮肤称为甲廓（nail wall），伸入近端皮肤中的部分称为甲根（nail root），甲板下的皮肤称为甲床（nail bed），其中位于甲根下者称为甲母质（nail matrix），是甲的生长区（图 2-7），甲下真皮富含血管。指甲生长速度约每 3 个月 1cm，趾甲生长速度约每 9 个月 1cm。疾病、营养状况、环境和生活习惯改变可影响甲的性状和生长速度。

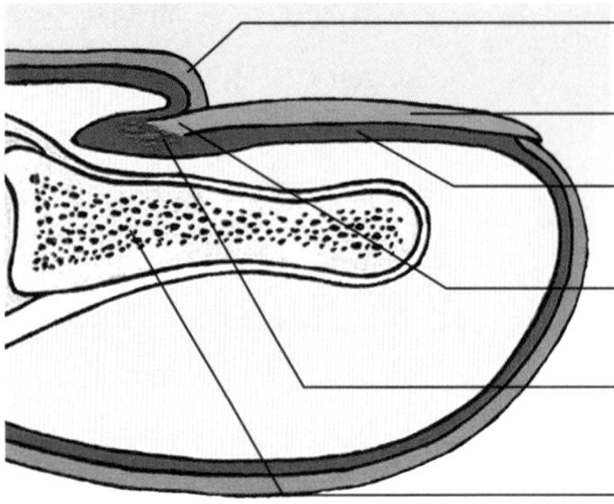

甲廓
甲板
甲床
甲根
甲母质
指骨

图 2-7　甲结构模式图

第五节 | 皮肤的神经、脉管和肌肉

(一) 神经

皮肤中有丰富的神经分布,可分为感觉神经和运动神经,是周围神经的分支,通过与中枢神经系统之间的联系,感受各种刺激、支配靶器官活动及完成各种神经反射。皮肤的神经支配呈节段性,但相邻节段间有部分重叠。神经纤维多分布在真皮和皮下组织中。

1. **感觉神经**　可分为神经小体和游离神经末梢(图 2-8),后者呈细小树枝状分支,主要分布在表皮下和毛囊周围。神经小体分囊状小体和非囊状小体(如梅克尔细胞 - 轴突复合体),囊状小体由结缔组织被囊包裹神经末梢构成,包括 Pacinian 小体、Meissner 小体、Ruffini 小体及 Krause 小体等,主要分布在无毛皮肤(如手指)。过去认为这些小体可分别感受压觉、触觉、热觉和冷觉,但目前发现仅有游离神经末梢而无神经小体的部位也能区分这些不同刺激,说明皮肤的感觉神经极为复杂。

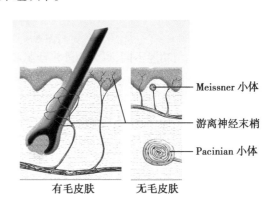

Meissner 小体
游离神经末梢
Pacinian 小体

有毛皮肤　　无毛皮肤

图 2-8　皮肤感觉神经模式图

2. **运动神经**　运动神经来自交感神经节后纤维,其中肾上腺素能神经纤维支配立毛肌、血管、血管球、顶泌汗腺和外泌汗腺的肌上皮细胞,胆碱能神经纤维支配外泌汗腺的分泌细胞,面部横纹肌由面神经支配。

(二) 血管

皮下组织的小动脉和真皮深部较大的微动脉都具有血管的三层结构,即内膜、中膜和外膜。真皮中有由微动脉和微静脉构成的乳头下血管丛(浅丛)和真皮下血管丛(深丛),这些血管丛大致呈层状分布,与皮肤表面平行,浅丛与深丛之间有垂直走向的血管相连通,形成丰富的吻合支(图 2-9)。皮肤的毛细血管由连续的内皮构成管壁,相邻内皮细胞间存在细胞连接结构。皮肤血管的这些结构特点有助于其发挥营养代谢和调节体温等作用。

(三) 淋巴管

皮肤的淋巴管比较少,与几个主要的血管丛平行。皮肤毛细淋巴管盲端起始于真皮乳头层,逐渐汇合为管壁较厚的具有瓣膜的淋巴管,形成乳头下浅淋巴网和真皮淋巴网,再连通到皮肤深层和皮下组织的更大淋巴管。毛细淋巴管管壁很薄,仅由一层内皮细胞及稀疏的网状纤维构成,内皮细胞之间通透性较大,且毛细淋巴管内的压力低于毛细血管及周围组织间隙的渗透压,故皮肤中的组织液、游

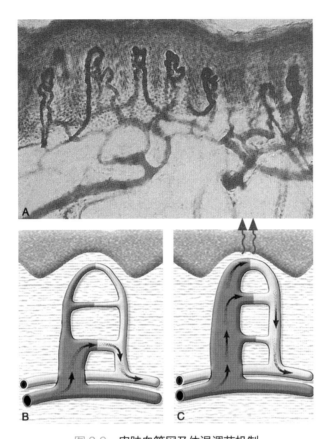

图 2-9　**皮肤血管网及体温调节机制**
A. 皮肤血管网；B. 低温状态下浅层血管收缩，散热减少；
C. 高温状态下浅层血管扩张，散热增多。

走细胞、细菌、肿瘤细胞等均易通过淋巴管到达淋巴结，最后被吞噬处理或引起免疫反应。此外，肿瘤细胞也可通过淋巴管转移到皮肤。

（四）肌肉

立毛肌是皮肤内最常见的肌肉类型，由纤细的平滑肌纤维束构成，其一端起自真皮乳头层，另一端插入毛囊中部的结缔组织鞘内，当精神紧张及寒冷时，立毛肌收缩可引起毛发直立，形成所谓的"鸡皮疙瘩"。此外尚有阴囊肌膜、乳晕平滑肌、血管壁平滑肌等肌肉组织，汗腺周围的肌上皮细胞也具有某些平滑肌功能。面部表情肌和颈部的颈阔肌属于横纹肌。

（耿松梅）

第三章 | **皮肤的功能**

皮肤覆盖于人体表面,对维持人体内环境稳定发挥重要作用,具有屏障、吸收、感觉、分泌和排泄、体温调节、物质代谢、免疫等多种功能。

第一节 | 皮肤的屏障功能

皮肤可以保护体内各种器官和组织免受外界有害因素的损伤,也可以防止体内水分、电解质及营养物质丢失。狭义皮肤屏障功能通常指表皮(尤其是角质层)的物理性屏障结构,而广义皮肤屏障功能尚包括化学性、微生态和免疫性屏障作用。正常的皮肤屏障功能是保障皮肤(及附属器)以及被皮肤覆盖的组织器官健康的重要前提。

1. **物理性损伤的防护** 皮肤对机械性损伤(如摩擦、挤压、牵拉、冲撞等)有较好的防护作用。角质层致密而柔韧,是主要的防护结构;真皮内的胶原纤维、弹力纤维和网状纤维交织成网状,使皮肤具有一定的弹性和伸展性;皮下脂肪层对外力具有缓冲作用,使皮肤具有一定的抗挤压、牵拉及对抗冲撞的能力。皮肤通过对光线的吸收,促进黑素细胞内黑素的产生,起到光防护作用。皮肤对电损伤的防护主要由角质层完成,且与角质层的含水量有关。

2. **化学性刺激的防护** 角质层是皮肤防护化学性刺激的最主要结构。角质层细胞具有完整的脂质膜、丰富的角蛋白及细胞间的丝聚蛋白,发挥主要的化学防护作用。正常皮肤偏酸性,而头部、前额和腹股沟皮肤偏碱性,也均有一定缓冲作用。

3. **对微生物的防御作用** 角质层细胞排列致密,表皮其他层次细胞通过桥粒结构相互连接,能机械性防御微生物的侵入;角质层含水量较少以及皮肤表面弱酸性环境,均不利于微生物生长繁殖;角质形成细胞产生的抗微生物肽具有广谱抑菌作用;角质层生理性脱落,可清除一些寄居于体表的微生物。当表皮完整时,皮肤表面具备平衡的微生态,一旦表皮屏障破坏,可诱发体表微生物被免疫细胞识别,进而诱发炎症。

4. **防止营养物质的丢失** 正常角质层细胞具有半透膜功能,可防止体内营养物质、电解质和水分的丢失。正常情况下,成人每天经皮流失水分240~480ml(不显性出汗),但如角质层全部丧失,则每天经皮流失水分将增加10倍以上。大面积皮肤缺损的患者,如重症药疹导致的表皮坏死,会导致大量水电解质丢失进而引起紊乱。

第二节 | 皮肤的吸收功能

皮肤具有吸收功能,经皮吸收是皮肤局部治疗的理论基础。角质层是经皮吸收的主要途径,其次是毛囊、皮脂腺和汗腺。皮肤的吸收功能可受多种因素影响。

1. **皮肤的结构和部位** 皮肤的吸收能力与角质层的厚度、完整性及通透性有关,一般而言,阴囊>前额>大腿屈侧>上臂屈侧>前臂>掌跖。角质层破坏时,皮肤吸收能力增强,此时应注意避免因药物过量吸收而引起的不良反应。

2. **角质层的水合程度** 角质层的水合程度越高,皮肤的吸收能力越强。局部用药后密闭封包,阻止了汗液和水分的蒸发,导致角质层水合程度提高,药物吸收可增高100倍,临床上可用于治疗肥厚性皮损。

3. **被吸收物质的理化性质** 皮肤的气体交换功能远弱于肺,全身皮肤吸氧量约为肺的 1/160。水溶性物质不易被皮肤吸收,而脂溶性物质则相对容易被吸收,吸收强弱顺序为羊毛脂＞凡士林＞植物油＞液状石蜡。皮肤能吸收多种重金属(如汞、铅、砷、铜等)及其盐类以及空气中的细颗粒。当皮肤屏障损伤时,吸收空气中的臭氧、颗粒物(particulate matter,PM)可通过芳香烃受体激活等途径产生氧化应激,诱导下游炎症。

皮肤吸收能力与物质分子量之间无明显相关,如分子量小的氨气极易透皮吸收,而某些分子量大的物质(如汞、葡聚糖分子等)也可通过皮肤吸收。在一定浓度下,物质浓度与皮肤吸收率成正比,但某些物质(如苯酚)高浓度时可引起角蛋白凝固,反而使皮肤通透性降低,导致吸收不良。

剂型和药物基质对物质吸收亦有明显影响,如粉剂和水溶液中的药物很难吸收,霜剂可被少量吸收,软膏和硬膏可促进吸收。加入有机溶媒等促渗剂可显著提高脂溶性和水溶性药物的吸收。

4. **外界环境因素** 环境温度升高可使皮肤血管扩张、血流速度增加,加快已透入组织内的物质弥散,提高皮肤吸收能力。环境湿度增大时,角质层水合程度增加,也能增强皮肤吸收能力。

5. **病理情况** 皮肤充血、理化损伤及皮肤疾病均会影响经皮吸收。

第三节 | 皮肤的感觉功能

皮肤的感觉可以分为两类:一类是单一感觉,皮肤中感觉神经末梢和特殊感受器感受体内外的单一性刺激,转换成一定的动作电位沿神经纤维传入中枢,产生不同性质的感觉,如触觉、痛觉、压觉、冷觉和温觉;另一类是复合感觉,皮肤中不同类型的感觉神经末梢或感受器共同感受的刺激传入中枢后,由大脑综合分析形成感觉,如潮湿、坚硬、柔软、粗糙和光滑等。此外皮肤还有形体觉、两点辨别觉和定位觉等。

痒觉又称瘙痒,是一种引起搔抓欲望的不愉快感觉,属于皮肤黏膜的一种特有感觉,其产生机制尚不清楚,组织学至今尚未发现专门的痒觉感受器。中枢神经系统的功能状态对痒觉有一定影响,如精神舒缓或转移注意力可使其减轻,相反焦虑、烦躁或过度关注时,痒觉可加剧。

近年研究证实,离子通道在感受疼痛、瘙痒和触觉中发挥重要作用(如 TRPV1 和 PIEZO 通道参与疼痛和触觉感知的机制较为公认),也为相关药物研发奠定了重要的理论基础。

第四节 | 皮肤的分泌和排泄功能

皮肤的分泌和排泄主要通过汗腺和皮脂腺完成。

(一) 外泌汗腺

外泌汗腺的分泌和排泄受体内外温度、精神因素和饮食的影响。外界温度高于 31℃时全身皮肤均可见出汗,称显性出汗;温度低于 31℃时无出汗的感觉,但显微镜下可见皮肤表面出现汗珠,称不显性出汗;精神紧张、情绪激动等大脑皮质兴奋时,可引起掌跖、前额等部位出汗,称精神性出汗;进食(尤其是辛辣、热烫食物)可使口周、鼻、面、颈、背等处出汗,称味觉性出汗。正常情况下外泌汗腺分泌的汗液无色透明,呈酸性(pH 4.5～5.5),大量出汗时汗液碱性增强(pH 7.0 左右)。汗液中水分占99%,其他成分仅占 1%(包括无机离子、乳酸、尿素等)。外泌汗腺的分泌对维持体内电解质平衡非常重要。

(二) 顶泌汗腺

青春期顶泌汗腺分泌旺盛,情绪激动和环境温度增高时,其分泌也增加。顶泌汗腺新分泌的汗液是一种无味液体,经细菌酵解后可产生臭味。有些人的顶泌汗腺可分泌一些有色物质(可呈黄、绿、红或黑色),使局部皮肤或衣服染色,称为色汗症。

(三)皮脂腺

皮脂是多种脂类的混合物,主要含有角鲨烯、蜡脂、甘油三酯及胆固醇酯等。皮脂腺分泌受各种激素(如雄激素、孕激素、雌激素、糖皮质激素、垂体激素等)影响,其中雄激素可加快皮脂腺细胞的分裂,使其体积增大、皮脂合成增加;雌激素可抑制内源性雄激素产生或直接作用于皮脂腺,减少皮脂分泌。

第五节 | 皮肤的体温调节功能

皮肤具有重要的体温调节作用。一方面皮肤可通过遍布全身的外周温度感受器感受外界环境温度变化,并向下丘脑发送相应信息;另一方面皮肤又可接受中枢信息,通过血管舒缩反应、寒战或出汗等反应对体温进行调节。

皮肤覆盖全身,且动静脉吻合丰富。冷应激时交感神经兴奋,血管收缩,动静脉吻合关闭,皮肤血流量减少,散热减少;热应激时动静脉吻合开启,皮肤血流量增加,散热增加。此外,四肢大血管也可通过调节浅静脉和深静脉的回流量进行体温调节:体温升高时,血液主要通过浅静脉回流使散热量增加;体温降低时,主要通过深静脉回流以减少散热。

体表散热主要通过辐射、对流、传导和汗液蒸发实现。环境温度过高时主要的散热方式是汗液蒸发。

第六节 | 皮肤的代谢功能

与其他组织器官相比,皮肤的代谢功能具有其特殊性,一方面可以驱动银屑病等皮肤病的发生及进展,另一方面对于外用药的设计、研发及安全性评估具有重大意义。

1. 糖代谢 皮肤中的糖主要为糖原、葡萄糖和黏多糖等。人皮肤的糖原含量在胎儿期最高,成人后含量明显下降。糖原主要通过单糖缩合及糖醛途径合成,分布于角质形成细胞、外毛根鞘细胞、皮脂腺边缘基底细胞和汗管上皮细胞。葡萄糖是皮肤产生能量的主要物质,人体表皮中绝大多数葡萄糖通过无氧糖酵解转化为乳酸,仅有 2% 的葡萄糖通过三羧酸循环参与完全的有氧代谢,此外磷酸戊糖途径也很常见,对皮肤组织细胞生长和修复至关重要。真皮中黏多糖含量丰富,主要包括透明质酸、硫酸软骨素等,黏多糖的合成及降解主要通过酶促反应完成,但某些非酶类物质(如氢醌、核黄素、抗坏血酸等)也可降解透明质酸,此外内分泌因素亦可影响黏多糖的代谢,如甲状腺功能亢进可使局部皮肤的透明质酸和硫酸软骨素含量增加,形成黏液性水肿。

2. 蛋白质代谢 皮肤中的蛋白质包括纤维性和非纤维性蛋白质。纤维性蛋白包括角蛋白、胶原蛋白和弹性蛋白等。角蛋白是中间丝蛋白家族成员,是角质形成细胞和毛发上皮细胞的代谢产物及主要成分,至少包括20种上皮角蛋白和10种毛发角蛋白。皮肤内的胶原蛋白主要为Ⅰ、Ⅲ、Ⅳ、Ⅶ型,真皮内胶原纤维主要成分为Ⅰ型和Ⅲ型胶原蛋白,网状纤维主要为Ⅲ型胶原蛋白,基底膜带主要为Ⅳ型和Ⅶ型胶原蛋白。弹性蛋白是真皮结缔组织内弹力纤维的主要结构成分。非纤维性蛋白包括多种细胞内的核蛋白和细胞外各种酶,主要分布在真皮基质和基底膜带,常与黏多糖类物质结合成黏蛋白,是皮肤屏障的重要组成部分。蛋白质水解酶一方面通过分解作用参与结构物质代谢,另一方面通过促进趋化性肽的释放等参与皮肤病的发展。

3. 脂类代谢 皮肤中的脂类包括脂肪和类脂质。脂肪主要存在于皮下组织,其氧化分解与其他组织相同,在胞质中水解为甘油和脂肪酸,前者经磷酸化后进入糖代谢通路,后者经酰化后通过肉碱转运至线粒体内,参与三羧酸循环。类脂质主要包括磷脂、糖脂、胆固醇和固醇酯等,是构成生物膜的主要成分。表皮细胞在分化的各阶段,其类脂质的组成有显著差异,如由基底层到角质层,胆固醇、脂肪酸、神经酰胺含量逐渐增多,而磷脂则逐渐减少。此外表皮中存在许多降解脂类的酶,可将底物降解成脂肪酸、甘油、磷酸和胆碱,表皮中最丰富的必需脂肪酸为亚油酸和花生四烯酸,后者在日光作用下可合成维生素 D。血液脂类代谢异常也可影响皮肤脂类代谢,如高脂血症可使脂质在真皮局限性沉积,形成皮肤黄瘤。

4. 水和电解质代谢 皮肤中的水分主要分布于真皮内,当机体脱水时,皮肤可提供其水分的 5%~7%,以维持循环血容量的稳定。皮肤也是人体电解质的重要贮存库之一,主要贮存于皮下组织,包括钠、氯、钾、钙、镁、磷、铜、锌等。其中氯和钠是含量较高的成分,主要存在于细胞间液中,对维持细胞间的晶体渗透压和细胞内外的酸碱平衡起重要作用。在某些急性炎症性皮肤病(如急性湿疹、接触性皮炎)时,水钠增加,随之氯化物也增加,因此适当限制食盐有利于炎症消退。钾、钙、铜主要分布于细胞内,钾是调节细胞内渗透压及酸碱平衡的重要物质,是某些酶的激活剂,且能拮抗钙离子;钙对维持细胞膜通透性及细胞间黏着性有一定作用;铜在皮肤中含量很少,但在黑素形成、角蛋白形成中发挥重要作用。

第七节 | 皮肤的免疫功能

皮肤是重要的免疫器官,包括获得性免疫(特异性免疫)和固有免疫(非特异性免疫)。1986 年 Bos 提出了皮肤免疫系统(skin immune system)的概念,其包括多种细胞成分和体液成分。

(一)皮肤免疫系统的细胞成分

免疫细胞,即免疫潜能细胞(immunologically competent cell),泛指所有参加免疫反应的细胞,在皮肤中主要包括淋巴细胞、巨噬细胞、树突状细胞、粒细胞等(表 3-1)。

表 3-1 皮肤主要免疫细胞的分布与功能

细胞种类	分布部位	主要功能
角质形成细胞	表皮	合成分泌细胞因子、参与抗原提呈
朗格汉斯细胞	表皮	抗原提呈、合成分泌细胞因子、免疫监视等
淋巴细胞	真皮	介导免疫应答、抗皮肤肿瘤、参与炎症反应、创伤修复、维持皮肤自身稳定等
内皮细胞	真皮血管	分泌细胞因子、参与炎症反应、组织修复等
肥大细胞	真皮乳头血管周围	I 型超敏反应
巨噬细胞	真皮浅层	创伤修复、防止微生物入侵
成纤维细胞	真皮	参与维持皮肤免疫系统的自稳

角质形成细胞可以表达多种模式识别受体(如 TLRs、NLRs 等),识别微生物后产生直接应答或者通过细胞因子(如 IL-22)间接激活后产生大量抗菌肽(LL37 和 β- 防御素)、RNase 和 S-100,从而发挥识别和抵御抗原的功能。此外在抗原刺激下,角质形成细胞可产生趋化因子和细胞因子 CXCL9、CXCL10、CXCL11、CXCL20、TNF、IL-1α、IL-1β、IL-6、IL-10、IL-18 和 IL-33,合成和分泌干扰素等,同时还可通过表达 MHC II 类分子、吞噬并粗加工抗原物质等方式参与抗原提呈。

正常人表皮内免疫细胞主要是朗格汉斯细胞,主要功能包括提呈 MHC II 类分子,诱导 Th17 和 Th2 细胞,抑制自身免疫的发生,以及诱导调节性 T 细胞(Treg 细胞)。表皮内还有少量 T 淋巴细胞。

真皮内以 T 淋巴细胞为主。初始 T 细胞识别抗原后会分化为功能不同的效应 T 细胞。$CD8^+T$ 细胞识别由 MHC I 类分子提呈的病原体肽,进而分化为细胞毒性效应 T 细胞,可识别并杀死受感染的细胞。$CD4^+T$ 细胞在识别 MHC II 类分子提呈的病原体肽后,可以分化为 Th1、Th2、Th17 和 Tfh 细胞(激活相应靶细胞),以及具有抑制免疫活性的 Treg 细胞。在皮肤的记忆 T 细胞中组织驻留记忆 T 细胞(TRM 细胞)会长时间留在皮肤中,并介导持久的保护性免疫力,同时驱动许多炎症性皮肤病。

(二) 皮肤免疫系统的体液成分

皮肤免疫系统的体液成分包括细胞因子、免疫球蛋白、补体、抗微生物多肽、神经多肽等。

细胞因子是一类小分子可溶性多肽介质,表皮内多种细胞均可合成和分泌细胞因子。细胞因子分为六大类:白细胞介素(interleukin, IL)、干扰素(interferon, IFN)、集落刺激因子(colony-stimulating factor, CSF)、肿瘤坏死因子(tumor necrosis factor, TNF)、生长因子(growth factor, GF)与转化生长因子(transforming growth factor, TGF)及趋化因子(chemokine),其中固有免疫细胞因子包括IL-1、IL-6、TNF-α 等。细胞因子既可在局部发挥作用,也可通过激素样方式作用于全身。

补体可通过溶解细胞、免疫吸附、杀菌和产生过敏毒素及促进介质释放等方式,参与固有免疫和获得性免疫。

免疫球蛋白是指具有抗体活性或化学结构上与抗体相似的球蛋白,在获得性免疫中起作用。

在固有免疫中起主要作用的抗微生物肽在皮肤中有20多种,包括抗菌肽、β-防御素、P物质(SP)、趋化因子等。抗菌肽对中性粒细胞、巨噬细胞和T淋巴细胞具有趋化作用。抗菌肽和β-防御素还可以刺激角质形成细胞释放一系列细胞因子。

此外,皮肤神经末梢受外界刺激后可释放感觉神经肽如降钙素基因相关肽(calcitonin gene-related peptide, CGRP)、P物质、神经激酶A等,对中性粒细胞、巨噬细胞等产生趋化作用,导致局部产生炎症反应。

(栗玉珍)

第四章 | 皮肤病和性病的临床表现

皮肤病和性病的临床表现包括症状和体征,是诊断皮肤病和性病的主要依据。

第一节 | 皮肤病和性病的症状

患者主观感受到的不适称为症状(symptom)。分为局部症状和全身症状。局部症状主要有瘙痒、疼痛、烧灼及麻木感等。全身症状有畏寒、发热、乏力、食欲减退及关节疼痛等。症状轻重与原发病性质、病情及个体差异有关。

瘙痒是皮肤病最常见的症状,程度上可轻可重,时间上可为持续性、阵发性或间断性,范围上可为局限性或泛发性。常见于荨麻疹、慢性单纯性苔藓、湿疹、疥疮等,一些系统性疾病如恶性肿瘤、糖尿病、肝肾功能不全等也可伴发瘙痒。

疼痛常见于带状疱疹、疖、结节性红斑、淋病和生殖器疱疹等,疼痛性质可为刀割样、针刺样、烧灼样等,多局限于患处。

感觉异常如感觉减退、麻木感、蚁行感等可见于中枢神经疾病、周围神经受损及心理障碍等。

第二节 | 皮肤病和性病的体征

客观存在的、可看到或触摸到的皮肤黏膜及其附属器的改变称为皮肤损害(简称皮损),属于体征(sign)。

皮损可分为原发性和继发性两大类,但有时两者不能截然分开,如脓疱为原发性皮损,也可继发于丘疹或水疱。

(一) 原发性皮损

原发性皮损(primary lesion)由皮肤病和性病的组织病理变化直接产生,对皮肤病和性病的诊断具有重要价值。

1. 斑疹(macule)和**斑片**(patch) 斑疹为皮肤黏膜的局限性颜色改变,直径≤1cm(图 4-1A)。直径>1cm 时,称为斑片。斑疹和斑片与周围皮肤平齐,无隆起或凹陷,不可触及,大小可不一,形状可不规则,边界可清楚或模糊。

根据发生机制和特征的不同,可分为红斑、出血斑、色素沉着及色素减退(或脱失)斑等。红斑是局部真皮毛细血管扩张、充血所致,分为炎症性红斑(如丹毒等)和非炎症性红斑(如鲜红斑痣等)。前者可有局部皮温升高,有时肿胀高起,压之变白;后者多由毛细血管扩张、数量增多导致,局部皮温不高,压之褪色。出血斑由毛细血管破裂后红细胞外渗所致,压之不褪色,直径≤2mm 时称瘀点(petechia),>2mm 时称瘀斑(ecchymosis)。色素沉着斑是表皮或真皮色素增加所致,色素减退(或脱失)斑是表皮或真皮色素减少(或消失)所致,两者压之均不褪色,可见于黄褐斑、花斑糠疹和白癜风等。

2. 丘疹(papule) 为局限性、实质性的表浅隆起性皮损,直径≤1cm(图 4-1B)。丘疹可触及,形态可为扁平(如扁平疣)、圆形脐凹状(如传染性软疣)、粗糙不平呈乳头状(如寻常疣)、颜色可呈紫红色(如扁平苔藓)、淡黄色(如黄瘤病)或黑褐色(如痣细胞痣)。丘疹可由表皮或真皮浅层细胞增殖(如银屑病)、代谢产物聚积(如皮肤淀粉样变)或炎症细胞浸润(如湿疹)引起。

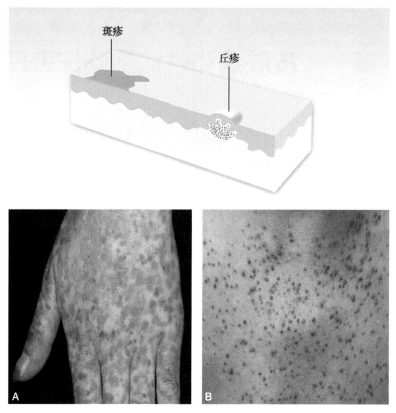

图 4-1 斑疹和丘疹
A. 斑疹；B. 丘疹。

形态介于斑疹与丘疹之间的稍隆起皮损称为斑丘疹（maculopapule），丘疹顶部有小水疱时称丘疱疹（papulovesicle），丘疹顶部有小脓疱时称丘脓疱疹（papulopustule）。

3. **斑块**（plaque） 为局限性、实质性的表浅隆起性皮损，直径＞1cm（图 4-2A）。斑块可触及，为丘疹扩大或较多丘疹融合而成。见于银屑病等。

4. **风团**（wheal） 为真皮浅层水肿引起的暂时性、隆起性皮损。皮损可呈红色或苍白色，周围常有红晕，一般大小不一，形态不规则（图 4-2B）。皮损发生快，此起彼伏，一般经数小时消退，消退后多不留痕迹，常伴瘙痒。见于荨麻疹等。

5. **水疱**（vesicle）**和大疱**（bulla） 水疱为局限性、隆起性、内含液体的腔隙性皮损，直径≤1cm（图 4-3A）。直径＞1cm 者称大疱。内容物含血液者称血疱。因水疱在皮肤中发生位置的不同，疱壁可薄可厚：位于角质层下的水疱，疱壁薄，易干涸脱屑，见于白痱等；位于棘细胞层的水疱，疱壁略厚不易破溃，见于水痘、带状疱疹等；位于表皮下的水疱，疱壁较厚，很少破溃，见于大疱性类天疱疮等。

6. **脓疱**（pustule） 为局限性、隆起性、内含脓液的腔隙性皮损，可由细菌（如脓疱疮）或非感染性炎症（如脓疱型银屑病）引起。脓疱的疱液可浑浊、稀薄或黏稠，皮损周围常有红晕（图 4-3B）。水疱继发感染后形成的脓疱为继发性皮损。

7. **结节**（nodule） 为实质性、深在性、可触诊的皮损。可隆起于皮面，亦可不隆起，呈圆形、椭圆形或不规则形（图 4-4A）。可由真皮或皮下组织的炎性浸润（如结节性红斑）、代谢产物沉积（如结节性黄色瘤）或组织增生（如皮肤纤维瘤及脂肪瘤）引起。结节可吸收消退，亦可破溃成溃疡，愈后形成瘢痕。

8. **囊肿**（cyst） 为具有囊腔结构、内含液体或细胞成分的囊性皮损。一般位于真皮或更深位置，可隆起于皮面或仅可触及（图 4-4B）。外观呈圆形或椭圆形，触之有囊性感，大小不等。见于皮脂腺囊肿、毛鞘囊肿、表皮囊肿等。

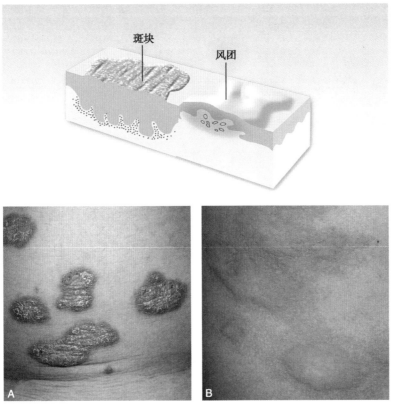

图 4-2 斑块和风团
A. 斑块;B. 风团。

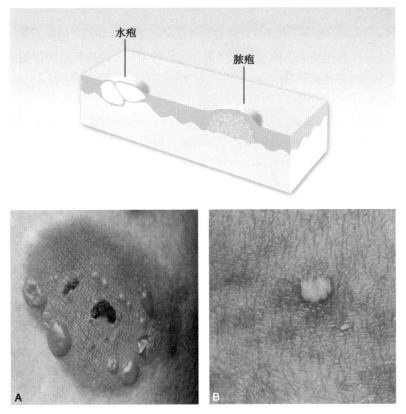

图 4-3 水疱和脓疱
A. 水疱;B. 脓疱。

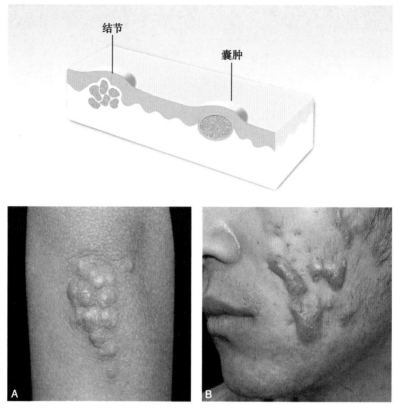

图 4-4 结节和囊肿
A.结节；B.囊肿。

（二）继发性皮损

继发性皮损（secondary lesion）由原发性皮损自然演变而来，或因搔抓、治疗不当引起。

1. **糜烂**（erosion） 局限性表皮或黏膜上皮部分或全部缺损形成的红色湿润创面（图 4-5A）。常由水疱、脓疱破裂或浸渍处表皮脱落所致。因损害较浅，愈后一般不留瘢痕。

2. **溃疡**（ulcer） 局限性皮肤黏膜全层缺损形成的创面，累及部分真皮，可深达皮下组织（图 4-5B）。可由感染、损伤、肿瘤、血管炎等引起。其基底部常有坏死组织附着，边缘可陡直、倾斜或高于周围皮肤。因损害基底层细胞，故愈合较慢且愈后可留有瘢痕。

3. **鳞屑**（scale） 为肉眼可见的角质堆积（图 4-6A）。由表皮细胞形成过快或正常角化过程受干扰所致。鳞屑的大小、厚薄、形态不一，可呈糠秕状（如花斑糠疹）、蛎壳状（如银屑病）或大片状（如剥脱性皮炎）。

4. **浸渍**（maceration） 皮肤角质层吸收较多水分导致表皮变软变白。常见于长时间浸水或处于潮湿状态下的部位。摩擦后浸渍处表皮易脱落而露出糜烂面（图 4-6B），容易继发感染。

5. **裂隙**（fissure） 为线状的皮肤裂口，可深达真皮，也称皲裂（图 4-7A）。常因皮肤炎症、角质层增厚或皮肤干燥导致皮肤弹性降低、脆性增加，进而牵拉后引起。好发于掌跖、指（趾）及口角等部位。

6. **瘢痕**（scar） 真皮及皮下组织病变或损伤后，由新生结缔组织增生修复而成，可分为增生性和萎缩性两种。前者呈隆起、表面光滑、无毛发的条索状或形状不规则的暗红色略硬斑块（图 4-7B），见于烧伤性瘢痕及瘢痕疙瘩；后者较正常皮肤略凹陷，表皮变薄，局部可见毛细血管扩张，见于红斑狼疮等。

7. **萎缩**（atrophy） 为皮肤的退行性变，因细胞及组织成分减少所致（图 4-8A）。可发生于表皮、真皮及皮下组织。表皮萎缩常表现为皮肤变薄，正常皮沟变浅或消失，有时表面呈半透明、羊皮纸样；

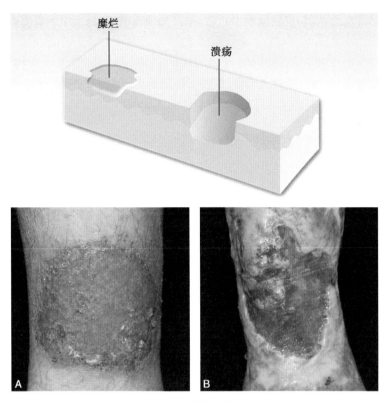

图 4-5 **糜烂和溃疡**
A. 糜烂；B. 溃疡。

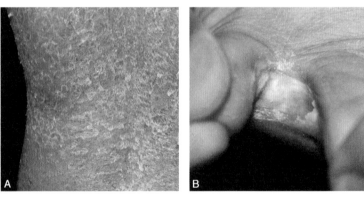

图 4-6 **鳞屑和浸渍**
A. 鳞屑；B. 浸渍。

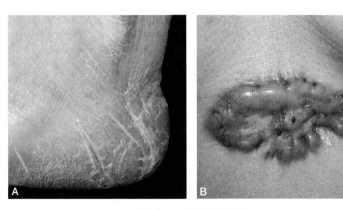

图 4-7 **裂隙和瘢痕**
A. 裂隙；B. 瘢痕。

真皮萎缩表现为局部皮肤凹陷,皮肤纹理可正常,毛发变细或消失;皮下组织萎缩则表现为明显的局部皮肤凹陷。

8. 痂(crust) 由皮损表面的液体(浆液、脓液、血液)与脱落组织或药物等混合凝结而成(图 4-8B)。痂可薄可厚,质地可柔软或脆硬,附着于创面。根据成分的不同,痂可呈淡黄色(浆液性)、黄绿色(脓性)、暗红或黑褐色(血性),或因混杂药物而呈不同颜色。

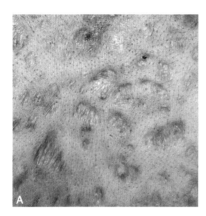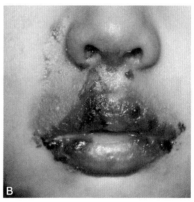

图 4-8 **萎缩和痂**
A. 萎缩;B. 痂。

9. 抓痕(excoriation) 为线状或点状的表皮或真皮浅层剥脱性缺损。常由机械性损伤所致,如搔抓、划破或摩擦(图 4-9A)。抓痕表面可有渗出、血痂或脱屑。若损伤较深,愈后可留有瘢痕。

10. 苔藓样变(lichenification) 因反复搔抓、摩擦导致的皮肤局限性增厚。表现为皮嵴隆起,皮沟加深,皮损界限清楚(图 4-9B),常伴剧痒。见于慢性单纯性苔藓、慢性湿疹等。

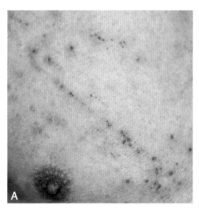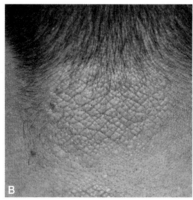

图 4-9 **抓痕和苔藓样变**
A. 抓痕;B. 苔藓样变。

(陆洪光)

第五章 皮肤病和性病的辅助检查方法

第一节 皮肤组织病理学

皮肤组织病理学（dermatopathology）是皮肤病诊断、鉴别诊断和指导治疗的最重要辅助检查方法之一。

（一）皮肤组织病理学检查目的及基本要求

1. 检查目的

（1）确定诊断：皮肤肿瘤必须通过组织病理学检查方可确诊；病毒感染性皮肤病存在特异性组织病理学改变，而深部真菌病、麻风等可通过组织病理学方法找到或鉴定病原微生物；代谢性疾病如皮肤淀粉样变病等可通过特殊染色明确诊断。

（2）鉴别诊断：多数大疱性皮肤病、结缔组织病、某些红斑鳞屑性皮肤病都具有特征性组织病理学改变，可与临床表现类似的其他疾病进行准确区分，达到鉴别诊断目的。

（3）指导治疗：通过组织病理学结构和细胞学特征，可对皮肤肿瘤进行分期、分级，进而指导治疗方案的制订。一些缺乏临床特征的皮肤病，通过组织病理学检查，可能获得诊断线索，或在诊断不能明确的情况下依据病理改变制订治疗方案。

2. 皮损选择 取材一般应选择未经治疗的典型皮损，如炎症性皮肤病的充分发展皮损，大疱性皮肤病或感染性皮肤病的新发皮损，另外环状损害应选择边缘部分，结节性损害取材应达到足够深度。取材时应包括一小部分正常组织，以便与病变组织对照。当其他部位有皮损可取时，应尽量避免在腹股沟、腋窝、关节伸侧和面部切取标本，以免影响外观或功能。

3. 取材方法

（1）手术法：适用于各种深度及范围的皮肤标本，最为常用。应注意切缘锐利整齐，切口方向尽量与皮纹一致，足够深、足够大，尽量夹持切下组织的两端，避免挤压组织。

（2）环钻法：适用于较小损害或病变限于表浅处，或不适宜手术切取者。

（3）削切法：目前已很少采用，主要用于脂溢性角化病等表浅皮损。

4. 标本处理 标本应立即放入10%甲醛溶液中固定，特殊情况下可采用95%乙醇固定。固定液体积应达到标本体积的10倍以上，较大肿瘤组织应切分成多块，以保证固定液能充分渗入。

5. 注意事项

（1）临床切除的任何肿物原则上均应行组织病理学检查。

（2）皮肤组织病理学诊断需密切结合临床，取材之前应对拟取材部位皮损及全身其他部位皮损进行临床拍照，保证资料完整。

（3）送检医师需详细填写病理申请单，特别要注明所取皮损部位、外观等特征以及临床考虑的诊断，帮助进行组织病理学诊断。

（二）皮肤组织病理学常用术语和基本损害

皮肤组织病理学变化按其层次可分为表皮病变、真皮病变和皮下组织病变等。

1. 表皮病变

（1）角化过度（hyperkeratosis）：由病理性改变所造成的角质层增厚，可相对增厚或绝对增厚（图5-1）。见于掌跖角化病、鱼鳞病、扁平苔藓等。

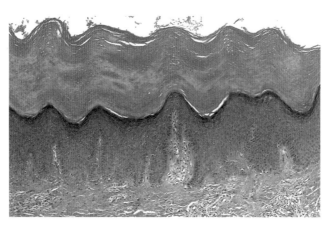

图 5-1 角化过度（10×10）

（2）角化不全（parakeratosis）：角质层内仍有残留的细胞核，常伴颗粒层变薄或消失，是表皮增生过快的表现（图 5-2）。见于银屑病、玫瑰糠疹、汗孔角化病等。

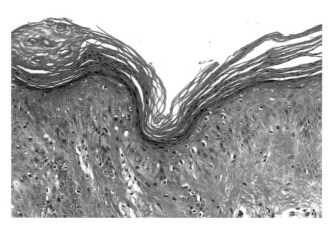

图 5-2 角化不全（20×10）

（3）角化不良（dyskeratosis）：表皮或附属器个别角质形成细胞未至角质层即过早角化。良性疾病有毛囊角化病、病毒感染等（图 5-3A）；恶性疾病最常见于鳞状细胞癌（图 5-3B），其角化不良细胞可呈同心性排列，接近中心部逐渐出现角化，称角珠（horn pearl）。

（4）颗粒层增厚（hypergranulosis）：颗粒层变厚，因细胞增生和 / 或肥大所致（图 5-4）。见于慢性单纯性苔藓、扁平苔藓等。

（5）棘层肥厚（acanthosis）：表皮棘细胞层增厚，常伴表皮突延长或增宽，一般由棘层细胞数目增多所致（图 5-5）。见于银屑病及慢性皮炎等。

（6）疣状增生（verrucous hyperplasia）：表皮角化过度、颗粒层增厚、棘层肥厚和乳头瘤样增生 4 种病变同时存在，表皮宛如山峰林立（图 5-6）。见于寻常疣、疣状痣等。

（7）乳头瘤样增生（papillomatosis）：真皮乳头不规则向上增生，表皮本身也可出现不规则增生，使表皮呈不规则的波浪状（图 5-7）。见于黑棘皮病、皮脂腺痣等。

（8）假上皮瘤样增生（pseudoepitheliomatous hyperplasia）：棘层高度或显著不规则肥厚，表皮突不规则延伸，可达汗腺水平以下，其间可有炎症细胞浸润（图 5-8）。常见于慢性肉芽肿性疾病（如寻常狼疮）、慢性溃疡的边缘等。需注意与高分化鳞状细胞癌相鉴别。

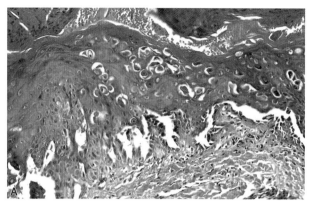

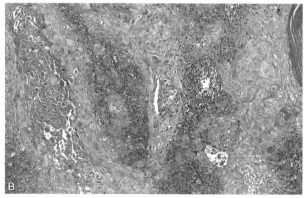

图 5-3 角化不良
A. 良性（40×10）；B. 恶性（20×10）。

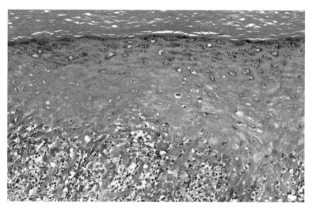

图 5-4 颗粒层增厚（20×10）

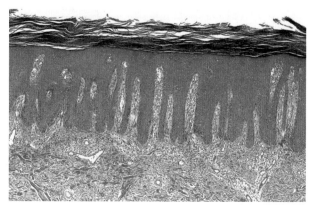

图 5-5 棘层肥厚（10×10）

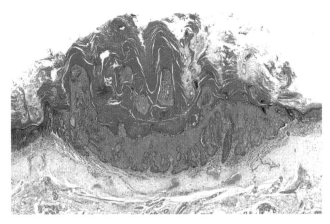

图 5-6 疣状增生（4×10）

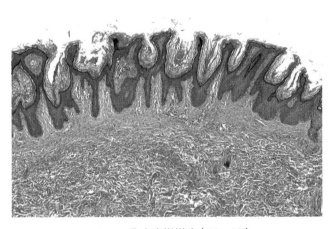

图 5-7 乳头瘤样增生（10×10）

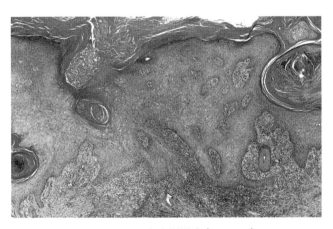

图 5-8 假上皮瘤样增生（10×10）

（9）细胞内水肿（intracellular edema）：棘层细胞内发生水肿，细胞体积增大，胞质变淡（图 5-9A）。高度肿胀的细胞可呈气球状，称气球样变性（ballooning degeneration）；若细胞内水肿使细胞膨胀破裂，邻近残留的胞膜连成许多网状中隔，最后形成多房性水疱，称网状变性（reticular degeneration）（图 5-9B）。见于病毒性皮肤病、接触性皮炎等。

（10）细胞间水肿（intercellular edema）：细胞间液体增多，细胞间隙增宽，细胞间桥拉长而清晰可见，甚似海绵，故又名海绵形成（spongiosis），水肿严重时形成表皮内水疱（图 5-10）。见于皮炎、湿疹等。

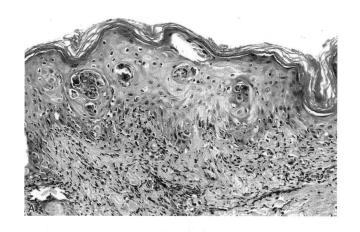

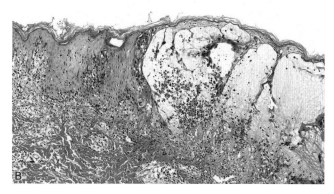

图 5-9　细胞内水肿
A. 细胞内水肿（20×10）；B. 网状变性（10×10）。

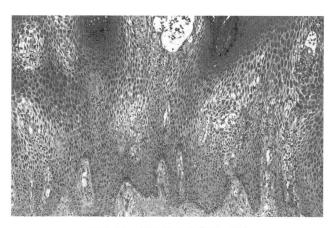

图 5-10　细胞间水肿（10×10）

（11）棘层松解（acantholysis）：表皮或上皮细胞间失去粘连，呈松解状态，致表皮内裂隙或水疱（图 5-11）。见于天疱疮、毛囊角化病等。

（12）基底细胞液化变性（liquefaction of basal cells）：基底细胞空泡化和崩解，重者基底层消失，棘细胞直接与真皮接触，常伴真皮内噬黑素细胞浸润（图 5-12）。见于扁平苔藓、红斑狼疮等。基底细胞及黑素细胞损伤后黑素脱落被吞噬细胞吞噬，或游离于真皮上部称色素失禁（incontinence of pigment）。

（13）Kogoj 微脓肿和 Munro 微脓肿：颗粒层或棘层上部海绵形成的基础上中性粒细胞聚集成的多房性脓疱，称 Kogoj 微脓肿（图 5-13A）；角质层内聚集的中性粒细胞形成的微脓肿，称 Munro 微脓肿（图 5-13B）。见于脓疱型银屑病等。

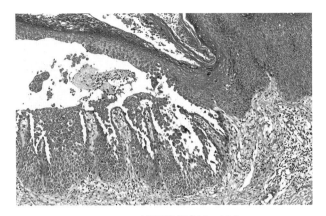

图 5-11　棘层松解（10×10）

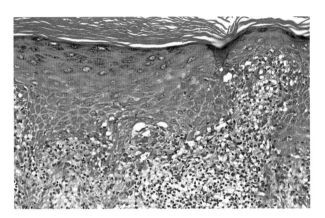

图 5-12　基底细胞液化变性（20×10）

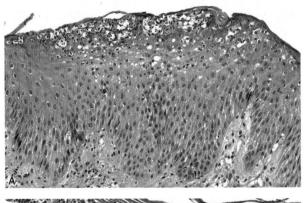

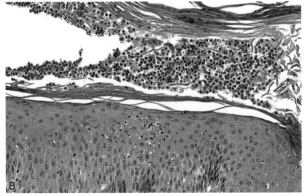

图 5-13　Kogoj 微脓肿和 Munro 微脓肿

A. Kogoj 微脓肿（20×10）；B. Munro 微脓肿（20×10）。

（14）Pautrier 微脓肿：指淋巴样细胞在表皮内或外毛根鞘聚集形成的细胞巢（图 5-14）。见于原发性皮肤 T 细胞淋巴瘤等。

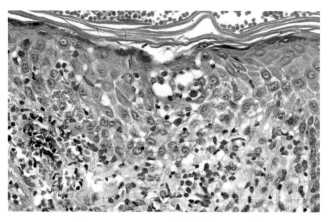

图 5-14　Pautrier 微脓肿（40×10）

2. 真皮及皮下组织病变

（1）纤维蛋白样变性（fibrinoid degeneration）：结缔组织因病变而呈现明亮、嗜伊红、均质性改变，显示出纤维蛋白的染色反应（图 5-15）。见于红斑狼疮、皮肤血管炎等。

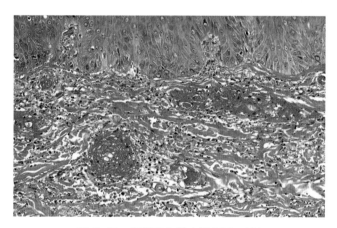

图 5-15　纤维蛋白样变性（20×10）

（2）嗜碱性变性（basophilic degeneration）：真皮上部结缔组织失去正常的嗜伊红性，呈无结构、颗粒状或小片状嗜碱性变化，明显时可表现为不规则排列的嗜碱性卷曲纤维，与表皮之间隔以境界带（图 5-16）。见于光线性角化病等。

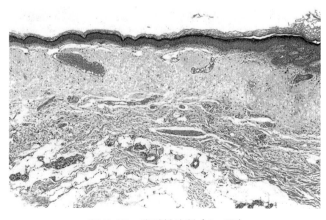

图 5-16　嗜碱性变性（4×10）

（3）黏液变性（mucinous degeneration）:胶原纤维基质中黏多糖增多,胶原纤维束间的黏液物质沉积而使间隙增宽,HE 染色呈浅蓝色(图 5-17)。见于胫前黏液水肿等。

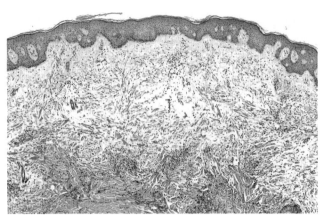

图 5-17　黏液变性（4×10）

（4）弹力纤维变性（degeneration of elastic fibers）:弹力纤维断裂、破碎、聚集成团或粗细不匀呈卷曲状,总量减少甚至溶解消失(图 5-18)。见于弹力纤维假黄瘤等。

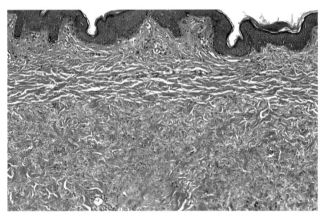

图 5-18　弹力纤维变性（10×10）

（5）肉芽肿（granuloma）:各种原因所致的慢性增殖性改变,病变局部形成以组织细胞为主的结节状病灶,病变中可含有组织细胞(上皮样细胞、巨噬细胞)、多核巨细胞、淋巴细胞、浆细胞、中性粒细胞等(图 5-19)。见于结节病、结核、麻风、梅毒和各种深部真菌病等。

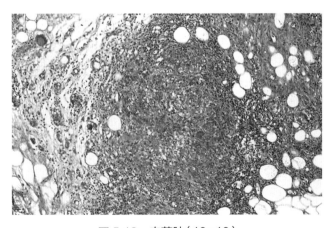

图 5-19　肉芽肿（10×10）

（6）渐进性坏死（necrobiosis）：某些肉芽肿性皮肤病中，真皮结缔组织纤维及其内的血管等均失去正常着色，但仍可见其轮廓，无明显炎症，边缘常可见成纤维细胞、组织细胞或上皮样细胞呈栅栏状排列（图 5-20）。见于环状肉芽肿、类脂质渐进性坏死、类风湿结节等。

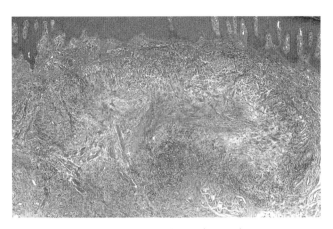

图 5-20 **渐进性坏死**（4×10）

（7）脂膜炎（panniculitis）：由炎症反应引起皮下脂肪组织不同程度的炎症浸润、水肿、液化或变性坏死。可分为间隔性（图 5-21A）与小叶性（图 5-21B）两类。

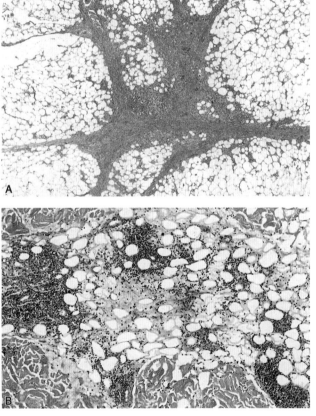

图 5-21 **脂膜炎**
A. 间隔性（4×10）；B. 小叶性（10×10）。

第二节 │ 皮肤影像学

皮肤影像学是基于影像技术发展起来的一系列无创性辅助诊断方法,主要包括皮肤摄影、皮肤镜(dermoscopy)、皮肤反射式共聚焦显微镜(reflectance confocal microscopy,RCM)、皮肤超声、双光子显微镜、光学相干断层扫描成像(optical coherence tomography,OCT)、滤过紫外线(Wood 灯)检查等。皮肤影像学诊断方法能显著拓展和深化临床医师的信息获取能力,帮助获得更多的具有诊断价值的信息,从而提升皮肤病的诊断水平和效率。

皮肤镜于 20 世纪 50 年代首次出现,并最早用于皮肤色素性病变的观察评估,随后在世界范围逐渐推广。皮肤镜在 2000 年左右开始引入我国,近十年以来得到迅速推广普及。皮肤镜可通过光学放大、浸润和偏振技术显示裸眼无法观察到的皮损表面和表皮下结构特征,成为连接临床和组织病理的桥梁。皮肤镜的使用依赖于对术语体系的准确掌握,其中隐喻性术语体系常借用形象物比喻(如脑回样结构),而描述性术语体系则重在描述一般损害的基本结构特征(如点结构、线结构、球结构、环结构和团块结构等)(图 5-22),两种术语体系各有利弊,互为补充。皮肤镜目前主要用于色素性皮肤病、炎

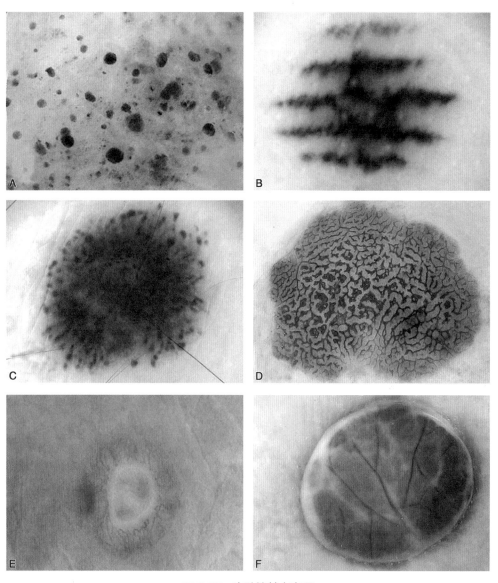

图 5-22 皮肤镜基本表现
A."点"结构;B."线"结构;C."球"结构;D."脑回样"结构;E."环"结构;F."团块"结构。

症性皮肤病、毛发疾病、皮肤肿瘤等的诊断和鉴别诊断,具有相当高的便捷性和可靠性。

RCM 基于皮肤组织不同细胞及成分光折射率差异,呈现明暗不同的灰度图像,从而实现深度为 150~350μm 范围内皮肤各层次结构的无创、在体、实时、动态三维成像(图 5-23)。RCM 主要用于色素性疾病、炎症性皮肤病、皮肤肿瘤等的诊断和鉴别诊断。

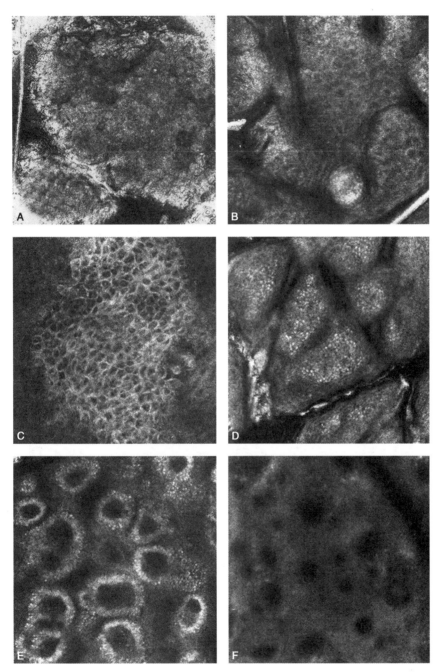

图 5-23 皮肤反射式共聚焦显微镜下各层次结构
A. 角质层;B. 颗粒层;C. 棘层;D. 基底层;E. 真皮乳头层;F. 真皮网状层及表皮突层。

皮肤超声利用高频超声设备来观察和测量皮损的形状、大小、边界、深度及血流等,尤其是皮损内部无法用肉眼观察获取的形态特征。在体双光子显微镜可以实现亚微米成像,基于双光子自发荧光和二次谐波成像技术,对表皮细胞、弹力纤维和胶原纤维进行在体成像,为病理检测提供生物特征信息(图 5-24)。

OCT 是一种非侵入性光学成像技术,基于光学相干原理获取组织深度信息,探测深度不局限于皮

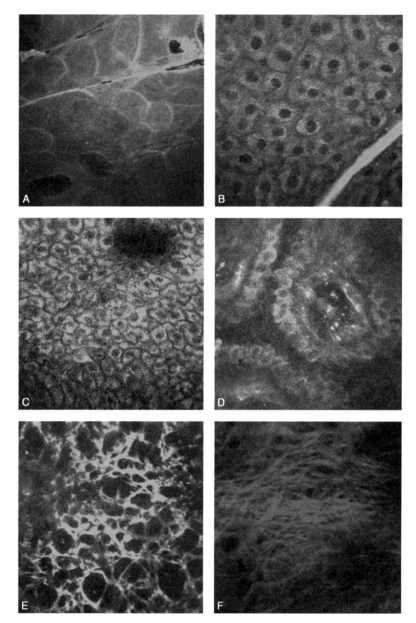

图 5-24　皮肤双光子显微镜下各层次结构
A. 角质层；B. 颗粒层；C. 棘层；D. 基底层；E. 弹力纤维；F. 胶原纤维。
绿色：双光子激发荧光；红色：二次谐波。

肤病灶表面，能够无创采集皮下断层图像，通过二维断层图像进行三维重建，在诊断监测恶性肿瘤及炎症性皮肤病方面均有良好的实用性（图 5-25）。

　　Wood 灯是利用高压汞灯发射出的波长为 320～400nm 的光波，通过观察激发荧光的类型，可对色素异常性皮肤病、感染性皮肤病及卟啉病进行诊断、鉴别诊断及疗效观察。白癜风由于黑素细胞缺失，Wood 灯可诱导其真皮胶原产生自发荧光，呈现出明亮的蓝白色斑片且境界分明。黄癣呈暗绿色荧光，白癣呈亮绿色荧光（图 5-26A），黑点癣则无荧光。皮肤迟发性卟啉病患者尿液产生粉红色或橙红色荧光（图 5-26B），先天性卟啉病患者牙齿、尿、骨髓发出红色荧光，红细胞生成性原卟啉病患者可产生强红色荧光。局部外用药（如凡士林、水杨酸、碘酊等）、化妆品、护肤品甚至肥皂的残留物也可激发荧光，应注意鉴别。

　　针对特定病种或疾病谱，基于规范化采集流程和标准化质控，整合多种类型皮肤影像数据，可构建大规模的多模态皮肤影像资源库，用于高质量临床诊断、临床研究和医学教育等。

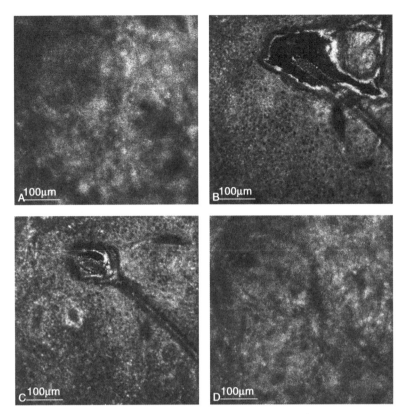

图 5-25　光学相干断层扫描成像下各层次结构
A. 角质层;B. 棘层;C. 基底层;D. 真皮乳头层。

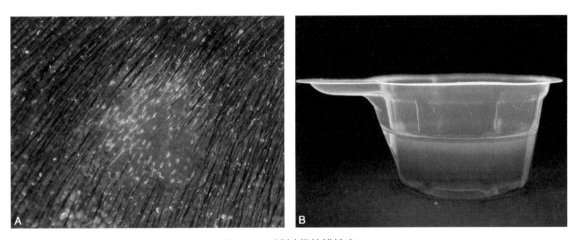

图 5-26　滤过紫外线检查
A. 白癣呈亮绿色荧光;B.卟啉病尿液呈粉红色荧光。

近年来,皮肤影像技术与人工智能技术不断相互融合,在皮肤肿瘤、银屑病、白癜风等病种已创研相应人工智能辅助决策系统,辅以远程会诊平台及组织病理切片数字扫描 / 智能分析技术,新型远程皮肤病学模式已日臻成形,将显著提升我国基层皮肤病和性病诊断水平,助力形成皮肤病和性病的分级诊疗格局。

第三节 │ 实验室诊断方法

（一）免疫组化技术
1. **适应证**　大疱性皮肤病、结缔组织病等自身免疫性皮肤病、某些感染性皮肤病、皮肤肿瘤的诊断和鉴别诊断。

2. **方法及原理** 主要有直接免疫荧光法、间接免疫荧光法和酶联免疫吸附测定法。实验原理是基于抗原 - 抗体反应,利用标记的特异性抗体检测组织或细胞中的抗原成分。

(1)直接免疫荧光(direct immunofluorescence,DIF):主要用于检测病变组织或细胞中存在的抗体或补体。将冷冻切片组织固定于玻片上,滴加荧光素标记的抗人免疫球蛋白抗体或抗 C3 抗体,经孵育、清洗等处理后,置于荧光显微镜下观察。若组织中有人免疫球蛋白或 C3 沉积,则荧光抗体与之结合呈现荧光。

(2)间接免疫荧光(indirect immunofluorescence,IIF):主要用于检测血清中存在的循环自身抗体,并可作抗体滴度测定。底物取自正常人皮肤或动物组织(如以鼠食管、肝等为底物),将患者血清滴于底物上,再滴加荧光标记的抗人免疫球蛋白抗体等,置于荧光显微镜下观察。若血清中存在循环自身抗体,荧光标记的抗人免疫球蛋白抗体即可与结合到底物上的抗体结合,呈现荧光。

(3)酶联免疫吸附测定(enzyme linked immunosorbent assay,ELISA):有多种不同的检测系统和方法,机制与间接免疫荧光类似,但显示系统为可催化成色反应的辣根过氧化物酶、碱性磷酸酶等。主要标记细胞的某种特异性成分,用于肿瘤等疾病的诊断(图 5-27)。

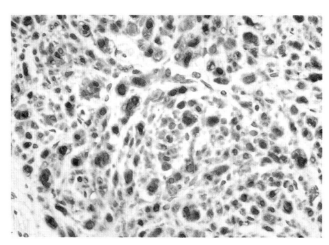

图 5-27　抗 Igλ 抗体免疫组化标记浆细胞(×400)
浆细胞 λ 抗体标染,SP 法(链霉菌抗生物素蛋白 - 过氧化物酶连结法),DAB(氧化二氨基联苯胺)显色。

3. **标本处理** DIF 检查需将皮肤标本用湿润的生理盐水纱布包裹,4℃条件下尽快送检。普通石蜡包埋组织块也可作为多数 ELISA 的检验材料。

4. **结果分析**

(1)DIF:荧光显示的部位通常为棘细胞膜、皮肤基底膜带及血管壁。天疱疮皮损可见棘细胞间 IgG、IgA 或 C3 呈网状沉积(图 5-28),皮肤基底膜带阳性可见于红斑狼疮、大疱性类天疱疮,血管壁内免疫球蛋白或补体沉积可见于血管炎和红斑狼疮等。

(2)IIF:可测定血清中自身抗体的性质、类型和滴度。如结缔组织病中的抗核抗体、自身免疫性大疱性皮肤病的抗表皮棘细胞桥粒抗体、抗表皮基底膜带抗体等。

(二)真菌检查

1. **采集标本** 浅部真菌的标本有毛发、皮屑、甲屑和痂等,所取标本用 75% 乙醇处理。深部真菌标本根据需要取痰、尿、粪便、脓液、口腔或阴道分泌物、血液、各种穿刺液和活检组织。采集时注意无菌操作。

2. **检查方法**

(1)直接涂片:最常用。取标本置玻片上,加一滴 10% 氢氧化钾溶液,盖上盖玻片,在酒精灯火焰

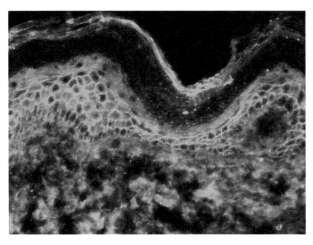

图 5-28 直接免疫荧光棘细胞间 IgG 呈网状沉积（×400）

上稍加热溶解角质后，轻轻加压盖玻片使标本透明即可镜检。用于检查有无菌丝或孢子（图 5-29A），但不能确定菌种。

（2）墨汁涂片：用于检查隐球菌及其他有荚膜的孢子。取一小滴墨汁与标本（如脑脊液）混合，盖上盖玻片后直接镜检。

（3）涂片或组织切片染色：染色后可显示真菌形态和结构，革兰氏染色适用于白念珠菌、孢子丝菌等；瑞氏染色适用于组织胞浆菌；组织切片 PAS 染色，多数真菌呈红色；荧光染色法可提高诊断率

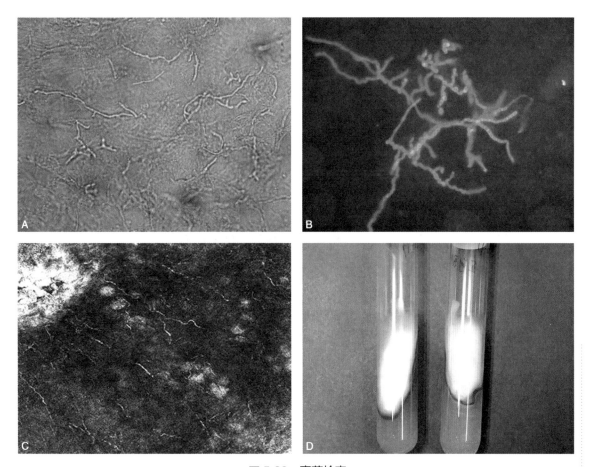

图 5-29 真菌检查

A. 氢氧化钾制片直接镜检，可见菌丝；B. 荧光抗体染色直接镜检，可见荧光菌丝；C. RCM 检查角质层内可见高折光性菌丝；D. 真菌培养可见菌落。

（图 5-29B）。此外利用皮肤影像技术（如 RCM），可以在体检测组织中的真菌（图 5-29C）。

（4）培养：能提高真菌的检出率，并确定菌种。标本接种于葡萄糖蛋白胨琼脂培养基上，置室温或 37℃ 培养 1～3 周。菌种鉴定常根据菌落的形态（图 5-29D）及显微镜下形态判断；某些特殊真菌有时需通过特殊培养基、生化反应或分子生物学方法确定。

（三）性病检查

1. 淋球菌检查

（1）方法：采集标本用含无菌生理盐水的藻酸钙棉拭子，伸入男性尿道 2～4cm，轻轻转动取出分泌物；女性先用无菌的脱脂棉擦去阴道内黏液，用无菌的藻酸钙脱脂棉拭子插入宫颈内 1～2cm 处旋转取出分泌物；患结膜炎的新生儿取结膜分泌物；全身性淋病时可取关节穿刺液；前列腺炎患者经按摩后取前列腺液。

直接涂片主要用于未经治疗的急性感染患者。方法为涂片 2 张后自然干燥或加热固定，革兰氏染色后油镜下检查。进行细菌培养时，将标本立即接种于血琼脂或巧克力琼脂平板，置于含 5%～10% 的 CO_2 孵箱，37℃ 孵育 24～48 小时后观察结果。挑选可疑菌落涂片染色镜检，也可用氧化酶或糖发酵实验进一步证实。

（2）结果：涂片染色镜检可见大量多形核细胞，细胞内外可找到成双排列、呈肾形的革兰氏阴性双球菌（图 5-30）。在培养皿上可形成圆形、稍凸、湿润、光滑、透明到灰白色的菌落，直径为 0.5～1mm。生化反应符合淋球菌特性。

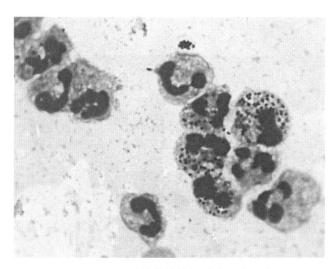

图 5-30 尿道分泌物涂片革兰氏阴性双球菌

（3）临床意义：在未经治疗的男性急性尿道炎患者中，淋球菌直接涂片镜检阳性率达 95% 以上；女性宫颈分泌物涂片阳性率仅为 50%～60%。淋球菌培养为诊断"金标准"，如操作规范，诊断的特异性为 100%，敏感性为 85%～95%。

（4）注意事项：①取材时拭子伸入尿道或宫颈口内的深度要足够；②男性患者最好在清晨首次排尿前或排尿后数小时采集标本进行培养；③涂片时动作宜轻柔，防止细胞破裂变形，涂片厚度、固定及革兰氏染色时间要合适。

2. 衣原体检查

（1）细胞培养法：将每份标本接种于 3 个培养瓶（McCoy 单层细胞管）中，置 37℃ 吸附 2 小时后用维持液洗涤 2～3 次，在生长液中 37℃ 培养 3～4 天，吉姆萨染色或直接荧光染色后镜检。阳性标本碘染色包涵体呈棕黑色，吉姆萨染色呈红色。有尿道炎症状及衣原体分离培养阳性者可确诊。

（2）衣原体抗原检测法（clearview chlamydia，简称 C-C 快速法）：用商品试剂盒检测，方便、简单、快速,但稳定性略差。按说明书操作,质控窗和结果窗均显示一条蓝带为阳性,结果窗无变化为阴性。阳性结果结合临床可确定沙眼衣原体感染;阴性时不能完全排除,可用细胞培养法确定。

（3）免疫荧光法:采集标本同淋球菌检查。将标本涂于玻片凹孔或圆圈中,干燥处理后加荧光素标记的抗沙眼衣原体单克隆抗体,反应、封固后置荧光显微镜下检查。阳性标本在高倍镜下可见上皮细胞内的原体颗粒,为单一、针尖大小、明亮的绿色荧光,在油镜下为荧光均匀、边缘光滑的圆盘样结构,也可见网状体等其他形态的衣原体颗粒。

3. 支原体检查　采集标本同淋球菌检查,也可用 10ml 中段尿离心（2 000r/min,10 分钟）,取沉渣接种于液体培养基。置 5%～10%CO_2 环境中,37℃培养 24～72 小时,每天观察颜色变化。如由黄色变为粉红色,可能有解脲支原体生长。取 0.2ml 培养物接种到固体培养基上,培养 48 小时后观察,有典型"油煎蛋"状菌落者为阳性。

4. 梅毒螺旋体检查

（1）梅毒螺旋体直接检查:取病灶组织渗出物、淋巴结穿刺液或组织研磨液,用暗视野显微镜观察,也可经镀银染色、吉姆萨染色或墨汁负染色后用普通光学显微镜观察,或用直接免疫荧光法观察。

梅毒螺旋体菌体细长,两端尖直,在暗视野显微镜下折光性强,沿纵轴旋转伴轻度前后运动（图 5-31）。镀银染色法示螺旋体呈棕黑色,吉姆萨染色法示螺旋体呈桃红色,直接免疫荧光法检查螺旋体呈绿色荧光。镜检对于早期梅毒的诊断极有价值,包括硬下疳、二期梅毒的扁平湿疣等。

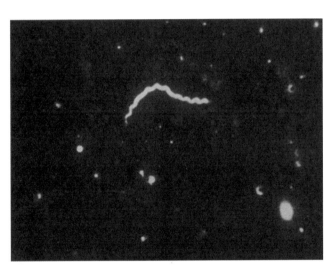

图 5-31　暗视野显微镜下梅毒螺旋体

（2）快速血浆反应素环状卡片试验（rapid plasma reagin test,RPR）:为非梅毒螺旋体抗原血清试验,是针对心磷脂 - 胆固醇 - 卵磷脂抗原的血清反应,用于梅毒的筛选诊断和疗效判断。

具体操作:①卡片定性试验:取 50μl 待检血清加入卡片的圆圈内并涂匀,用专用滴管加入摇匀的抗原 1 滴,将卡片旋转 8 分钟后立即观察结果,出现黑色凝聚颗粒和絮片为阳性;②卡片定量试验:用等量盐水在小试管内作 6 个稀释度,即 1∶1、1∶2、1∶4、1∶8、1∶16、1∶32,每个稀释度取 50μl 血清加入卡片圆圈中,按定性法测定。

类似方法还有性病研究实验室试验（venereal disease research laboratory test,VDRL）、不加热血清反应素试验（unheated serum reagin test,USR）、甲苯胺红不加热血清试验（toluidine red unheated serum test,TRUST）等。

临床意义:本试验敏感性高而特异性低,可作为常规试验和用于人群筛查。结果为阳性时,临床表现符合梅毒可初步诊断,其滴度与梅毒活动性相关,因此定量试验是观察疗效、判断复发及再感染的手段。

非梅毒螺旋体抗原血清试验假阴性常见于一期梅毒硬下疳出现后的 2～3 周内、感染梅毒经立即治疗、晚期梅毒或二期梅毒的前带现象（prezone phenomenon）。假阳性常见于自身免疫性疾病、麻风、海洛因成瘾者、少数孕妇及老人等。

前带现象是在非梅毒螺旋体抗原血清试验中，抗原与抗体呈适当比例时形成正常的复合物，而抗体滴度较高时（常见于二期梅毒），过多的抗体会干扰抗原 - 抗体复合物的凝集，导致假阴性。将血清适当稀释后再做血清试验即可呈阳性。

（3）梅毒螺旋体颗粒凝集试验（treponema pallidum particle agglutination test，TPPA）：为梅毒螺旋体抗原血清试验，检测的是抗螺旋体抗体，用于梅毒的特异性诊断，为定性试验。

类似方法还有梅毒螺旋体血凝试验（treponema pallidum hemagglutination assay，TPHA）、荧光螺旋体抗体吸收试验（fluorescent treponemal antibody-absorption test，FTA-ABS）。

临床意义：敏感性和特异性均较非梅毒螺旋体抗原血清试验高，作为确诊性试验。对于早期梅毒、潜伏梅毒以及疑诊梅毒而非梅毒螺旋体抗原血清试验阴性者有诊断价值。该试验所检测的抗体为 IgG 抗体，阳性结果通常会维持终身，不能判断疗效或复发与否。

梅毒螺旋体抗原血清试验假阴性见于感染不足 4 周的早期梅毒患者；假阳性少见，包括其他螺旋体感染、疟疾和麻风等。

5. **醋酸白试验** 人乳头瘤病毒感染的上皮细胞与正常细胞产生的角蛋白不同，冰醋酸接触后可变白。方法是以棉签清除皮损表面分泌物后，外用 5% 冰醋酸 2～5 分钟后观察，皮损变为白色、周围正常组织不变色为阳性，可初步诊断尖锐湿疣。

6. **毛滴虫检查** 在阴道后穹窿、子宫颈或阴道壁上取分泌物混合于温生理盐水中，立即在低倍镜下镜检，如有滴虫时可见其呈波状移动。男性可取尿道分泌物、前列腺液或尿沉渣检查。

（四）蠕形螨、疥螨和阴虱检查

1. **蠕形螨检查**

（1）挤刮法：选取鼻、颊及颏等部位，用刮刀或手挤压，将挤出物置于玻片，加 1 滴生理盐水，盖上盖玻片并压平，镜检有无蠕形螨（图 5-32A）。

（2）透明胶带法：将透明胶带贴于上述部位，数小时或过夜后取下胶带贴于载玻片上镜检。

2. **疥螨检查** 选择指缝、手腕屈侧、乳房下等薄嫩皮肤处未经搔抓的丘疱疹、水疱或隧道，用无菌针头挑出隧道盲端灰白色小点置于玻片上，或用蘸上矿物油的无菌手术刀轻刮皮损 6～7 次，取附着物移至玻片上，加 1 滴生理盐水后镜检（图 5-32B）。

3. **阴虱检查** 用剪刀剪下附有阴虱或虫卵的阴毛，用 75% 乙醇或 5%～10% 甲醛溶液固定后置于玻片上，滴适量 10% 氢氧化钾溶液后镜检（图 5-32C）。

（五）分子生物学技术

在临床应用中目前主要是聚合酶链式反应技术和基因芯片技术。

聚合酶链式反应（polymerase chain reaction，PCR）是一项用于体外选择性扩增特异性核酸片段的技术。扩增 DNA 片段的特异性是由引物与模板 DNA 结合的特异性所决定的。根据扩增产物的有无、片段大小、测序分析等即可对许多疾病作出诊断。如非结核分枝杆菌培养极其困难，疑为其感染时可用细菌 16S rDNA 通用引物及非结核分枝杆菌特异性引物，还可同时加真菌的 18S rDNA 通用引物，扩增细菌的 16S rRNA 及真菌的 18S rRNA，将扩增产物测序，在基因库中进行比较，即可明确细菌或真菌的种属。目前 PCR 技术已较普遍地应用于感染性皮肤病及遗传性皮肤病的诊断。

基因芯片又称 DNA 微阵列（microarray），利用核酸杂交技术检测目标基因在不同组织和细胞中的表达信息，可应用于临床诊断和治疗决策，也是皮肤病基础研究和临床研究的重要技术平台。

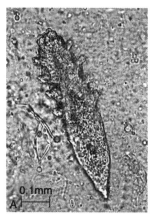
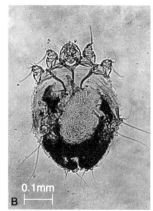
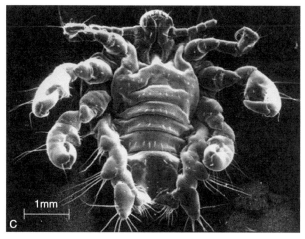

图 5-32　**蠕形螨、疥螨和阴虱**
A. 蠕形螨；B. 疥螨；C. 阴虱（成虫和虫卵）。

第四节 ｜ 变应原检测

变应原检测用于确定或排除超敏反应性疾病的致敏物,对某些职业性皮肤病病因的确定也有帮助。目前临床常用的变应原检测为斑贴试验、点刺试验和皮内试验等。

1. **斑贴试验**（patch test）　根据受试物的性质配制适当浓度的浸液、溶液、软膏或原物,以适当方法将其贴附于皮肤上,一定时间后观察皮肤是否对其产生超敏反应。斑贴试验是临床用于检测迟发型（Ⅳ型）超敏反应的主要方法。

（1）适应证:接触性皮炎、职业性皮炎、化妆品皮炎等。

（2）方法:将受试物贴于背部脊柱两侧或前臂屈侧皮肤,48～72 小时后去除观察,应同时设阴性对照,并按照产品说明书进行操作。

（3）结果及意义:去除受试物半小时后进行第一次判读,24～48 小时后进行第二次判读,综合两次结果作出判断。受试部位无反应为阴性（－）;仅有轻度红斑为可疑反应（±）;红斑、浸润及少量丘疹为阳性反应（＋）;红斑、浸润、丘疹、水疱为强阳性反应（＋＋）;红斑、浸润明显,聚合性水疱或大疱为超强阳性反应（＋＋＋）;表皮呈皱纹样纸样外观、干燥、脱屑,红斑境界极清楚,可有脓疱、坏死或溃疡则为刺激性反应。

阳性反应说明患者对受试物过敏,但应排除原发性刺激或其他因素所致的假阳性反应。去除受试物后,原发刺激性反应将逐渐减弱,而超敏反应仍可能继续增强。阴性反应则表示患者对试验物无敏感性。假阴性反应可能与试剂浓度低、受试物质与皮肤接触时间太短等因素有关。

2. **点刺试验**（skin puncture test）

（1）适应证：荨麻疹、特应性皮炎、药疹等多种与速发型（Ⅰ型）超敏反应相关的过敏性疾病。

（2）方法：一般选择前臂屈侧为受试部位，局部清洁消毒。消毒后待2分钟使皮肤血流恢复正常，按说明书滴试液及点刺，5～10分钟后拭去试液，20～30分钟读试验结果（图5-33）。

（3）结果：皮肤反应强度与组胺（阳性对照）相似为阳性（+++），较强为（++++），较弱则相应标为（++）及（+）；与生理盐水（阴性对照）相同为（–）。

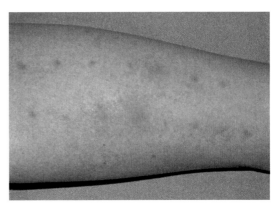

图 5-33　点刺试验

3. **皮内试验**（intracutaneous test）　可用于测试速发型超敏反应，是目前最常用于检测药物速发型超敏反应的方法。原理、适应证及注意事项同点刺试验。

（王　刚　崔　勇）

第六章 | 皮肤病和性病的诊断

准确诊断是有效治疗的前提。皮肤病和性病中不同形态的皮损可能反映同一种疾病,如水疱型和鳞屑角化型都是足癣的临床表现;而形态相似的皮损也可由不同病因引起,如水疱可以是严重的过敏反应,也可能是病毒感染或自身免疫性大疱性皮肤病;有些皮损还可能是系统性疾病的局部表现,如皮肌炎的眼睑水肿性紫红色斑片。因此针对皮损特点,结合全面的病史采集和必要的全身检查,对皮肤病和性病的诊断与鉴别诊断至关重要。

第一节 | 皮肤病和性病的病史采集

详细全面的病史采集与记录是准确诊断和有效治疗的基础。

1. **一般情况** 包括患者的姓名、性别、年龄、婚姻、出生地、民族、职业、工作单位、住址、联系方式、病史陈述者等。若病史陈述者不是患者本人,则应注明与患者的关系。

2. **主诉** 患者本次就诊主要原因,包括与就诊皮肤病和性病相关的主要症状或体征的部位、分布特征、出现时间、进展情况和伴随表现等,要求内容高度概括,包括标点不超过20字。

3. **现病史** 以患者的病情发生、发展及演变的过程为线索作简要描述。

（1）可能的病因或诱因,如季节、气候、首饰、化妆品、接触物、感染、不洁性接触等。需要充分了解患者近期居住及工作环境、外出旅行、饮食习惯、饲养宠物、正在使用的药物及使用时间,同时注意自然环境中某些因素,如日晒、高温、寒冷、潮湿、干燥、挥发性化学物质、动物体液、植物花粉、蚊虫叮咬等。

（2）原发性皮损的部位和发生时间,皮损形态、大小、数目和分布状况,皮损发展及演变情况,皮损有无加重、自行改善或消退,以及皮损变化的间隔时间。

（3）患者主观症状,如疼痛、瘙痒、紧绷感、灼热感、异样感等。

（4）相关全身症状,如发热、乏力、头晕、胸闷、恶心、腹痛、肌肉关节痛等。

（5）诊治经过,如有无医疗机构的诊疗史或自行用药史,包括药物种类、用法、剂量和使用时间,疗效及不良反应等。

（6）对饮食、睡眠的影响,以及近期体重改变情况。

4. **既往史** 包括平时身体情况,是否曾患其他皮肤病和性病及诊疗情况。有无其他器官系统疾病史,有无手术史、外伤史及对应诊疗情况,有无食物、药物过敏史及预防接种史。

5. **个人史** 患者出生地与居住地,有无疫区、疫情接触史,有无化学物质、放射物质、有毒物质接触史,有无吸毒、吸烟、饮酒、冶游史。

6. **婚育史** 记录患者婚姻状态,女性患者包括月经情况、妊娠和生育史。

7. **家族史** 家族中有无类似疾病及其他皮肤病、性病、传染性疾病、遗传性疾病,有无近亲结婚史。

第二节 | 皮肤病和性病的体格检查

皮肤病和性病的诊断与其他疾病一样,都需要通过详细全面的体格检查及必要的实验室检测,结合患者个人病史进行综合判断。

(一) 全身检查

很多皮肤黏膜表现与其他器官、系统有联系,可能是系统性疾病的皮肤表现,如银屑病可合并关节损害、心脑血管疾病等多种共病,系统性红斑狼疮可累及肾脏、血液系统、神经系统等多器官系统,所以全身检查十分必要,其方法基本同普通诊断学。而针对皮肤病和性病的特点,在检查内容方面有所侧重。

(二) 皮肤黏膜检查

皮肤黏膜损害(简称皮损)的表现特征是皮肤病和性病诊断的重要依据。应在充足自然光线或类似日光的人工光源下检查皮损,有时需从不同角度和距离详细观察,诊室温度应适宜,患者应充分暴露皮损,以便医师对皮损及周围皮肤进行全面检查,除主诉部位之外,还需注意对全身其他部位、甲、毛发、黏膜等进行检查。

1. **视诊** 重点观察皮损特征,有时需借助放大镜、皮肤镜等辅助工具。

(1) 明确皮损性质:确定是原发性或继发性皮损,是单一还是多发损害,是单纯皮肤损害还是全身损害。

1) 大小:通常用厘米、毫米表示。有时也可用常见实物比拟,如针尖、米粒、黄豆、核桃大小等。

2) 颜色:包括正常肤色、白色、灰色、黄色、粉红色、红色、橘色、蓝色、猩红色、紫红色、黑色等。可为单一颜色,也可为多种颜色。

3) 数目:单发或多发,最好用数字标明。

4) 形状:匐行状、虹膜样、乳头状、菜花状、纺锤状等。

5) 表面特点:光滑、粗糙、扁平、隆起、中央脐凹、干燥、浸渍、渗液、鳞屑、结痂等。

6) 内容物:疱液清澈、浑浊、浆液、黏液、脓液等。

7) 边缘及界限:清楚、模糊、整齐、隆起、凹陷等。

8) 与皮面的关系:与皮面相平、凹陷或高出皮面。

(2) 皮损的排列特征

1) 线状排列:皮损呈直线走向分布(如线状硬皮病),部分疾病同形反应也可线状排列(如扁平疣)。

2) 带状排列:沿血管、淋巴管、浅表神经走行方向排列(如带状疱疹)。

3) 环状、多环状、弧状排列:当圆形损害向周围扩展而中心消退时,可形成环状、多环状、弧状排列(如体癣)。

4) 群集性排列:表现为簇状(如单纯疱疹)。

5) 网状排列:如扁平苔藓黏膜损害。

6) 其他:如漩涡状、串珠样排列等。

(3) 皮损分布:可呈局限性、泛发性、对称性、双侧或单侧分布,如急性湿疹多为对称性双侧分布。此外注意皮损分布的特殊部位,如日光暴露部位(包括额头、上背、肩、胸前V区、手臂伸侧等)、皮肤黏膜交界部位、伸侧和屈侧等。

2. **触诊**

(1) 皮损大小、深浅、质地、弹性、波动;皮损轮廓、边界是否清楚,能否推动,与周围组织是否粘连。

(2) 有无鳞屑,鳞屑性质,是否容易剥除,剥除后基底情况。

(3) 有无感觉异常,如触痛、感觉敏感等;局部皮温改变。

(4) 浅表淋巴结有无肿大、粘连、触痛等。

(5) 其他:部分疾病需要使用特殊的检查方法,如寻常型银屑病的三联征、大疱性疾病的尼氏征、寻常狼疮的玻片压诊、荨麻疹的皮肤划痕检查等。

第三节 │ 皮肤病和性病的病历书写

病历不仅是临床诊断、治疗决策、科学研究、医学教育的重要医学资料,也是医疗管理、质量控制、医疗纠纷处理、医疗事故鉴定等的重要法律文件。

(一) 住院病历

皮肤病和性病的住院病历结构及内容同其他科室,只是在内容与描述方面侧重体现皮肤病和性病学的特征。主要包括入院记录、首次病程、查房记录、出院小结、知情同意等内容(表 6-1)。

表 6-1 住院病历内容

内容	说明
入院记录	患者一般资料、病史采集、体格检查(包括系统体检,侧重皮肤病和性病专科体检)、实验室结果、临床诊断
首次病程	归纳病例特点,作出初步诊断,分析患者诊断依据,提出鉴别疾病和鉴别要点,制订治疗计划和病情评估
查房记录	科主任 /(副)主任医师、主治医师、住院医师的三级查房记录,体现住院期间诊疗思维和疾病临床转归
出院小结	归纳住院期间临床诊疗方案、皮损及其他指标改善情况,提供出院后治疗及随访指导
其他	授权委托、知情同意、体温单、医嘱单、会诊单、检验检查单等

(二) 门诊病历书写

保持诊断学要求的结构与内容完整性,具体内容如下:①主诉:患者本次就诊的主要原因。②现病史、既往史、个人史、婚育史、家族史。③体格检查:与本次就诊相关的阳性体征及有意义的阴性体征。④实验室结果。⑤门诊诊断。⑥处理意见:治疗方案,药物名称、使用方法及周期,随访计划,注意事项。⑦医师签名。

第四节 │ 皮肤病和性病的诊断思维

皮肤病和性病诊断思路要考虑皮损的分布、特征,患者病史等重要临床信息,最终确诊还要结合微生物学、细胞学、病理学及其他实验室检查结果的证据。

(一) 诊断要求

1. 了解病史与识别皮损是皮肤病和性病准确诊断的基础。

2. 根据患者病史及皮损特征考虑疾病类别,再具体到某一种疾病。

3. 部分皮肤病和性病有特殊的好发部位,如单纯疱疹好发于皮肤黏膜交界处,接触性皮炎发生部位多与致敏物接触部位相符。这些特征对诊断有重要指导作用。

4. 部分皮肤病和性病需要结合皮肤镜、皮肤反射式共聚焦显微镜、组织病理、滤过紫外线、醋酸白试验等技术进一步诊断。

5. 确定诊断思路,依据病史及皮损特征,结合实验室结果,综合判断后作出准确诊断。

(二) 鉴别诊断

1. 皮肤病和性病种类繁多,表现复杂。有些疾病具有相同或近似表现,部分可有多个临床类型,所以鉴别诊断十分重要,如鳞屑性斑块,除考虑银屑病、玫瑰糠疹外,还要与二期梅毒疹、亚急性皮肤型红斑狼疮等进行鉴别。

2. 部分皮肤病需要与其他器官系统疾病鉴别。如顿挫型带状疱疹疼痛与急腹症、三叉神经痛、胆囊炎、冠心病等,皮肌炎与重症肌无力,过敏性紫癜与特发性血小板减少性紫癜等的鉴别。

3. 有时仅依据皮损特征尚不能诊断,需结合必要的检查,如疑似结缔组织病需做自身抗体、血沉等检测,疑似梅毒疹还需做梅毒螺旋体检测,大疱性皮肤病需结合组织病理学、免疫病理学特征鉴别。

(三) 诊断程序

1. **确诊** 依据明确,符合公认的诊断标准属确诊。

2. **初诊与待诊** 现有诊断依据不充分,虽然可以初步考虑为某一疾病,但不确诊者称之为初诊。若病情复杂或无特异性,尚需做进一步检验检查和观察者,属待诊。

3. **治疗性诊断** 有些病例虽然诊断尚未明确,但可参照初步检查结果和医师的临床经验,进行试验性对症治疗,然后根据治疗反应验证诊断的正确性。

4. **随访诊断** 通过一段时间的随访,排除或肯定某种疾病的诊断。如最初仅有关节疼痛,伴头皮脂溢性皮炎,在之后随访过程中躯干相继出现典型的银屑病损害,则可结合影像学检查结果诊断当时的关节症状为关节病型银屑病。

5. **回顾性诊断** 有些病例虽然症状消失,但在医治当时并未明确诊断,其后经认真梳理患者临床表现、检查结果及治疗效果,经回顾分析,作出符合逻辑的诊断。

(王再兴)

07章
本章数字资源

第七章 | 皮肤病和性病的治疗

皮肤病和性病的治疗要有整体观念，首先应明确是单纯皮肤病变还是合并其他系统病变，从而根据患者具体情况进行合理化、个体化治疗。皮肤病和性病的治疗方法主要有局部治疗、系统治疗（包括口服、肌内注射、静脉注射等）、物理治疗和皮肤外科治疗，其中局部治疗是本学科特有的治疗方法。

第一节 | 局部治疗

皮肤为人体最外在器官，经皮吸收是局部治疗的重要理论基础。使用局部治疗时，局部药物浓度高、系统吸收少，因而具有较高局部疗效和较少系统不良反应。影响药物经皮吸收的因素包括皮肤角质层厚度、药物分子量大小、药物浓度、用药时间长短以及外用药物基质类型。

（一）外用药物的种类（表 7-1、表 7-2）

表 7-1　外用药物的种类、作用分类及代表药物

种类	作用	代表药物
清洁剂 （cleansing agents）	清除渗出物、鳞屑、痂和残留药物	生理盐水、3% 硼酸溶液、1∶1 000 呋喃西林溶液、植物油和液状石蜡等
保护剂 （protective agents）	保护皮肤、减少摩擦和缓解刺激	滑石粉、氧化锌粉、炉甘石、淀粉等
止痒剂 （antipruritic agents）	减轻局部痒感	5% 苯唑卡因、1% 麝香草酚、1% 苯酚、各种焦油制剂、糖皮质激素等
角质促成剂 （keratoplastics）	促进表皮角质层正常化，收缩血管、减轻渗出和浸润	2%～5% 煤焦油或糠馏油、5%～10% 黑豆馏油、3% 水杨酸、3%～5% 硫黄、0.1%～0.5% 地蒽酚、卡泊三醇软膏等
角质剥脱剂 （keratolytics）	使过度角化的角质层细胞松解脱落	5%～10% 水杨酸、10% 间苯二酚（雷琐辛）、10% 硫黄、20%～40% 尿素、5%～10% 乳酸、0.01%～0.1% 维 A 酸等
收敛剂 （astringents）	凝固蛋白质、减少渗出、抑制分泌、促进炎症消退	0.2%～0.5% 硝酸银、2% 明矾液和 5% 甲醛等
腐蚀剂 （caustics）	破坏和去除增生的肉芽组织或赘生物	30%～50% 三氯醋酸、纯苯酚、硝酸银棒、5%～20% 乳酸等
抗细菌剂 （antibacterial agents）	杀灭或抑制细菌	3% 硼酸溶液、0.1% 依沙吖啶、5%～10% 过氧化苯甲酰、0.5%～3% 红霉素、1% 克林霉素、0.1% 小檗碱、1% 四环素、2% 莫匹罗星、2% 夫西地酸等
抗真菌剂 （antifungal agents）	杀灭和抑制真菌	2%～3% 克霉唑、1% 益康唑、2% 咪康唑、2% 酮康唑、1% 联苯苄唑、1% 特比萘芬等，另外 10% 十一烯酸、5%～10% 水杨酸、6%～12% 苯甲酸、10%～30% 冰醋酸、5%～10% 硫黄等也具有抗真菌作用

NOTES

51

续表

种类	作用	代表药物
抗病毒剂 （antiviral agents）	抗病毒	3%～5% 阿昔洛韦、10%～40% 足叶草酯、0.5% 足叶草酯毒素等
杀虫剂 （insecticides）	杀灭疥螨、虱、蠕形螨	5%～10% 硫黄、1% 林旦（γ- 六六六）、2% 甲硝唑、25% 苯甲酸苄酯、20%～30% 百部酊、5% 过氧化苯甲酰等
遮光剂 （sunscreen agents）	吸收或阻止紫外线穿透皮肤	5% 二氧化钛、10% 氧化锌、5%～10% 对氨基苯甲酸、5% 奎宁等
脱色剂 （depigmenting agents）	减轻色素沉着	2%～5% 氢醌、20% 壬二酸等
促进毛发生长剂 （hair growth-promoting agents）	扩张血管、抑制局部炎症	2%～5% 米诺地尔
维 A 酸类 （retinoids）	调节表皮角化、抑制表皮增生和调节黑素代谢等作用	0.025%～0.05% 全反式维 A 酸霜、0.1% 他扎罗汀凝胶
糖皮质激素 （glucocorticoid）	抗炎、止痒、抗增生	根据强度分 4 级（表 7-2）
生物制剂和小分子靶向药物 （biological agents and targeted small molecule agents）	靶向针对某些分子，起到激动或抑制作用	IL-8 单抗乳膏、1% 本维莫德乳膏、2% 克立硼罗乳膏等

表 7-2　常用糖皮质激素外用制剂

分级	药物	常用浓度
弱效	醋酸氢化可的松（hydrocortisone acetate）	1%
	醋酸甲泼尼龙（methylprednisolone acetate）	0.25%
中效	醋酸地塞米松（dexamethasone acetate）	0.05%
	醋酸泼尼松龙（prednisone acetate）	0.5%
	丁酸氯倍他松（clobetasone butyrate）	0.05%
	曲安奈德（triamcinolone acetonide）	0.025%～0.1%
	氟轻松（fluocinolone）	0.01%
	醋酸氟氢可的松（fludrocortisone acetate）	0.25%
	丁酸氢化可的松（hydrocortisone 17-butyrate）	0.1%
强效	二丙酸倍氯米松（beclomethasone dipropionate）	0.025%
	二丙酸倍他米松（betamethasone dipropionate）	0.05%
	二丙酸地塞米松（dexamethasone dipropionate）	0.1%
	戊酸倍他米松（betamethasone 17-valerate）	0.05%
	氟轻松（fluocinolone）	0.025%
	哈西奈德（halcinonide）	0.025%
超强效	丙酸氯倍他索（clobetasol 17-propionate）	0.02%～0.05%
	哈西奈德（halcinonide）	0.1%
	戊酸倍他米松（betamethasone 17-valerate）	0.1%
	卤米（他）松（halometasone monohydrate）	0.05%

外用糖皮质激素可引起局部皮肤萎缩、毛细血管扩张、紫癜、多毛、毛囊炎、色素异常,还可增加一些致病微生物感染的机会等。面部、乳房、腋下、外生殖器等部位皮肤结构特殊,对激素吸收力较强,应注意用药强度和时程。系统不良反应很少见,但大面积、长时间外用强效糖皮质激素或封包治疗,也可发生系统使用糖皮质激素时出现的不良反应。婴儿体表面积相对较大,外用糖皮质激素应重视系统不良反应出现的可能性。

(二) 外用药物的剂型

1. **溶液**(solution) 是药物的水溶液。具有清洁、收敛作用,主要用于湿敷。湿敷有减轻充血水肿和清除分泌物及痂等作用,如溶液中含有抗菌药物还可发挥抗菌、消炎作用,主要用于急性皮炎湿疹类疾病。常用的有 3% 硼酸溶液、1∶8 000 高锰酸钾溶液、0.2%~0.5% 醋酸铝溶液等。

2. **酊剂和醑剂**(tincture and spiritus) 是药物的乙醇溶液或浸液,酊剂是非挥发性药物的乙醇溶液,醑剂是挥发性药物的乙醇溶液。酊剂和醑剂外用于皮肤后,乙醇迅速挥发,将其中所溶解的药物均匀地分布于皮肤表面,发挥其作用。常用的有 2.5% 碘酊、复方樟脑醑等。

3. **粉剂**(powder) 原药与填料混合粉碎后制成。有干燥、保护和散热作用。主要用于无糜烂和渗出的急性皮炎皮损,特别适用于间擦部位。常用的有滑石粉、氧化锌粉、炉甘石粉等。

4. **洗剂**(lotion) 也称振荡剂,是粉剂(30%~50%)与水的混合物,两者互不相溶。有止痒、散热、干燥及保护作用。常用的有炉甘石洗剂、复方硫黄洗剂等。

5. **油剂**(oil) 用植物油溶解药物或与药物混合。有清洁、保护和润滑作用。主要用于亚急性皮炎和湿疹。常用的有 25%~40% 氧化锌油、10% 樟脑油等。

6. **乳剂**(emulsion) 是油和水经乳化而成的剂型。有两种类型:一种为油包水(W/O),油为连续相,有轻度油腻感,主要用于干燥皮肤或在寒冷季节使用;另一种为水包油(O/W),水是连续相,容易洗去,适用于油性皮肤。水溶性和脂溶性药物均可配成乳剂,具有保护、润泽作用,渗透性较好,主要用于亚急性、慢性皮炎。

7. **软膏**(ointment) 是用凡士林、单软膏(植物油加蜂蜡)或动物脂肪等作为基质的剂型。具有保护创面、防止干裂的作用,软膏渗透性较乳剂更好,加入不同药物可发挥不同治疗作用。主要用于慢性湿疹、慢性单纯性苔藓等疾病。由于软膏可阻止水分蒸发,不利于散热,因此不宜用于急性皮炎的渗出期等。

8. **糊剂**(paste) 是含有 25%~50% 固体粉末成分的软膏。作用与软膏类似,含有较多粉剂,有一定吸水和收敛作用。多用于有轻度渗出的亚急性皮炎湿疹等,毛发部位不宜用糊剂。

9. **硬膏**(plaster) 由脂肪酸盐、橡胶、树脂等组成的半固体基质贴附于裱褙材料上(如布料、纸料或有孔塑料薄膜)。硬膏可牢固地黏着于皮肤表面,作用持久,具有阻止水分散失、软化皮肤和增强药物渗透性的作用。常用的有氧化锌硬膏、剥甲硬膏等。

10. **涂膜剂**(film) 将药物和成膜材料(如羧甲基纤维素钠、羧丙基纤维素钠等)溶于挥发性溶剂(如丙酮、乙醚、乙醇等)中制成。外用后溶剂迅速蒸发,在皮肤上形成一均匀薄膜。常用于治疗慢性皮炎。

11. **凝胶**(gel) 是以有机高分子化合物和有机溶剂如丙二醇、聚乙二醇为基质配成的外用药物。凝胶外用后可形成一薄层,凉爽润滑,急、慢性皮炎均可使用。常用的有过氧化苯甲酰凝胶、阿达帕林凝胶等。

12. **气雾剂**(aerosol) 又称为喷雾剂(spray),由药物与高分子成膜材料(如聚乙烯醇、缩丁醛)和液化气体(如氟利昂)混合制成。喷涂后药物均匀分布于皮肤表面。可用于治疗急、慢性皮炎或感染性皮肤病。

13. **其他** 二甲亚砜(dimethyl sulfoxide,DMSO)可溶解多种水溶性和脂溶性药物,也称为"万能溶媒",药物的 DMSO 剂型往往具有良好的透皮吸收性。1%~5% 月桂氮䓬酮(laurocapram)溶液也具有良好的透皮吸收性,且无刺激性。

(三)外用药物的治疗原则

1. **正确选用外用药物的种类** 应根据皮肤病的病因与发病机制等进行选择,如细菌性皮肤病选用抗菌药物,真菌性皮肤病选用抗真菌药物,超敏反应性疾病选用糖皮质激素或钙调磷酸酶抑制剂,瘙痒者选用止痒剂,角化不全者选用角质促成剂,角化过度者选用角质剥脱剂等。

2. **正确选用外用药物的剂型** 应根据皮肤病的皮损特点进行选择,原则为:①急性皮炎:仅有红斑、丘疹而无渗液时可选用粉剂或洗剂;炎症较重,糜烂、渗出较多时宜用溶液湿敷;有糜烂但渗出不多时则用糊剂。②亚急性皮炎:渗出不多者可用糊剂或油剂;如无糜烂宜用乳剂或糊剂。③慢性皮炎:可选用乳剂、软膏、硬膏、酊剂、涂膜剂等。④单纯瘙痒无皮损:可选用乳剂、酊剂等。

3. **详细向患者解释用法和注意事项** 应针对患者的个体情况如年龄、性别、既往用药反应等,向患者详细解释使用方法、时间、部位、次数和可能出现的不良反应及其处理方法等。需要说明的是,市面上的各种美容护肤用品也往往由生产厂家冠以"乳液""霜""膏"等剂型名称,但有些和医学命名的内涵不完全相同。

第二节 | 系统治疗

治疗皮肤病和性病常用的系统治疗药物包括抗组胺药、糖皮质激素、抗细菌药物、抗病毒药物、抗真菌药物、维 A 酸类药物及免疫抑制剂等。篇幅所限,本节仅列出部分专科用药。

(一)抗组胺药(antihistamines)

已鉴定明确的组胺受体有 4 种,分别为 H_1、H_2、H_3 和 H_4。H_1 抗组胺药是 H_1 受体的抑制剂,能降低 H_1 受体活性。H_1 受体主要分布在皮肤黏膜、血管及脑组织,H_2 受体主要分布于消化道,皮肤微小血管有 H_1、H_2 两种受体存在。

1. **H_1 抗组胺药** 可对抗组胺引起的毛细血管扩张、血管通透性增高、平滑肌收缩、呼吸道分泌增加、血压下降等效应,此外尚有一定的抗胆碱及抗 5- 羟色胺作用。适用于荨麻疹、药疹、接触性皮炎、湿疹等。根据药物透过血脑屏障引起嗜睡作用的不同,可将 H_1 抗组胺药分为第一代和第二代。

常用的第一代 H_1 抗组胺药包括氯苯那敏(chlorphenamine)、苯海拉明(diphenhydramine)、赛庚啶(cyproheptadine)、异丙嗪(promethazine)、酮替芬(ketotifen)等。本组药物易透过血脑屏障,导致嗜睡、乏力、困倦、头晕、注意力不集中等,部分药物的抗胆碱作用可导致黏膜干燥、排尿困难、瞳孔散大。高空作业、精细工作者和驾驶员需禁用或慎用,青光眼和前列腺增生者也需慎用。

常用的第二代 H_1 抗组胺药见表7-3。本组药物不易透过血脑屏障,无明显或仅有轻度嗜睡作用,困倦程度有个体差异,同时抗胆碱能作用较小。多数第二代 H_1 抗组胺药吸收快、作用时间较长,一般每天服用 1 次即可,因此在临床上应用较广。

表 7-3　常用的第二代 H_1 抗组胺药

药物名称	常用成人口服剂量	注意事项
非索非那定(fexofenadine)	60mg,每日 2 次	6 岁以下慎用,肾衰竭患者需调整剂量
氯雷他定(loratadine)	10mg,每日 1 次	2 岁以下儿童不推荐,妊娠、哺乳期妇女慎用
西替利嗪(cetirizine)	10~20mg,每日 1 次	肾功能损害者需减量,妊娠、哺乳期妇女慎用
奥洛他定(olopatadine)	5mg,每日 2 次	肝功能低下者、妊娠或哺乳期妇女及老年患者慎用
依巴斯汀(ebastine)	10~20mg,每日 1 次	QT 间期延长患者、肝肾功能不全者、哮喘和上呼吸道感染患者、妊娠及哺乳期妇女慎用
咪唑斯汀(mizolastine)	10mg,每日 1 次	肝功能不全、心脏病患者慎用,妊娠、哺乳期妇女禁用,忌与大环内酯类抗生素、唑类抗真菌药合用
苯磺贝他斯汀(bepotastine besilate)	10mg,每日 2 次	有肾功能障碍的患者应从低剂量(例如 1 次量 5mg)开始慎重给药;有可能引起困倦;孕妇、哺乳期妇女慎用

2. H₂抗组胺药　与 H₂受体有较强的亲和力,可抑制胃酸分泌,也有一定程度的抑制血管扩张作用和抗雄激素作用。主要药物有西咪替丁(cimetidine)、雷尼替丁(ranitidine)和法莫替丁(famotidine)等。不良反应有头痛、眩晕,长期应用可引起血清转氨酶升高、阳痿和精子减少等,孕妇及哺乳期妇女慎用。在皮肤性病科主要用于慢性荨麻疹等。

(二)糖皮质激素(glucocorticoid)

具有抗炎、免疫抑制、抗细胞毒、抗休克和抗增生等多种作用。

1. **适应证**　应用广泛,常用于超敏反应性皮肤病(如大部分药物性皮炎、多形红斑、严重荨麻疹、过敏性休克、接触性皮炎等)、自身免疫性疾病(如系统性红斑狼疮、皮肌炎、急性期的系统性硬皮病、自身免疫性大疱性皮肤病、白塞病等),某些严重感染性皮肤病(如葡萄球菌烫伤样皮肤综合征、麻风反应等)在有效抗生素应用的前提下,也可短期使用。

2. **常用糖皮质激素种类**　见表 7-4。

表 7-4　常用的糖皮质激素

	药物名称	抗炎效价	等效剂量/mg	生物半衰期/h
低效	氢化可的松(hydrocortisone)	1	20	8~12
中效	泼尼松(prednisone)	4	5	24~36
	泼尼松龙(prednisolone)	4~5	5	24~36
	甲泼尼龙(methylprednisolone)	7	4	24~36
	曲安西龙(triamcinolone)	5	4	24~36
高效	地塞米松(dexamethasone)	30	0.75	36~54
	倍他米松(betamethasone)	40	0.5	36~54

3. **使用方法**　糖皮质激素使用时要充分兼顾药物品种、剂量、给药途径和疗程(包括应用时机、频率、时程以及累积剂量)等因素。糖皮质激素剂量的选择和调整要结合其基因组效应、非基因组效应、受体结合率、疾病性质及严重程度、个体差异等。见表 7-5。

表 7-5　糖皮质激素使用剂量范围及作用

剂量	以泼尼松为例	受体占有率及效应	适用情况
小剂量	≤7.5mg/d	50%	一般作为维持治疗剂量;副作用较小
中等剂量	>7.5mg/d,≤30mg/d	50%~100%	较轻的疾病,如接触性皮炎、多形红斑、急性荨麻疹等;长期应用也会产生副作用
大剂量	>30mg/d,≤100mg/d	随剂量增加占有率升高,100mg/d 时可达 100%;完全发挥基因组效应	自身免疫性皮肤病、重症药疹等;避免长期应用引起的副作用
超大剂量	>100mg/d	100%;额外的非基因组效应	严重疾病或状态的初始治疗;较长时间的应用会产生严重的副作用
冲击剂量	>250mg/d,一般不超过 5 日	100%;非基因组效应为主	激素常规治疗无效的危重患者(如狼疮脑病、重症天疱疮、重症药疹等)

短疗程使用糖皮质激素一般指不超过 3 周。自身免疫性皮肤病往往需要长时间使用糖皮质激素,长者数年;由于剂量较大、疗程较长,应当特别注意不良反应,递减到维持量时可采用隔天早晨顿服,以减轻对下丘脑 - 垂体 - 肾上腺(HPA)轴的抑制。

4. **不良反应**　长期大量系统应用糖皮质激素可导致多种不良反应。相对较轻者有满月脸、向心性肥胖、萎缩纹、皮下出血、痤疮及多毛,严重者可诱发或加重糖尿病、高血压、白内障、病原微生物感染(如病毒、细菌、真菌等感染)、消化道黏膜损害(如糜烂、溃疡或穿孔、消化道出血等)、肾上腺皮质功能减退、水电解质紊乱、骨质疏松、缺血性骨坏死、神经精神系统症状等。在长期应用糖皮质激素过程中,如不适当停药或减量过快,可导致原发病反复或病情加重,称为反跳现象。

(三)抗生素

1. 青霉素类 主要用于革兰氏阳性菌感染(如疖、痈、丹毒、蜂窝织炎)和梅毒等,耐酶青霉素主要用于耐药性金黄色葡萄球菌感染,广谱青霉素除用于革兰氏阳性菌感染外,尚可用于革兰氏阴性杆菌的感染。使用前需询问有无过敏史并进行常规皮试。

2. 头孢菌素类与碳青霉烯类抗生素 头孢菌素包括第一、二、三、四、五代。主要用于耐青霉素的金黄色葡萄球菌和某些革兰氏阴性杆菌的感染。对青霉素过敏者应注意与本类药物的交叉过敏。

3. 氨基糖苷类 为广谱抗生素。主要用于革兰氏阴性杆菌和耐酸杆菌的感染。此类药物有耳、肾毒性,临床应用需加以注意。

4. 糖肽类 主要用于多重耐药的耐甲氧西林金黄色葡萄球菌(MRSA),具有肾毒性。

5. 四环素类 主要用于痤疮,对淋病、生殖道衣原体感染也有效。儿童长期应用四环素可使牙齿黄染,米诺环素可引起眩晕。

6. 大环内酯类 主要用于淋病、生殖道衣原体感染等。

7. 喹诺酮类 主要用于细菌性皮肤病、支原体或衣原体感染。

8. 磺胺类 对细菌、衣原体、诺卡菌有效。

9. 抗结核药 除对结核分枝杆菌有效外,也用于治疗某些非结核分枝杆菌感染。此类药物往往需联合用药和较长疗程。

10. 抗麻风药 氨苯砜也可用于疱疹样皮炎、变应性皮肤血管炎、结节性红斑、扁平苔藓等,不良反应有贫血、粒细胞减少、高铁血红蛋白血症等。沙利度胺对麻风反应有治疗作用,还可用于治疗红斑狼疮、结节性痒疹、变应性皮肤血管炎等,主要不良反应为致畸和周围神经炎。

11. 其他 甲硝唑、替硝唑除治疗滴虫病外,还可治疗蠕形螨感染、淋菌性盆腔炎和厌氧菌感染。

(四)抗病毒药物

1. 核苷类抗病毒药 主要用于单纯疱疹病毒(HSV)、水痘 - 带状疱疹病毒(VZV)感染等。不良反应有静脉炎、暂时性血清肌酐升高,肾功能不全患者慎用。

2. 膦甲酸(foscarnet) 直接抑制病毒特异的 DNA 聚合酶和逆转录酶,可用于耐阿昔洛韦的 HSV/VZV 感染及巨细胞病毒(CMV)感染。不良反应包括中枢神经系统症状、乏力、呕吐、白细胞减少等。

3. 阿糖腺苷(vidarabine) 通过抑制病毒 DNA 聚合酶抑制 DNA 病毒的合成。可用于疱疹病毒、巨细胞病毒感染及传染性单核细胞增多症等。不良反应有恶心、呕吐、腹痛、腹泻等胃肠道反应,停药后逐渐消失。

(五)抗真菌药物

1. 丙烯胺类(allylamine) 特比萘芬(terbinafine)能抑制真菌细胞膜上麦角固醇合成中所需的角鲨烯环氧化酶,达到杀灭和抑制真菌的作用,口服吸收好,作用快,有较好的亲脂和亲角质性。主要用于头癣、甲真菌病和角化过度型手癣等。主要不良反应为胃肠道反应。

2. 多烯类药物(polyene) 该类药物能与真菌胞膜上的麦角固醇结合,使胞膜形成微孔,改变细胞膜的通透性,引起细胞内物质外渗,导致真菌死亡。

(1)两性霉素 B(amphotericin B):广谱抗真菌药,对多种深部真菌抑制作用较强,但对皮肤癣菌抑制作用较差。不良反应有寒战、发热、恶心呕吐、肾损害、低血钾和静脉炎等。

(2)制霉菌素(nystatin):对念珠菌和隐球菌有抑制作用,主要用于消化道念珠菌感染。有轻微胃肠道反应。混悬液可用于小儿鹅口疮,还可制成软膏、栓剂等外用。

3. **氟胞嘧啶**（flucytosine） 是人工合成的抗真菌药物,可干扰真菌核酸合成,口服吸收好,可通过血脑屏障。用于隐球菌病、念珠菌病、着色真菌病。有恶心、食欲减退、白细胞减少等不良反应,肾功能不良者慎用。

4. **唑类**（azole） 为人工合成的广谱抗真菌药,主要通过抑制细胞色素 P450 依赖酶,干扰真菌细胞的麦角固醇合成,导致麦角固醇缺乏,使真菌细胞生长受到抑制,对酵母菌、丝状真菌、双相真菌等均有较好的抑制作用。外用种类有克霉唑（clotrimazole）、咪康唑（miconazole）、益康唑（econazole）、联苯苄唑（bifonazole）等。内服种类主要有:

（1）伊曲康唑（itraconazole）:三唑类广谱抗真菌药,有高度亲脂性、亲角质的特性,口服或静脉给药,在皮肤和甲中药物浓度超过血浆浓度,皮肤浓度可持续数周,甲浓度可持续 6～9 个月。主要用于甲真菌病、念珠菌病、隐球菌病、孢子丝菌病、着色真菌病等。不良反应主要为恶心、头痛、胃肠道不适和转氨酶升高等。

（2）氟康唑（fluconazole）:可溶于水的三唑类抗真菌药物,不经肝脏代谢,90% 以上由肾脏排泄,可通过血脑屏障,作用迅速。主要用于肾脏及中枢神经系统等深部真菌感染。不良反应有胃肠道反应、皮疹、肝功能异常、低血钾、白细胞减少等。

5. **灰黄霉素**（griseofulvin） 能干扰真菌 DNA 合成,同时可与微管蛋白结合,阻止真菌细胞分裂,对皮肤癣菌有抑制作用。主要用于头癣治疗。近年来已较少应用。

6. **碘化钾**（potassium iodide） 可用于治疗孢子丝菌病。常见不良反应为胃肠道反应,少数患者可发生药疹。

（六）维 A 酸类药物

维 A 酸类药物（retinoids）是一组可结合并激活维 A 酸受体的分子,包括维生素 A 及其结构类似化合物。它们可调节上皮细胞和其他细胞的生长与分化,对某些恶性细胞生长有抑制作用,还可调节免疫和炎症过程等。主要不良反应有致畸、高甘油三酯血症、高血钙、骨骺早期闭合、皮肤黏膜干燥、肝功能异常等。根据分子结构的不同可分为三代。

1. **第一代** 是维 A 酸的天然代谢产物,主要包括全反式维 A 酸（all-transretinoic acid）、异维 A 酸（isotretinoin）和维胺酯（viaminate）等。后两者对寻常型痤疮、掌跖角化病等有良好疗效。

2. **第二代** 为人工合成的单芳香族维 A 酸,主要有阿维 A 酯（etretinate,或称依曲替酯）、阿维 A（acitretin）及维 A 酸乙酰胺的芳香族衍生物。阿维 A 酯主要用于重症银屑病、各型鱼鳞病、掌跖角化病等,与糖皮质激素、补骨脂素光化学疗法（PUVA）联用可用于治疗皮肤肿瘤。本组药物不良反应比第一代维 A 酸轻,疗程视疗效及患者耐受程度而定。

3. **第三代** 为多芳香族维 A 酸,其中芳香维 A 酸（arotinoid）可用于银屑病、鱼鳞病、毛囊角化病等。阿达帕林（adapalene）和他扎罗汀（tazarotene）为外用制剂,可用于治疗痤疮和银屑病。

（七）免疫抑制剂

为一类非特异性抑制机体免疫功能的药物,常与糖皮质激素联合治疗系统性红斑狼疮、皮肌炎、天疱疮等,以增强疗效、有助于激素减量及减少不良反应,也可单独应用。本组药物不良反应较大,包括胃肠道反应、骨髓抑制、肝损害、诱发感染、致畸等,故应慎用,用药期间应定期监测。

1. **环磷酰胺**（cyclophosphamide,CTX） 属烷化剂类,可抑制细胞生长、成熟和分化,对 B 淋巴细胞的抑制作用更强,因此对体液免疫抑制明显。主要用于系统性红斑狼疮、皮肌炎、天疱疮、变应性皮肤血管炎、原发性皮肤 T 细胞淋巴瘤等。为减少对膀胱黏膜的毒性,用药期间应大量饮水。

2. **硫唑嘌呤**（azathioprine,AZA） 本药在体内代谢形成 6-巯基嘌呤,后者对 T 淋巴细胞有较强的抑制作用。可用于治疗天疱疮、大疱性类天疱疮、红斑狼疮、皮肌炎等。

3. **甲氨蝶呤**（methotrexate,MTX） 为叶酸代谢拮抗剂,能与二氢叶酸还原酶结合,阻断二氢叶酸还原成四氢叶酸,干扰嘌呤和嘧啶核苷酸的生物合成,使 DNA 合成受阻,从而抑制淋巴细胞或上皮细胞的增生。主要用于治疗红斑狼疮、天疱疮、重症银屑病等。

4. **环孢素**（ciclosporin,CsA） 是由 11 个氨基酸组成的环状多肽,可选择性抑制 T 淋巴细胞。用于治疗红斑狼疮、天疱疮、重症银屑病等。

5. **吗替麦考酚酯**（mycophenolate mofetil,MMF） 是霉酚酸（mycophenolic acid,MPA）的 2-乙基酯类衍生物,为高效、选择性、非竞争性、可逆性的次黄嘌呤单核苷酸脱氢酶（IMPDH）抑制剂,可抑制鸟嘌呤核苷酸的经典合成途径。MMF 对淋巴细胞具有高度选择作用,可用于治疗活动性狼疮肾炎、类风湿关节炎等自身免疫性疾病及血管炎等。

（八）免疫调节剂

免疫调节剂能调节机体的非特异性和特异性免疫反应,使不平衡的免疫反应趋于正常。主要用于病毒性皮肤病、自身免疫性疾病和皮肤肿瘤等的辅助治疗。

1. **干扰素**（interferon,IFN） 是病毒或其诱导剂诱导人体细胞产生的一种糖蛋白,有病毒抑制、抗肿瘤及免疫调节作用。目前用于临床的干扰素有 α-干扰素（白细胞干扰素）、β-干扰素（成纤维细胞干扰素）、γ-干扰素（免疫干扰素）。可肌内注射、局部注射或外用,疗程根据病种而定。可有流感样症状、发热等不良反应。

2. **卡介苗**（Bacillus Calmette-Guérin vaccine,BCG） 是牛结核分枝杆菌的减毒活菌苗,目前使用的是去除菌体蛋白后提取的菌体多糖,可增强机体抗感染和抗肿瘤能力。

3. **转移因子**（transfer factor） 是抗原刺激免疫活性细胞释放出来的一种多肽,可激活未致敏淋巴细胞,并能增强巨噬细胞的功能。

4. **胸腺素**（thymosin） 胸腺因子 D 是从胸腺提取的多肽,对机体免疫功能有调节作用。

5. **静脉注射用人免疫球蛋白**（human immunoglobulin for intravenous injection,IVIG） 大剂量 IVIG 可通过影响多种免疫细胞和分子、抑制严重的炎症反应,用来治疗自身免疫性大疱性皮肤病、皮肌炎等自身免疫性疾病及重症药疹（如 Stevens-Johnson 综合征、中毒性表皮坏死松解症）等。

（九）维生素类药物

1. **维生素 A**（vitamin A） 可维持上皮组织正常功能,调节人体表皮角化过程。可用于治疗鱼鳞病、毛周角化病、维生素 A 缺乏症等。长期服用应注意对肝脏的损害。

2. **β-胡萝卜素**（β-carotene） 为维生素 A 的前体物质,可吸收 360～600nm 的可见光,抑制光激发卟啉后产生的自由基,因此具有光屏障作用。可用于治疗卟啉病、多形性日光疹、日光性荨麻疹、盘状红斑狼疮等。长期服用可发生皮肤黄染。

3. **维生素 C**（vitamin C） 可降低毛细血管通透性,此外还是体内氧化还原系统的重要成分。主要用于过敏性皮肤病、慢性炎症性皮肤病、色素性皮肤病等的辅助治疗。

4. **维生素 E**（vitamin E） 有抗氧化、维持毛细血管完整性、改善周围循环等作用,缺乏时细胞膜通透性、细胞代谢、形态功能均可发生改变,大剂量维生素 E 可抑制胶原酶活性。主要用于血管性皮肤病、色素性皮肤病、卟啉病等的辅助治疗。

5. **烟酸**（nicotinic acid）**和烟酰胺**（nicotinamide） 烟酸在体内转化为烟酰胺,参与辅酶Ⅱ组成,并有扩张血管作用。主要用于治疗烟酸缺乏症,也可用于日光性皮肤病、冻疮、大疱性类天疱疮等的辅助治疗。

6. **其他维生素** 维生素 K 为合成凝血酶原所必需,可用于出血性皮肤病、慢性荨麻疹等的治疗;维生素 B_6 为肝脏辅酶的重要成分,可用于脂溢性皮炎、痤疮、脱发等的辅助治疗;维生素 B_{12} 为体内多种代谢过程的辅酶,可用于带状疱疹后神经痛、银屑病、扁平苔藓等的辅助治疗。

（十）生物制剂和小分子靶向药物

生物制剂,也称为生物治疗或生物反应修饰物,是应用基因变异或 DNA 重组技术,借助于某些生物体（如微生物、动植物细胞等）生产表达的大分子药物,主要指单克隆抗体或融合蛋白。小分子靶向药物通常是针对信号转导通路中某一分子的抑制剂,特异性地阻断该信号转导通路。生物制剂和小分子靶向药物通过干预机体免疫系统的特定分子,用来治疗免疫介导的炎症性疾病和肿瘤。皮肤性病科常用的包括针对 TNF-α、IL-17A、IL-12/IL-23、IL-23、IgE、CD20、IL-4R-α 等分子的抑制剂,针对 PDE-4、JAKs 等小分子的抑制剂等(具体见相关疾病章节)。

近年来,生物制剂和小分子靶向药物在多种皮肤病中的应用越来越广泛,并取得良好的效果。但在使用前需要对患者病情、合并疾病、可能的潜伏感染、血栓风险、其他不良反应和患者经济条件等因素进行权衡利弊、综合评估,治疗中需定期随访,监测可能发生的不良反应。

(十一) 其他

1. 羟氯喹(hydroxychloroquine) 能降低皮肤对紫外线的敏感性,稳定溶酶体膜,抑制中性粒细胞趋化、吞噬功能及免疫活性。主要用于红斑狼疮、多形性日光疹、扁平苔藓等。主要不良反应为胃肠道反应、白细胞减少、药疹、角膜色素沉着斑、视网膜黄斑区损害、肝肾损害等。

2. 雷公藤多苷(tripterygium glycosides) 为中药雷公藤提取物,其中萜类和生物碱为主要活性成分,有抗炎、抗过敏和免疫抑制作用。主要用于红斑狼疮、皮肌炎、变应性皮肤血管炎、关节病型银屑病、天疱疮等。不良反应有胃肠道反应、肝功能异常、粒细胞减少、精子活力降低、月经减少或停经等。

3. 钙剂 可增加毛细血管致密度、降低通透性,使渗出减少,有消炎、消肿、抗过敏作用。主要用于急性湿疹、过敏性紫癜等。注射过快有引起心律失常甚至心脏停搏等危险。

第三节 │ 物理治疗

(一) 电疗法

1. 电解术(electrolysis) 用电解针对较小的皮损进行破坏,一般用 6V、1.5mA 的直流电。适用于毛细血管扩张和脱毛。

2. 电干燥术(electrodesiccation) 也称为电灼术,一般用较高电压、较小电流强度的高频电源对病变组织进行烧灼破坏。适用于较小的表浅性损害如寻常疣、化脓性肉芽肿等。

3. 电凝固术(electrocoagulation) 一般用比电干燥术电压低、电流强度大的高频电源,可使较大、较深的病变组织发生凝固性坏死。适用于稍大的良性肿瘤或增生物。

4. 电烙术(electrocautery) 用电热丝对皮损进行烧灼破坏。适用于各种疣和较小的良性肿瘤。

(二) 光疗法

1. 红外线(infrared ray) 其能量较低,组织吸收后主要产生热效应,有扩张血管、改善局部血液循环和营养、促进炎症消退、加速组织修复等作用。适用于皮肤感染、慢性皮肤溃疡、冻疮、带状疱疹及后遗神经痛等。

2. 紫外线(ultraviolet ray) 分为短波紫外线(UVC,波长 180~290nm)、中波紫外线(UVB,波长 290~320nm)和长波紫外线(UVA,波长 320~400nm)。UVB 和 UVA 应用较多,具有加速血液循环、促进合成维生素 D、抑制细胞过度生长、镇痛、止痒、促进色素生成、促进上皮再生、免疫抑制等作用。适用于白癜风、玫瑰糠疹、银屑病、斑秃、慢性溃疡、痤疮、毛囊炎、疖病等。照射时应注意对眼睛的防护,光敏感者禁用。

(1) 窄谱 UVB(narrow-band UVB,NB-UVB):波长为 311~313nm 的 UVB,由于波长范围较窄,从而防止了紫外线的许多不良反应,治疗作用相对增强。是治疗白癜风的一线疗法,有效率达 75% 以上,疗效优于 PUVA 疗法,不良反应很少。NB-UVB 对银屑病、特应性皮炎、玫瑰糠疹、蕈样肉芽肿等也有较好疗效。

(2) 308nm 准分子光/激光(308-nm excimer light/laser):308nm 准分子光/激光均以氯化氙(XeCl)为介质,可以促进细胞毒性 T 淋巴细胞(cytotoxic T lymphocyte,CTL)的凋亡,常用于治疗白癜风。308nm 准分子光的波长为 308nm,是非相干性的单频光源,与 NB-UVB 相比,308nm 准分子光能量更高,临床疗效佳、见效快、疗程短、不良反应少。该激光因其发光源限制致其光斑较小,多用于局部皮损治疗。

（3）补骨脂素光化学疗法（psoralen-ultraviolet A，PUVA）：是内服或外用光敏剂后照射 UVA 的疗法，其原理为光敏剂在 UVA 照射下与 DNA 中的胸腺嘧啶形成光化合物，抑制 DNA 的复制，从而抑制细胞增生和炎症。因不良反应多，目前临床应用较少。

（4）UVA1 疗法：波长 340～400nm 的 UVA 称为 UVA1，可以诱导细胞凋亡、抑制真皮成纤维细胞的胶原合成，主要用于治疗特应性皮炎，对硬皮病亦有一定疗效。

3. 光动力疗法（photodynamic therapy，PDT）　原理是光敏剂在病变组织中聚集，在特定波长的光或激光照射下被激发，产生单态氧或其他自由基，造成病变组织坏死，而对正常组织损伤小。皮肤性病科应用较多的光敏剂是 5- 氨基酮戊酸（5-aminolevulinic acid，ALA），这是一种卟啉前体，一般外用后 1.5～3 小时照射；常用光源有氦氖激光、氩离子染料激光（630nm）、非连续性激光（可用 505nm、580nm、630nm）、脉冲激光（金蒸气激光）等。适应证有肿瘤性疾病（如光线性角化病、Bowen 病、基底细胞癌、鳞状细胞癌等）、病毒疣和痤疮。不良反应为局部灼热感、红斑、疼痛。海姆泊芬（hemoporfin）是一种新型光敏剂，注射后再行光动力治疗，主要用于鲜红斑痣。

（三）微波疗法

微波疗法（microwave therapy）可使组织中电解质偶极子、离子随微波的频率变化而发生趋向运动，在高速振动中互相摩擦产生热效应和非热效应。适用于各种病毒疣、皮赘、血管瘤、淋巴管瘤、汗管瘤等的治疗。

（四）冷冻疗法

冷冻疗法（cryotherapy）是利用制冷剂产生低温使病变组织坏死以达到治疗目的，细胞内冰晶形成、细胞脱水、脂蛋白复合物变性及局部血液循环障碍等是冷冻的效应机制。冷冻剂主要有液氮（-196℃）。可选择不同形状、大小的冷冻头进行接触式冷冻，亦可用喷射式冷冻，冻后可见局部组织发白、肿胀，1～2 天内可发生水疱，然后干燥结痂，1～2 周脱痂。适用于各种病毒疣、化脓性肉芽肿、结节性痒疹、表浅良性肿瘤等。不良反应有疼痛、继发感染、色素变化等。

（五）激光、强脉冲光与射频疗法（详见第八章第一节）

（六）水疗法

水疗法（hydrotherapy）也称浴疗，是利用水的温热作用和清洁作用，可结合药物疗效治疗皮肤病。常见的有温泉浴、麦饭石浴、中药浴等。适用于银屑病、慢性湿疹、瘙痒症、红皮病等。

（七）放射疗法

放射疗法（radiotherapy）是用射线照射治疗疾病的方法，皮肤性病科常用的放射源有浅层 X 线、电子束和核素，X 线疗法现已很少应用。浅层 X 线和电子束放疗可用于部分蕈样肉芽肿的治疗，结合局部手术等综合措施治疗瘢痕疙瘩有效。同位素疗法主要用 ^{32}P 和 ^{90}Sr 作局部敷贴治疗，适应证包括各种增殖性皮肤病、瘢痕疙瘩、血管瘤等。

第四节 ｜ 皮肤外科

可用于皮肤肿瘤切除、皮肤创伤清理、活体组织取材、改善或恢复皮肤正常功能及美容整形。常用的皮肤外科手术如下。

1. 切割术　局部切割可破坏局部增生的毛细血管及结缔组织。适用于酒渣鼻，尤其是毛细血管扩张明显和鼻赘期患者。

2. 皮肤移植术（skin transplantation）　包括游离皮片移植术、皮瓣移植术和表皮移植。游离皮片有刃厚皮片（厚度约 0.2～0.25mm，含表皮和少许真皮乳头层）、中厚皮片（约为皮肤厚度的 1/2，含表皮和部分真皮）和全厚皮片（含表皮及真皮全层）；适用于烧伤后皮肤修复、表浅性皮肤溃疡、皮肤瘢痕切除后修复等。皮瓣移植因为将相邻部位的皮肤和皮下脂肪同时转移至缺失部位，有血液供应，故易于成活，常用的皮瓣技术包括旋转皮瓣、推进皮瓣、移位皮瓣等，适用于创伤修复、较大皮肤肿瘤切除后修复等。自体表皮移植是用负压吸引法在供皮区和受皮区吸引形成水疱(表皮下水疱),再将供皮区疱壁移至受皮区并加压包扎,适用于白癜风的治疗。

3. **毛发移植术**(hair grafting) 包括钻孔法、自体移植法(包括毛囊单位移植术和毛囊单位钻取术)、头皮缩减术、条状头皮片、带蒂皮瓣和组织扩张术与头皮缩减术的联用等。适用于修复雄激素性秃发等。

4. **体表外科手术** 用于皮肤活检、皮肤肿瘤及囊肿的切除、脓肿切开引流、拔甲等。

5. **腋臭手术疗法** 适用于较严重腋臭。手术方法有全切术、剥离术、小切口搔刮术及小切口修剪术等。

6. **皮肤磨削术**(dermabrasion) 利用电动磨削器或微晶体磨削皮肤,达到消除皮肤凹凸性病变的目的。适用于痤疮和其他炎症性皮肤病遗留的凹陷性瘢痕、白癜风表皮移植前受区备皮等。瘢痕体质者禁用。

7. **Mohs 显微描记手术**(Mohs micrographic surgery) 将切除组织多点取材立即冷冻切片进行病理检查,以决定进一步切除的范围。分为快 Mohs 描记手术和慢 Mohs 描记手术。适用于体表恶性肿瘤(如基底细胞癌、鳞状细胞癌、隆突性皮肤纤维肉瘤等)的切除,可增加皮肤肿瘤的根治率。

(鲁　严　韩建文)

第八章 皮肤美容

美容皮肤科学(cosmetic dermatology)是以皮肤科学为基础,融合了医学美学、美容心理学、无创性皮肤检测、光电技术、化学剥脱、注射美容和医学护肤品等的一门皮肤科学分支学科。其目的是维持皮肤健康状态,改善皮肤亚健康,达到治疗、美丽和预防一体化。皮肤医学美容技术及皮肤保健与美容是美容皮肤科学的重要组成部分。

第一节 皮肤美容技术

一、无创性皮肤检测

使用无创伤性检测技术对皮肤生理参数及综合功能进行检测,得到客观的量化结果。主要包括面部皮肤图像分析、皮肤影像学检查(详见第五章第二节)及皮肤生理功能检测。

1. **面部皮肤图像分析** 综合白光、偏振光和紫外光3种摄影光线,进行皮肤斑点、皱纹、纹理、紫外线色斑、毛孔、棕色斑、红色区和紫质等8种指标的定量分析评价。面部皮肤图像分析被广泛应用于色素性、面部炎症性以及血管相关疾病的严重程度评估和疗效观察。

2. **皮肤生理功能检测** 利用各种皮肤生理指标测量仪检测皮肤生理指标,包括角质层含水量、皮脂含量、经皮水分丢失(transepidermal water loss,TEWL)、皮肤表面pH、皮肤弹性和皮肤微循环等,广泛用于皮肤分型、皮肤屏障功能评估及化妆品功效评价等。

二、光电技术

利用激光、强脉冲光和射频等电磁波辐射能量针对靶组织局限性作用而达到治疗效果的一种技术,具有无创或微创、恢复期短和安全有效的特点。

(一)激光

1. **概念** 激光(laser)是英文"受激辐射放大光(light amplification by stimulated emission of radiation)"的各词首字母缩拼词,属于电磁波的一种,是能够产生激光的物质在特殊条件下发生粒子数反转,并通过谐振腔的作用反射出来的光,具有以下特性:单色性、相干性、平行性和高能量。按照其产生激光的介质性质可分为气体激光(二氧化碳激光)、液体激光(染料激光)、固体激光(红宝石激光、翠绿宝石激光、Nd:YAG激光)。按照其发射模式可分为连续激光(氩激光)、准脉冲激光(铜蒸气激光)和脉冲激光。依据脉冲宽度,脉冲激光可分为长脉冲激光(脉冲宽度为毫秒级)和短脉冲激光(脉冲宽度为纳秒级或皮秒级)。短于1 200nm波长范围内的激光波长越长,穿透越深,如532nm波长激光可穿透到真皮乳头层,1 064nm激光可到达真皮深层。不同的靶基所吸收的波长不同,如血管的主要靶基是氧合血红蛋白,其吸收峰值为418nm、542nm和577nm。为了兼顾组织的选择性吸收和激光的穿透性,治疗血管性疾病的激光波长多设定为532~1 064nm。

2. **作用原理** 选择性光热作用,是指组织中特定的靶色基选择性吸收激光后,温度升高,并向周围邻近组织发生热传导,当选择性激光的照射时间短于或等于热弛豫时间(一次脉冲发射后靶目标温度降低50%所需要的时间)时,可造成靶目标的选择性损伤,而对周围组织损伤小。

3. 临床应用

（1）色素性皮肤病：太田痣、蒙古斑、伊藤痣、文刺、雀斑、老年性黑子、颧部褐青色痣、雀斑样痣、咖啡斑和白癜风等。

（2）血管性皮肤病：包括血管性肿瘤和血管畸形在内的先天性皮肤血管性疾病、获得性血管改变以及其他伴有血管改变的皮肤病，如血管角皮瘤、毛细血管扩张、蜘蛛痣、老年性血管瘤和玫瑰痤疮等。

（3）脱毛、皮肤光老化、瘢痕、汗管瘤、表皮痣等。

（二）强脉冲光

1. **概念**　强脉冲光（intensive pulsed light，IPL）是一种由高能氙气闪光灯在高压作用下释放的多色谱脉冲光源，其波长范围多在 400～1 200nm，几乎涵盖了目前大部分常规美容激光的波长。为了达到更精准治疗的目的，可使用滤光镜去除其标定波长以下的光，来满足不同的治疗需求。由于其治疗谱广，强脉冲光已经成为一种重要的无创、非剥脱性美容手段。

2. **作用原理**　与激光一样，强脉冲光的作用机制也基于选择性光热作用理论。表皮色素性皮损、血管内血红蛋白及水均可吸收毫秒级脉宽的强脉冲光，并转化为热能，可以刺激表皮细胞加速分化，黑素小体也随角质形成细胞上移并脱落，使血管内皮细胞发生热凝固而使血管封闭，并促进成纤维细胞合成及分泌胶原纤维，从而达到去除色素、封闭血管和嫩肤等效果。

3. **临床应用**　用于皮肤光老化、雀斑、日光性黑子、浅表型脂溢性角化、浅表毛细血管扩张、婴幼儿血管瘤、早期红色瘢痕和多毛症等治疗，还可采用联合光敏剂（如 5- 氨基酮戊酸等）的强脉冲光 - 光动力疗法治疗光老化和炎症性皮肤病（如痤疮和玫瑰痤疮等）。

（三）射频

1. **概念**　射频（radio frequency，RF）又称射频电流，是介于声频与红外线频谱之间的一种高频交流变化电磁波的简称。频率范围在 300kHz～300GHz。

2. **作用原理**　射频的治疗作用主要是通过感应电作用、电解作用以及热效应等对组织产生生物学效应。热能作用于真皮组织，可使胶原收缩并刺激新胶原形成，促进真皮基质重塑。当热能作用于脂肪层时，有助于增强对脂肪组织的破坏，达到减脂塑形的目的。

3. **临床应用**　用于紧肤除皱、瘢痕修复、痤疮治疗和减脂塑形等。

三、化学换肤术

化学换肤术（chemical peel treatments）也称化学剥脱术（chemexfoliation），是在皮肤上使用一种或数种化学制剂，通过降低角质形成细胞间的黏附性，使表皮和 / 或真皮浅层部分剥脱，并促进黑素颗粒脱落，刺激胶原蛋白重组，以达到辅助治疗痤疮、色素异常等皮肤病及改善皮肤老化的目的。

乙醇酸、水杨酸、杏仁酸是目前化学换肤术常用的酸。为了降低不良反应的发生率，提高疗效，可以将两种不同作用的酸混合成复合酸。不同的酸浓度不同，其作用也不同。以乙醇酸为例，从低至高浓度的乙醇酸其剥脱深度从浅至深，适应不同的皮肤类型和皮肤疾病。

四、注射美容

注射美容（cosmetic injection）是用经皮注射的方法，把特定注射物（如各类填充剂、肉毒毒素）或特定生物材料（如成纤维细胞）注射到目标位置，以达到年轻化、美丽化效果的一种医学美容手段。注射美容是集美容皮肤科学、美容外科学、美容口腔科学、再生医学、细胞生物学、美学、美容心理学以及材料科学于一体的医学美容技术。临床上按其作用机制分为肉毒毒素注射美容和填充美容，前者主要通过抑制动态皱纹达到除皱的效果，后者包括物理填充剂和可再生填充剂，多注射到真皮中层及以下层次以改善面部容量缺失或轮廓缺陷。

1. **肉毒毒素**（botulinum toxin，BT）**注射**　肉毒毒素是肉毒杆菌（*Clostridium botulinum*）在生长繁

殖中产生的一种神经毒素。不同的菌株产生不同亚型的神经毒素,其中 A 型毒力最强,其机制为阻断神经终末突触释放乙酰胆碱,使肌肉麻痹,从而活动性皱纹减少,达到去皱目的。主要用于额部、眉间、眼角和颈部等部位皱纹去皱,效果一般可维持 3～6 个月。在肥大咬肌处注射肉毒素,产生咬肌的失用性萎缩以达到瘦脸作用。通过阻断自主神经系统副交感部分节后纤维释放乙酰胆碱而影响汗腺的分泌作用,还可用于治疗多汗症。

2. **填充美容**(soft tissue augmentation) 通过局部注射透明质酸、胶原蛋白、左旋聚乳酸等填充剂,达到填补软组织缺陷、修饰鼻唇沟、修饰唇部等美容目的。填充剂按其在体内降解的难易快慢分为非永久性填充剂(透明质酸、胶原蛋白等)和永久性填充剂(聚乙烯醇、聚甲基丙烯酸甲酯等)。

五、化妆品

化妆品(cosmetics)是指以涂擦、喷洒或其他类似方法,施用于皮肤、毛发、指甲、口唇等人体表面,以清洁、保护、美化、修饰为目的的日用化学工业产品。化妆品有别于药品,其使用方法为涂擦、喷洒,使用部位为人体皮肤表面,功效为清洁、保护、美化、修饰,而非药品的医疗作用。

化妆品的功效宣称应当有充分的科学依据,包括文献资料、研究数据、实验室试验、消费者使用测试、人体功效评价试验等。不同的功效宣称选用的评价方式不同,例如防晒、祛斑美白和防脱发三类特殊化妆品需要由化妆品注册和备案检验机构按照强制性国家标准、技术规范的要求开展人体功效评价试验;宣称适用敏感性皮肤应当通过人体功效评价试验或消费者使用测试的方式进行功效评价;保湿功效可选用其中任一方式;而清洁等感官可直接识别的功效,则免予提交功效评价资料。

化妆品在使用过程中可能发生不良反应。化妆品不良反应是指正常使用化妆品所引起的皮肤黏膜及附属器病变,少数可引起全身性损害。医疗机构发现可能与使用化妆品有关的不良反应,应当报告给化妆品不良反应监测机构。

第二节 | 皮肤美容应用

一、健康皮肤特点及影响因素

1. **黄色人种健康皮肤特点** 包括肤色均匀红润,皮肤含水量充足,水油分泌平衡,肤质细腻光滑有弹性,面部皱纹程度与年龄相当,对外界刺激(包括日光)不敏感等,同时无皮肤病。

2. **影响皮肤健康的因素** 很多,包括遗传、气候、光暴露、生活习惯、饮食习惯、化妆品、精神因素等,身体状况和皮肤病均可影响皮肤健康状态。

二、皮肤的分型

1. **皮肤的类型** 不同种族和个体的皮肤存在很大差异,对皮肤类型的分类方法亦有多种。经典的皮肤分型根据皮肤含水量、皮脂分泌状况、皮肤 pH 等生物物理状态,将皮肤分为 4 种类型:中性皮肤、干性皮肤、油性皮肤、混合性皮肤。还可根据皮肤对外界刺激反应性的不同,将皮肤分为敏感性皮肤和非敏感性皮肤。

(1)中性皮肤(normal skin,N):为理想皮肤类型,表现为角质层含水量正常(10%～20%),pH 为 4.5～6.5,皮脂分泌适中,皮肤不干燥,不油腻,皮肤光滑细腻紧致、有弹性,对外界刺激适应性强。

(2)干性皮肤(dry skin,D):表现为角质层水分含量低于 10%,pH>6.5,皮脂分泌少,皮肤干燥脱屑,无光泽,肤色晦暗,易出现细小皱纹和色素沉着,对外界刺激敏感。

(3)油性皮肤(oily skin,O):表现为角质层含水量 20% 左右或更低,pH<4.5,皮脂分泌旺盛,皮肤表面油腻有光泽,毛孔粗大,易发生痤疮、毛囊炎,对外界刺激一般不敏感。

(4)混合性皮肤(mixed skin):兼有油性皮肤与干性或中性皮肤的共同特性。表现为面中央部位

（即前额、鼻部、鼻唇沟及下颏部）呈油性，油脂分泌多，毛孔粗大，颊部和颞部表现为干性或中性皮肤，皮肤干燥，易脱屑。

敏感性皮肤（sensitive skin）表现为皮肤遇外界刺激（冷、热、乙醇及药物等）后，自觉皮肤灼热、刺痛、紧绷及瘙痒，甚至出现红斑、丘疹、毛细血管扩张，对外界刺激反应性强，对普通化妆品耐受性也较差。

2. **皮肤的光生物学类型** 即日光反应性皮肤分型（sun-reactive skin typing），又称皮肤光型（skin phototype），是根据皮肤对日光照射的反应特点以及反应程度来分型，目前最常用的是 Fitzpatrick 日光反应性皮肤分型系统（表 8-1），黄色人种皮肤光型多为Ⅲ型和Ⅳ型，易出现晒黑，因此日常皮肤护理需注意防晒，减少紫外线导致的皮肤损伤。

表 8-1　Fitzpatrick 日光反应性皮肤分型系统

皮肤光型	日晒红斑	日晒黑化	未曝光区肤色
Ⅰ	极易发生	从不发生	白色
Ⅱ	容易发生	轻微晒黑	白色
Ⅲ	有时发生	有些晒黑	白色
Ⅳ	很少发生	中度晒黑	白色
Ⅴ	罕见发生	呈深棕色	棕色
Ⅵ	从不发生	呈黑色	黑色

三、皮肤的保健与美容

加强皮肤保健对于保持皮肤健康、延缓衰老以及预防皮肤病的发生非常重要。

1. **养成良好的生活习惯** 保持心情舒畅，保障充足睡眠，合理饮食，戒烟，避免酗酒，加强体育锻炼。

2. **加强皮肤护理** 遵循清洁、补水、保湿、防晒原则。针对不同类型皮肤，需进行不同的护理及美容治疗。

（1）中性皮肤：可选择使用化妆品的范围比较大，以保湿为基础，注意防晒及抗老化。

（2）干性皮肤：需加强保湿和滋润，皮肤清洁不宜过勤，水温不宜过高，以 35～38℃为宜，洗浴后建议外用保湿霜。

（3）油性皮肤：需加强控油和保湿。可选择中性缓和的弱碱性且具有保湿作用的清洁产品，如油脂较多，可适当增加清洁次数。

（4）混合性皮肤：干性区与油性区皮肤应分别遵循干性皮肤及油性皮肤护理原则。

（5）敏感性皮肤：应更加注意保湿和减少各种刺激。选用温和、弱酸性、不含皂基的清洁产品，或直接用清水洁面，水温不可过热过冷，一般在 30℃左右，洁面后注意保湿。

（陶　娟）

第九章 | 皮肤病和性病的预防和康复

第一节 | 皮肤病和性病的预防

皮肤病和性病具有发病率高、易复发的特点,影响患者生活质量和身体健康,严重者可危及生命。因此,预防发生和复发非常重要,不同皮肤病和性病需采取相应的不同预防措施。

1. **感染性皮肤病** 感染性皮肤病多由致病性细菌、病毒和真菌等引起。高危因素主要包括局部因素如皮肤外伤、基础皮肤疾病所致糜烂与溃疡等,以及系统因素如机体免疫缺陷状态、糖尿病等。感染性皮肤病最好的预防是注重个人卫生,养成良好的生活习惯和树立卫生意识,改善卫生环境,积极治疗原发基础疾病。

2. **超敏反应性皮肤病** 超敏反应性皮肤病往往具有遗传易感性,因此了解家族史及过敏史十分必要。仔细寻找可能的变应原,并避免接触变应原是最为重要的。超敏反应性接触性皮炎的预防主要是避免再次接触致敏物。超敏反应型药疹的预防除避免使用致敏药物外,也需避免使用同类型或化学结构相似的药物。

3. **职业性皮肤病**(occupational skin diseases,OSD) 职业性皮肤病是工作职业病中的常见病,占职业病的 30%～45%,而其中绝大部分(95%)为接触性皮炎。职业性皮肤病防胜于治。改善工作环境(如良好的通风、排水),另外应对高危人群进行岗前教育,注意自我保护,避免皮肤及黏膜直接暴露于可能致病的物质,并提供个人防护设备(包括防护口罩、帽子、隔离霜等)。

4. **瘙痒性皮肤病** 瘙痒可以是多种皮肤病或系统性疾病的症状之一,如炎症性、超敏反应性、感染性、肿瘤性、代谢性等疾病,需仔细鉴别。瘙痒也可以独立发生,如老年性、季节性(冬季)瘙痒,由皮肤缺乏脂质引起,补充含有脂质的润肤剂即可。无论何种原因引起的瘙痒均应避免搔抓,特别是刺激、烫洗皮肤。寻找导致瘙痒的病因对于预防瘙痒性皮肤病的发生尤为重要。

5. **物理性皮肤病** 避免接触导致疾病发生的物理因素,如:日晒伤、多形性日光疹等要避免日晒;痱、疖等要避免高温,减少出汗;冻疮需保暖;鸡眼和胼胝需穿着宽松舒适鞋子,减少摩擦。

6. **皮肤肿瘤** 预防为主,防治结合。流行病学证据表明,紫外线照射、免疫抑制、暴露于电离辐射、接触致癌化学物质和砷剂、慢性炎症刺激等都是皮肤癌的常见危险因素。预防皮肤肿瘤的发生需避免接触上述物质、合理范围内减少紫外线照射,对皮肤癌前病变或可疑病变,应做到早期发现、早期诊断和早期治疗。

7. **炎症性皮肤病** 炎症性皮肤病是由于免疫系统失调导致皮肤组织破坏而引起的一组疾病,不同疾病影响因素不一。其中上呼吸道感染、吸烟、饮酒等因素影响银屑病的发生,故避免上述因素对减少银屑病复发具有重要作用。

8. **性传播疾病** 大多数性传播疾病主要通过性接触、类似性行为及间接接触传播。预防性传播疾病需提倡安全性行为包括使用安全套、固定性伴侣等,同时应对高危人群进行定期健康教育和科学管理。

第二节 | 皮肤病和性病的康复

生活环境与生活习惯对于皮肤病和性病的康复很重要,另外心理因素对患者康复也十分重要。

医师不仅要治疗患者的疾病,还需对其心理进行疏导,良好的心理健康有助于患者康复。针对不同的皮肤病和性病类型,其具体的康复要点如下。

1. **感染性皮肤病**　主要是针对感染的致病菌进行治疗。

2. **超敏反应性皮肤病**　患者康复需要避开变应原,生活中注意寻找某些特定与疾病相关的致敏物质,而不要盲目"忌口"。可根据病情酌情采用斑贴试验、点刺试验等变应原检查帮助患者查找可疑变应原,根据患者具体病情制订相应治疗方案。

3. **职业性皮肤病**　康复应因人而异。职业性接触性皮炎可用皮质类固醇激素、钙调磷酸酶抑制剂等药物进行治疗。

4. **瘙痒性皮肤病**　治疗重点是明确诊断。单纯止痒只是缓解症状,还应根据具体疾病采用相应治疗方案才能达到长期缓解。积极治疗原发疾病基础上的顽固性瘙痒,可选择外用及口服有助于缓解瘙痒的药物,包括外用麻醉剂、辣椒素软膏或多塞平软膏,口服选择性 5- 羟色胺再摄取抑制剂(SSRIs)、三环类抗抑郁药等。光疗也有助于缓解部分患者的瘙痒。

5. **物理性皮肤病**　生活环境与生活习惯对物理性皮肤病的康复均很重要。寒冷、高温、雾霾、动物、植物等生活环境因素对皮肤病均有影响,可通过改变环境或采取相应的措施帮助患者康复,例如光敏性皮肤病除避免日光照射外还需避免食用光敏感食物。与干燥相关皮肤病患者要养成沐浴后使用保湿剂、润肤剂或皮肤屏障修复剂的习惯。

6. **皮肤肿瘤**　根据不同的皮肤肿瘤分类、是否转移等情况制订不同的治疗方案,最常见的治疗方案包括激光、刮除、手术治疗、放疗、化疗等,必要时需多学科协作共同制订治疗方案。

7. **炎症性皮肤病**　炎症性皮肤病的康复需根据疾病种类以及疾病严重程度制订方案。除了外用药物,系统治疗主要包括传统药物、光疗、生物制剂、小分子靶向药物等。

8. **性传播疾病**　患者的康复除针对不同疾病给予科学治疗方案外,还应给予患者一定的社会支持,对患者不歧视,宣教诊疗知识,减轻其精神负担,保护患者隐私。同时应了解性伴侣情况,必要时同诊同治。

(陈爱军)

第二篇
皮肤性病学各论

本章数字资源

本章思维导图

第十章 | 病毒性皮肤病

病毒性皮肤病是指由病毒感染引起的一类皮肤黏膜损害性疾病。病毒根据遗传物质不同,分为DNA病毒和RNA病毒两大类。可感染皮肤黏膜的DNA病毒包括疱疹病毒(如单纯疱疹病毒、水痘-带状疱疹病毒等)、痘病毒(如传染性软疣病毒等)、乳多空病毒(如人乳头瘤病毒等)等,RNA病毒包括麻疹病毒、风疹病毒、手足口肠道病毒、人类免疫缺陷病毒(HIV)等。不同病毒对组织的亲嗜性有差别,人乳头瘤病毒具有嗜表皮性,疱疹病毒具有嗜神经及表皮性,更多的病毒呈泛嗜性,导致包括皮肤黏膜在内的全身广泛组织损伤(如麻疹病毒、肠道病毒等)。根据病毒感染后的临床表现分为3型:水疱型(如单纯疱疹、带状疱疹等)、新生物型(如各种疣等)和发疹型(如麻疹、风疹等)。

第一节 | 单纯疱疹

单纯疱疹(herpes simplex)由单纯疱疹病毒(herpes simplex virus,HSV)引起,临床以簇集性水疱为特征,有自限性,但易复发,是世界范围内流行最广泛的感染性疾病之一。

【病因和发病机制】

HSV属于DNA病毒,依据病毒蛋白抗原性不同,可分为1型(HSV-1)和2型(HSV-2),两者基因组同源性为47%~50%。HSV可存在于感染者的疱液、口鼻和生殖器分泌物中。HSV对外界抵抗力不强,56℃ 30分钟、紫外线照射5分钟或乙醚等脂溶剂均可使之灭活。

HSV-1初发感染多发生于5岁以下幼儿,通过接吻或其他密切接触感染,主要引起生殖器以外的皮肤黏膜感染。HSV-2型初发感染主要发生于成人,通过密切性接触传播,引起生殖器部位感染。病毒侵入皮肤黏膜后,局部增殖形成初发感染,然后沿神经末梢上行至支配皮损区域的神经节内长期潜伏,当受到某种诱因(如疲劳、刺激、系统疾病等)的影响,处于潜伏状态的病毒可被激活并沿神经轴索移行至神经末梢分布的上皮,形成疱疹复发。HSV-1和HSV-2感染后可形成部分交叉免疫,但血液中存在的特异性抗体不能阻止复发。

【临床表现】

原发感染潜伏期为2~12天,平均6天。临床上可分为初发型和复发型,前者皮损范围较为广泛,自觉症状明显,病程稍长,但复发型患者常无法提供原发感染病史。

1. 初发型(first episode type)

(1)疱疹性龈口炎(herpetic gingivostomatitis):较为常见,大多由HSV-1引起,多见于1~5岁儿童,好发于口腔、牙龈、舌、硬腭、咽等部位。表现为迅速发生的群集性小水疱,很快破溃形成表浅溃疡,也可开始即表现为红斑、浅溃疡。疼痛较明显,可伴有发热、咽痛及局部淋巴结肿痛。自然病程1~2周。

(2)新生儿单纯疱疹(neonatal herpes simplex):70%患儿由HSV-2所致,多经产道感染。一般出生后5~7天发病,表现为皮肤、口腔黏膜、结膜出现水疱、糜烂,严重者可伴有发热、呼吸困难、黄疸、肝脾大、意识障碍等。可分为皮肤-眼-口腔局限型、中枢神经系统型和播散型,后两型病情凶险。

(3)疱疹性湿疹(eczema herpeticum):又名Kaposi水痘样疹(Kaposi varicelliform eruption),是在原有皮肤病(如特应性皮炎)基础上感染病毒(HSV-1多见)引起的以密集分布的脐窝状水疱为主要特征的皮肤病。

（4）接种性疱疹（incubation herpes）：皮损限于接触部位，表现为群集性水疱。发生于手指者，表现为位置较深的疼痛性水疱，称疱疹性瘭疽（herpetic whitlow）。

2. **复发型**（recurrent type） 原发感染消退后，部分患者可在同一部位反复发作，好发部位包括口周、鼻周、外阴、口腔黏膜等。发作早期局部常自觉灼热，随后出现红斑、簇集状小丘疹和水疱，可融合（图 10-1），数天后水疱破溃形成糜烂、结痂愈合。病程 1～2 周。

3. **生殖器疱疹**（genital herpes，GH） 属性传播疾病，详见第二十九章。

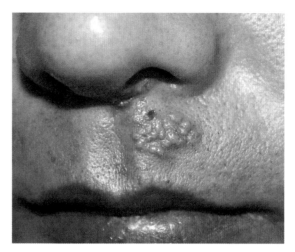

图 10-1　单纯疱疹

【辅助检查】

病毒培养鉴定是诊断 HSV 感染的"金标准"；PCR 检测 HSV-DNA 灵敏度高，特异性强，常用于临床病原微生物检测；皮损处刮片做细胞学检查（Tzanck 涂片），可见到多核巨细胞和核内嗜酸性包涵体；血清 HSV-IgM 型抗体检测有辅助诊断价值，而 IgG 型抗体对诊断价值不大，常用于流行病学调查。

【诊断和鉴别诊断】

根据簇集性水疱、好发于皮肤黏膜交界处及易复发等特点，可作出临床诊断。本病应与带状疱疹、脓疱疮、手足口病等进行鉴别。

【预防和治疗】

治疗原则为缩短病程、防止继发细菌感染和全身播散、减少复发和传播机会。

1. **系统治疗**

（1）初发型：可选用阿昔洛韦、伐昔洛韦或泛昔洛韦，疗程 7～10 天。

（2）复发型：采用间歇疗法，最好在出现前驱症状或皮损出现 24 小时内开始治疗，选用药物同初发型，疗程一般为 5 天。频繁复发型（1 年复发 6 次以上）可考虑采用持续抑制疗法，适当延长用药周期。

（3）原发感染症状严重或皮损泛发者：可以静脉注射阿昔洛韦，疗程一般为 5～7 天。

（4）新生儿单纯疱疹：早期应用较大剂量的阿昔洛韦，可以有效降低患儿的病死率，有助于改善预后。

2. **局部治疗** 以抗病毒、收敛、干燥和防止继发感染为主。抗病毒可选用阿昔洛韦软膏、喷昔洛韦乳膏等，收敛可用炉甘石洗剂，继发细菌感染时可外用抗生素（夫西地酸乳膏、莫匹罗星软膏等），疱疹性龈口炎应保持口腔清洁，可用口腔含漱溶液。

第二节 ｜ 水痘和带状疱疹

水痘 - 带状疱疹病毒（varicella-zoster virus，VZV）感染可引起水痘和带状疱疹，原发感染表现为水痘（varicella），潜伏在神经节细胞中的病毒再活化则引起带状疱疹（herpes zoster）。

【病因和发病机制】

VZV 属于 DNA 病毒，人是其唯一宿主，可经飞沫和 / 或接触传播。病毒首次感染时，先进入上呼吸道黏膜，在局部增殖并进入血液形成初次病毒血症，然后病毒在网状内皮系统中复制并形成第二次病毒血症，累及表皮和黏膜上皮细胞引起空泡变性，临床引起水痘。水痘痊愈后，仍有病毒潜伏于脊髓后根神经节或脑神经节内，当某些因素（如高龄、疲劳、恶性肿瘤、使用免疫抑制剂等）导致机体抵抗力下降时，潜伏病毒被激活，沿感觉神经轴索下行，到达神经所支配区域的皮肤内复制，再次产生水疱,同时受累神经发生炎症、坏死产生神经痛,临床引起带状疱疹。带状疱疹痊愈后可获得较持久的免疫,一般不再复发。

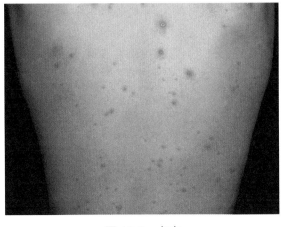

图 10-2　水痘

【临床表现】

1. 水痘　儿童多见,平均潜伏期 14 天,皮损首先发生于头面部,然后扩展到躯干和四肢近端,呈向心性分布,可累及口腔、呼吸道和泌尿生殖道黏膜。皮损最初为红色斑疹,逐渐变为丘疹、丘疱疹、水疱、脓疱,1～2 周结痂脱落(图 10-2)。患者可有发热、头痛等全身症状,严重者可并发肺炎、脑炎等。

2. 带状疱疹

(1)带状疱疹的常见表现:发疹前可有乏力、低热、食欲缺乏等全身症状,患处自觉灼热或神经痛,触之可有痛觉敏感。好发部位依次为肋间神经、颈神经、三叉神经和腰骶神经支配区域。常先出现红斑,很快出现粟粒至黄豆大丘疹,簇状分布而不融合,继而变为水疱,疱壁紧张发亮,疱液澄清,外周绕以红晕,各簇水疱群间皮肤正常。皮损沿某一周围神经呈带状排列,多发生在身体的一侧,一般不超过正中线(图 10-3A)。带状疱疹相关疼痛(zoster-associated pain,ZAP)为本病特征之一,可在发病前或伴随皮损出现,老年患者常更为严重(详见后文)。病程一般 2 周左右,老年患者可略延长,水疱干涸、结痂脱落后留有暂时性淡红斑或色素沉着。临床表现多种多样,与患者抵抗力差异有关,有无疹型(仅有皮区疼痛而无皮损)、顿挫型(仅出现红斑、丘疹而不发生水疱)、大疱型、出血型、坏疽型等。

(2)带状疱疹的特殊表现

1)眼带状疱疹(herpes zoster ophthalmicus):系病毒侵犯三叉神经眼支所致,疼痛剧烈,可累及角膜形成溃疡性角膜炎并影响视力(图 10-3B),还可波及眼底引起急性视网膜坏死(acute retinal necrosis,ARN)综合征。

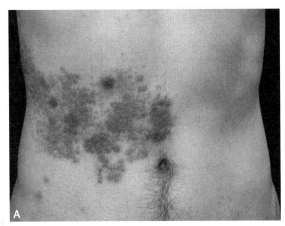
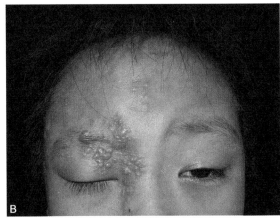

图 10-3　带状疱疹
A. 躯干;B. 头面部。

2)耳带状疱疹(herpes zoster oticus):系病毒侵犯面神经及听神经所致,表现为耳痛和外耳道疱疹。膝状神经节受累同时侵犯面神经的运动和感觉神经纤维时,可出现面瘫、耳痛及外耳道疱疹三联征,称为 Ramsay-Hunt 综合征。

3)播散性带状疱疹(disseminated herpes zoster):指在受累的皮节外全身出现广泛性水痘样疹,常伴高热等全身中毒症状,主要见于机体抵抗力严重低下的患者。

（3）带状疱疹相关性疼痛：包括急性期疼痛和带状疱疹后神经痛（postherpetic neuralgia，PHN）。急性期疼痛是指带状疱疹发病后至皮损愈合期间的疼痛，与炎症刺激及神经病理性疼痛相关；而PHN通常是指皮损愈合后1个月及以上仍持续存在的疼痛，多属于神经病理性疼痛，严重影响生活质量。

【诊断和鉴别诊断】

根据典型临床表现可作出临床诊断。对于不典型病例，必要时可采用PCR检测疱液病毒DNA，或采用ELISA检测血清中VZV特异性抗体等方法辅助诊断。

水痘需要与丘疹性荨麻疹、痒疹鉴别。

带状疱疹前驱期无皮损仅有疼痛时诊断较困难，应告知患者有发生带状疱疹可能，密切观察，并通过疼痛性质及与咳嗽、进食、排尿无关等特点，排除相关部位的其他疾病。发生在头面部的带状疱疹需要鉴别如偏头痛、青光眼、脑卒中等疾病；发生在胸部者容易误诊为心绞痛、肋间神经痛、胸膜炎等；发生在腹部者容易误诊为胆石症、胆囊炎、阑尾炎、胃穿孔等。其他需要鉴别的疾病包括接触性皮炎、丹毒、虫咬皮炎、脓疱疮、大疱性类天疱疮等。

数字人
案例1

【预防和治疗】

VZV疫苗免疫接种属于一级预防，可降低高危人群的水痘和带状疱疹发生率。隔离水痘患者是控制水痘传播的有效手段。

水痘具有自限性，治疗以抗病毒和对症治疗为主。早期（出疹后24～72小时）使用抗病毒药物可减轻病情并缩短病程。对症治疗包括退热、止痒等。外用药物可选用炉甘石洗剂，继发感染可外用抗生素。

带状疱疹的治疗原则包括促进皮损消退，缓解疼痛，改善生活质量。

1. 系统治疗

（1）抗病毒药物：早期、足量抗病毒治疗，特别是50岁以上患者，有利于减轻神经痛，缩短病程。通常在发疹后72小时内开始抗病毒治疗，疗程为7～10天。可选用核苷类（阿昔洛韦、伐昔洛韦、泛昔洛韦等）、溴夫定或膦甲酸钠。

（2）镇痛治疗：疼痛常贯穿带状疱疹疾病的全过程，需要全程管理。急性期疼痛管理有助于避免或减轻PHN，可选用非甾体抗炎药（如布洛芬）、钠通道阻滞剂（如利多卡因）；神经病理性疼痛可选用钙通道调节剂（如加巴喷丁、普瑞巴林）；三环类抗抑郁药（如阿米替林）、阿片类药物（如曲马多、吗啡或羟考酮）等也可使用；对于严重疼痛及药物治疗无效者，可尝试神经阻滞、脉冲射频治疗、神经电刺激等微创介入治疗。

（3）糖皮质激素：早期合理应用可抑制炎症、减轻ZAP，无禁忌证的老年患者可口服中小剂量糖皮质激素，疗程1周左右，但仍需进一步循证医学研究。

2. 局部治疗 以干燥、消炎、防止继发感染为主。疱疹未破时可采用干燥、收敛制剂以及抗病毒药物（阿昔洛韦软膏、喷昔洛韦乳膏等），疱疹破溃或伴发细菌感染可酌情使用抗菌药物。物理治疗（如红外线或氦氖激光）可能具有缩短病程、促进皮损愈合的作用。

第三节 │ 疣

疣（verruca，wart）是由人乳头瘤病毒（human papilloma virus，HPV）感染皮肤黏膜所引起的良性增生性损害，临床上常见类型有寻常疣、扁平疣、跖疣、尖锐湿疣等。

【病因和发病机制】

HPV属于DNA病毒，可通过皮肤黏膜微小破损进入上皮细胞（特别是基底层细胞）内并复制、增殖，导致上皮细胞异常分化和增生。传染源为患者和健康带病毒者，主要经直接或间接接触传播。人群普遍易感，以16～30岁为主，外伤、免疫功能低下人群更加易患。

【临床表现】

一般潜伏期6周至2年。常见临床类型如下。

1. **寻常疣**（verruca vulgaris） 俗称"刺瘊""瘊子"，可发生于任何部位，以手部多见，皮肤损伤是常见诱因。典型皮损为黄豆大小或更大的灰褐色、棕色或皮色丘疹，表面粗糙，质地坚硬，可呈乳头瘤状增生（图10-4A）。发生在甲周者称甲周疣（periungual wart）（图10-4B）；发生在甲床者称甲下疣（subungual wart）；疣体细长突起伴顶端角化者称丝状疣（filiform wart），好发于颈、额、眼睑及腋下；发生于头皮及趾间的皮损，表面常有参差不齐的指状突起，称指状疣（digitate wart）。寻常疣可以自然消退，5年自然清除率可达90%。

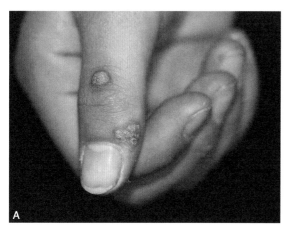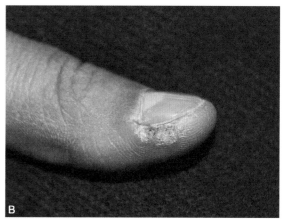

图 10-4 **寻常疣**
A. 手指；B. 甲周。

2. **跖疣**（verruca plantaris） 为发生在足底的寻常疣，以掌跖部多见，外伤、摩擦、足部多汗等可为诱因。皮损初起为细小发亮的丘疹，渐增至黄豆大小或更大，因受压而形成淡黄或褐黄色胼胝样斑块或扁平丘疹，表面粗糙，界限清楚，边缘绕以稍高的角质环，去除角质层后，其下方有疏松的角质软芯，可见毛细血管破裂出血而形成的小黑点（图10-5A），若含有多个角质软芯，称为镶嵌疣（mosaic wart）。皮肤镜检查可见皮损中央褐色或黑褐色线状或点状出血征（图10-5B）。患者可自觉疼痛，也可无症状。

3. **扁平疣**（verruca plana） 多见于儿童和青少年，好发部位为颜面（图10-6A）、手背及前臂等暴露部位。典型皮损为米粒至黄豆大小的扁平隆起性丘疹，圆形或椭圆形，表面光滑，质硬，正常肤色

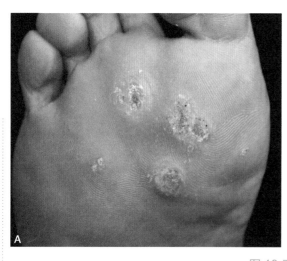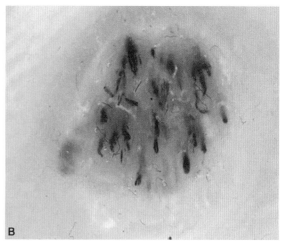

图 10-5 **跖疣**
A. 足跖皮损；B. 皮肤镜表现。

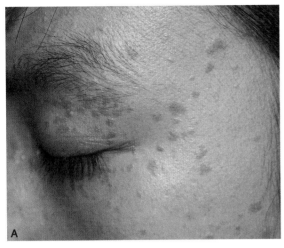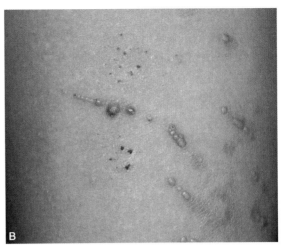

图 10-6　扁平疣
A. 面部;B. 自体接种反应。

或淡褐色,多骤然出现,数目较多且密集。搔抓后皮损沿搔抓方向呈串珠状排列,即自体接种反应(图 10-6B)。病程慢性,可自行消退,部分患者可复发。

4. 生殖器疣(genital wart)　又称尖锐湿疣(condyloma acuminatum,CA),属于性传播疾病,详见第二十九章。

【组织病理学】

不同类型疣的组织病理学特征有差异,但均具有颗粒层、棘层上部细胞空泡化和电镜下核内病毒颗粒等共同特征,可伴有角化过度、角化不全、棘层肥厚和乳头瘤样增生等。

【诊断和鉴别诊断】

根据病史及典型皮损即可作出临床诊断,必要时结合皮肤镜和组织病理学检查,检测组织中HPV-DNA 可确诊。

跖疣应与鸡眼、胼胝鉴别。扁平疣应与扁平苔藓、脂溢性角化病鉴别。

【预防和治疗】

治疗目标是去除疣体、消除皮损周围亚临床感染、预防和减少复发、提高生命质量。应尽快去除可见疣体,如合并感染或炎症较重,应先行控制感染及炎症,再对疣体进行治疗。去除方法应根据部位、数量和大小等因素进行个体化设计,治疗后应定期随访,及时去除复发疣体。

1. 毁损性治疗　包括外涂剥蚀性药物(水杨酸、三氯醋酸)、手术治疗、冷冻治疗、激光治疗、微波治疗、光动力治疗等。

2. 细胞毒性药物　鬼臼毒素、博来霉素、氟尿嘧啶等外用。

3. 免疫治疗　咪喹莫特外用、干扰素外用或系统使用、温热疗法等。

第四节 │ 传染性软疣

传染性软疣(molluscum contagiosum)是由传染性软疣病毒(molluscum contagiosum virus,MCV)感染所致的传染性皮肤病。

【病因和发病机制】

MCV 是双链 DNA 病毒,属痘病毒,目前发现 4 型及若干亚型,但以 MCV-1 最常见。人类是 MCV的唯一宿主。皮肤直接接触是主要传播方式,亦可通过性接触或间接接触(如浴室设施)传播。

【临床表现】

本病多累及儿童、性活跃人群和免疫功能低下者。潜伏期 1 周至半年。皮损可发生于任何部位,典型皮损为直径 3～5mm 大小的半球形丘疹，呈灰色或珍珠色，表面有蜡样光泽，中央有脐凹（图 10-7），内含乳白色干酪样物质即软疣小体（molluscum body）。

【组织病理学】

棘细胞胞质中可见大量嗜酸性小包涵体，之后可形成嗜碱性包涵体。在发展完全的损害中，每个小叶变空，形成中央火山口样外观。电镜可在表皮内发现特征性的砖形痘病毒颗粒。

【诊断和鉴别诊断】

根据典型临床表现即可确诊，必要时结合病理检查。皮肤镜检查有助于诊断，典型皮损

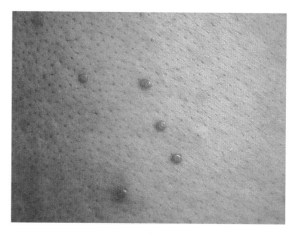

图 10-7 传染性软疣

为中央有脐凹并伴白色至黄色的多叶状无定形结构。

儿童主要与幼年黄色肉芽肿、Spitz 痣等进行鉴别，成人较大的皮损有时需与角化棘皮瘤、尖锐湿疣、皮肤附属器肿瘤及基底细胞癌等进行鉴别。

【预防和治疗】

预防措施主要包括幼儿园或公共场所的物品消毒，减少传播。

本病以局部治疗为主。疣体夹除术是有效治疗方法，皮肤常规消毒后用齿镊或弯曲血管钳将软疣夹破，挤出其内容物，后外用碘酊等预防细菌感染，也可用激光、液氮冷冻等物理方法治疗。外用药物可选择维 A 酸软膏、水杨酸、咪喹莫特乳膏等，但起效较慢。合并细菌感染时，应先外用抗生素控制感染后再行疣体夹除术。

第五节 | 手足口病

手足口病（hand-foot-mouth disease）由肠道病毒感染引起，临床以手、足和口腔发生皮损为特征。

【病因和发病机制】

肠道病毒属于小 RNA 病毒，患儿和隐性感染者为主要传染源，密切接触是重要传播途径，主要通过接触被病毒污染的手或物品引起感染，也可通过呼吸道飞沫、饮用 / 食入污染的水 / 食物等途径感染。婴幼儿和儿童普遍易感。

【临床表现】

本病多见于 2～10 岁的婴幼儿或儿童，以 5 岁以下更常见，可在幼儿园、小学中发生流行。潜伏期平均 3～5 天，发疹前可有不同程度的低热、头痛、纳差等前驱症状，根据疾病的发生发展过程，可分为出疹期、神经系统受累期、心肺功能衰竭前期、心肺功能衰竭期和恢复期，但多数患者仅表现为出疹，少数病例（尤其是 3 岁以下儿童）可伴发中枢神经系统损害、肺水肿、循环障碍等。典型临床表现为感染 1～3 天后，患处出现红色斑疹，很快发展为直径 2～4mm 的水疱，疱壁薄，疱液清亮，周围绕以红晕，水疱溃破后可形成灰白色糜烂面或浅溃疡（图 10-8）。皮损可同时发生于手、足和口腔，也可呈不全表现，而以口腔受累最多见（90% 以上）。病程 1 周左右，愈后极少复发。

【诊断和鉴别诊断】

结合流行病学史、临床表现和病原学检查可诊断。

1. 临床诊断病例

（1）流行病史：流行季节，当地托幼机构及周围人群出现流行，常累及学龄前儿童，婴幼儿多见，与患者有直接或间接接触史。

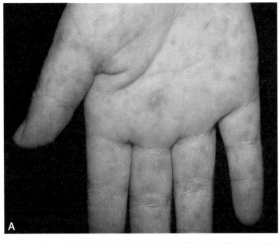
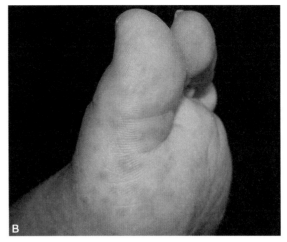
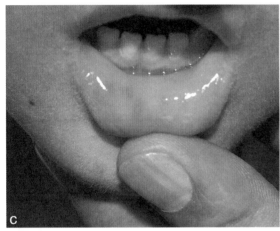

图 10-8 **手足口病**
A. 手;B. 足;C. 口腔黏膜。

（2）临床表现:符合典型临床表现,少数患者皮损不典型,部分病例仅表现为脑炎或脑膜炎等,诊断需结合病原学或血清学检查结果。

2. 确诊病例 在临床诊断病例基础上,具有下列之一者即可确诊。

（1）肠道病毒(CV-A16、EV-A71 等)特异性核酸检测阳性。

（2）分离并鉴定为 CV-A16、EV-A71 或其他可引起手足口病的肠道病毒。

（3）急性期血清相关病毒 IgM 抗体阳性。

（4）恢复期血清相关肠道病毒的中和抗体比急性期有 4 倍及以上升高。

本病应与多形红斑、疱疹性咽峡炎、水痘、丘疹性荨麻疹等进行鉴别。

【预防和治疗】

应及时隔离患者,重视手卫生,阻断传播途径,防止人群传播。

治疗以对症、支持为主。口腔损害可用口腔溃疡涂膜剂或利多卡因液漱口等以减轻疼痛;皮损处可外用炉甘石洗剂;重症病例应采用相应抢救措施。

（程 波）

本章数字资源

本章思维导图

第十一章 | 细菌性皮肤病

定植于人体皮肤的细菌是皮肤微生态的重要组成部分。正常皮肤菌群包括需氧球菌、需氧和厌氧的棒状杆菌、革兰氏阴性细菌等，它们通过与病原微生物的生态学竞争以及水解皮肤脂质产生脂肪酸以保护皮肤，从而使皮肤与菌群间形成生态学平衡。平衡破坏时，可能会引发各类感染性皮肤病。

细菌性皮肤病可分为球菌性和杆菌性两类：前者主要由葡萄球菌或链球菌感染所致，多在正常皮肤上发生，故又称原发感染（如脓疱疮、疖、痈等）；后者分为特异性感染（如皮肤结核和麻风）和非特异性感染（如变形杆菌、假单胞菌和大肠埃希菌等），其中后者常发生于原有皮肤病基础上，故又称继发感染。

第一节 | 脓疱疮

脓疱疮（impetigo）是由金黄色葡萄球菌（*Staphylococcus aureus*）和/或乙型溶血性链球菌（*Hemolytic streptococcus*）引起的急性皮肤化脓性感染。

【病因和发病机制】

以金黄色葡萄球菌为主，其次是乙型溶血性链球菌，或两者混合感染。温度较高、出汗较多和皮肤浸渍为促进因素。搔抓可破坏皮肤屏障，有利于细菌侵入。

本病可通过直接接触或自身接种传播。细菌主要侵犯表皮，引起化脓性炎症；凝固酶阳性、噬菌体Ⅱ组71型金黄色葡萄球菌可产生表皮剥脱毒素，引起毒血症及全身泛发性表皮松解坏死；抵抗力低下患者，细菌可入血引起菌血症或败血症，可引起骨髓炎、关节炎、肺炎等；少数患者可诱发肾炎或风湿热，主要与链球菌感染有关。

【临床表现】

1. **接触传染性脓疱疮**（impetigo contagiosa） 又称寻常型脓疱疮（impetigo vulgaris），传染性强，常在幼儿园发生流行。可发生于任何部位，但以面部等暴露部位为多。皮损初起为红色斑点或小丘疹，迅速转变成脓疱，周围有明显红晕，疱壁薄，易破溃、糜烂，脓液干燥后形成蜜黄色厚痂（图11-1A），常因搔抓使相邻脓疱向周围扩散或融合。痂一般于6～10天后脱落，不留瘢痕。病情严重者可有全身中毒症状伴淋巴结炎，甚至引起败血症或急性肾小球肾炎。

2. **深脓疱疮**（ecthyma） 又称臁疮，主要由溶血性链球菌所致，多累及营养不良的儿童或老人。好发于小腿或臀部。皮损初起为脓疱，渐向皮肤深部发展，表面有坏死和蛎壳状黑色厚痂，周围红肿明显，去除痂后可见边缘陡峭的碟状溃疡。患者自觉疼痛明显。病程2～4周或更长。

3. **大疱性脓疱疮**（impetigo bullosa） 主要由噬菌体Ⅱ组71型金黄色葡萄球菌所致，多见于儿童，成人也可以发生，特别是HIV感染者。好发于面部、躯干和四肢。皮损初起为米粒大小水疱或脓疱，迅速变为大疱，疱液先清澈后浑浊，疱壁先紧张后松弛，直径1cm左右，疱内可见半月状积脓（图11-1B），疱周红晕不明显，疱壁薄，易破溃形成糜烂结痂，痂脱落后留有暂时性色素沉着。

4. **新生儿脓疱疮**（impetigo neonatorum） 是发生于新生儿的大疱性脓疱疮，起病急，传染性强。皮损为广泛分布的多发性大脓疱，尼氏征阳性，疱周有红晕，破溃后形成红色糜烂面。可伴高热等全身中毒症状，易并发败血症、肺炎、脑膜炎而危及生命。

5. **葡萄球菌烫伤样皮肤综合征**（staphylococcal scalded skin syndrome，SSSS） 由凝固酶阳性、噬

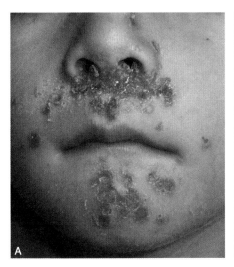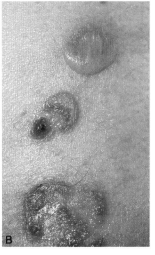

图 11-1 **脓疱疮**

A. 口鼻部损害;B. 半月状积脓。

菌体Ⅱ组 71 型金黄色葡萄球菌所产生的表皮剥脱毒素导致,多累及 5 岁内婴幼儿。起病前常伴上呼吸道感染或皮肤、鼻咽、耳道等处的化脓性感染,皮损常由口周和眼周开始,迅速波及躯干和四肢。特征性表现是在大片红斑基础上出现松弛性水疱,尼氏征阳性,皮肤大面积剥脱后留有潮红糜烂面,似烫伤样外观(图 11-2),皱褶部位明显。手足皮肤可呈手套、袜套样剥脱,口周可见放射状裂纹,但无口腔黏膜损害。皮损有明显疼痛和触痛。病情轻者 1～2 周后痊愈,重者可并发败血症、肺炎而危及生命。

【辅助检查】

患者白细胞总数及中性粒细胞计数可增高。脓液中可分离培养出金黄色葡萄球菌或链球菌,必要时可做菌种鉴定和药敏试验。

【诊断和鉴别诊断】

本病根据病史和临床表现,必要时结合细菌学检查,一般不难作出诊断和分型。接触传染性脓疱疮有时需与丘疹性荨麻疹、水痘等进行鉴别;SSSS 应与药物诱发的中毒性表皮坏死松解症鉴别。

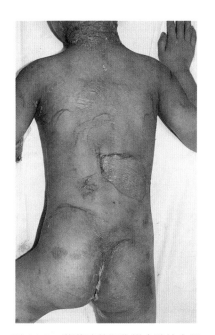

图 11-2 **葡萄球菌烫伤样皮肤综合征**

【预防和治疗】

患儿应隔离,对污染衣物及环境应及时消毒,以减少疾病传播。皮肤清洁卫生、及时治疗瘙痒性皮肤病和防止各种皮肤损伤,有助于预防本病。

以局部治疗为主,皮损泛发或病情严重患者可辅以系统治疗。

1. **局部治疗** 以杀菌、消炎、干燥为原则。脓疱未破者可外用炉甘石洗剂,脓疱较大时应抽取疱液,脓疱破溃者可用 1∶5 000 高锰酸钾液或 0.5% 新霉素溶液清洗湿敷,再外用抗生素。SSSS 患者应加强眼、口腔、外阴的护理,注意保持创面干燥。

2. **系统治疗** 皮损泛发、全身感染症状较重者应及时使用抗生素,可选择金黄色葡萄球菌敏感的抗生素,必要时依据药敏试验选择用药。同时应注意水电解质平衡,必要时可输注血浆或静脉注射人免疫球蛋白。

第二节 | 毛囊炎、疖和痈

毛囊炎、疖和痈是一组累及毛囊及其周围组织的细菌感染性皮肤病。

【病因和发病机制】

多为凝固酶阳性金黄色葡萄球菌感染引起,偶可为表皮葡萄球菌、链球菌、假单胞菌属、大肠埃希菌等单独或混合感染,也可由真菌性毛囊炎(如糠秕马拉色菌)继发细菌感染所致。高温、多汗、搔抓、卫生习惯不良、全身性慢性疾病、器官移植、长期应用糖皮质激素等为常见诱因。

【临床表现】

1. 毛囊炎(folliculitis) 系局限于毛囊口的感染性炎症。好发于头面部、颈部、臀部及外阴。皮损初起为红色毛囊性丘疹,数天内中央出现脓疱,周围有红晕(图 11-3),脓疱干涸或破溃后形成黄痂,痂脱落后一般不留瘢痕。发生于头皮且愈后留有脱发和瘢痕者,称为秃发性毛囊炎(folliculitis decalvans);发生于胡须部称为须疮(sycosis);发生于颈项部,呈乳头状增生或形成瘢痕硬结者,称为瘢痕疙瘩性毛囊炎(folliculitis keloidalis)。

2. 疖(furuncle) 系毛囊深部及周围组织的急性化脓性炎症,常由金黄色葡萄球菌诱发。好发于头面部、颈部和臀部。皮损初起为毛囊性炎性丘疹,后炎症向周围扩展,基底浸润明显,形成质硬结节,伴红肿热痛,数天后中央变软,有波动感,顶部出现黄白色点状脓栓,脓栓脱落后有脓血和坏死组织排出,后炎症逐渐消退而愈合(图 11-4)。疖多为单发,若数目较多且反复发生、经久不愈,则称为疖病(furunculosis),患者多存在免疫力低下、长期饮酒或糖尿病等情况。

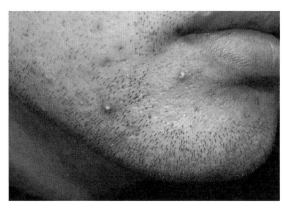

图 11-3　毛囊炎

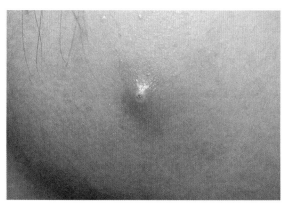

图 11-4　疖

3. 痈(carbuncle) 系由多个疖聚集而成,可深达皮下组织。好发于颈、背、臀和大腿等处。皮损初起为弥漫性炎性硬块,表面紧张发亮,界限不清,迅速向四周及皮肤深部蔓延,继而化脓、中心软化坏死,表面出现多个脓头即脓栓,脓栓脱落后留下多个带有脓性基底的深在性溃疡,外观如蜂窝状。可伴局部淋巴结肿大和全身中毒症状,亦可并发败血症。

【辅助检查】

取脓液直接涂片,革兰氏染色后镜检,亦可进行细菌培养及药敏试验。

【诊断和鉴别诊断】

本病根据病史和临床表现,皮损处革兰氏染色和细菌培养可支持诊断。本病应与化脓性汗腺炎、白塞病等所致的毛囊炎、疖肿样皮损相鉴别。

【预防和治疗】

应注意皮肤清洁卫生、防止外伤及增强免疫力。疖病患者应积极寻找基础疾病或诱因,并给予相应治疗。

本组疾病以局部治疗为主,早期疖未形成脓头时可外用鱼石脂软膏、碘酊,亦可外用莫匹罗星软膏。

系统治疗主要用于口鼻三角区或外耳道内的毛囊炎、皮损较大或反复发作、皮损周围伴有蜂窝织炎、局部治疗无效的患者,可选用耐酶青霉素类、头孢菌素类、大环内酯类或喹诺酮类抗生素,也可根据药敏试验选择抗生素。

第三节　丹毒和蜂窝织炎

丹毒和蜂窝织炎是一组累及皮肤深部组织的细菌感染性皮肤病。

【病因和发病机制】

丹毒多由乙型溶血性链球菌感染引起,主要累及淋巴管。细菌可通过皮肤黏膜微小损伤侵入,浅部真菌感染、小腿溃疡、慢性湿疹等均可为诱因,机体抵抗力低下为促发因素。

蜂窝织炎多由溶血性链球菌和金黄色葡萄球菌感染引起,少数可由流感嗜血杆菌、大肠埃希菌、肺炎链球菌和厌氧菌等引起。本病常继发于外伤、溃疡及其他局限性化脓性感染,也可由细菌直接通过皮肤微小损伤而侵入。

【临床表现】

1. **丹毒**(erysipelas)　好发于面部(图 11-5A)、小腿(图 11-5B)、足背等处,多为单侧性。起病急,前驱症状有高热、寒战,典型皮损为水肿性红斑,界限清楚,表面紧张发亮,迅速向四周扩大。可出现淋巴结肿大及全身症状,病情多在 4～5 天达高峰。皮损消退后,局部可留有轻度色素沉着及脱屑。

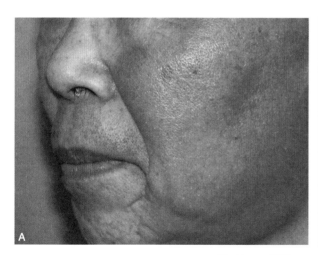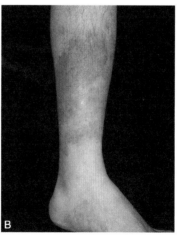

图 11-5　**丹毒**
A. 面部;B. 下肢。

在红斑基础上发生水疱、大疱或脓疱者,分别称为水疱型、大疱型和脓疱型丹毒;炎症深达皮下组织并引起皮肤坏疽者,称为坏疽型丹毒;皮损一边消退,一边发展扩大,呈岛屿状蔓延者,称为游走型丹毒;若于某处多次反复发作者,称为复发型丹毒。下肢丹毒反复发作可致皮肤淋巴管受阻,淋巴液回流不畅,致受累组织增生肥厚,形成象皮肿样外观。

2. **蜂窝织炎**(cellulitis)　好发于四肢、面部、外阴和肛周等部位。皮损初起为弥漫性、水肿性、浸润性红斑,界限不清,局部皮温增高,皮损中央红肿明显,严重者可形成深部化脓和组织坏死。急性期常伴疼痛、高热、寒战和全身不适,可有淋巴结炎甚至败血症;慢性期皮肤呈硬化萎缩,类似于硬皮病。

【辅助检查】

白细胞总数升高,以中性粒细胞为主,可出现核左移和中毒颗粒。

【诊断和鉴别诊断】

本病根据典型临床表现,结合全身中毒症状和实验室检查即可确诊。本病需与接触性皮炎、类丹毒和癣菌疹等进行鉴别。

【预防和治疗】

反复发作患者应注意寻找并积极处理附近慢性病灶(如足癣、鼻窦炎、口腔炎症等)。

本病以系统治疗为主,同时辅以局部治疗。

1. **系统治疗** 早期、足量、高效的抗生素治疗可减缓全身症状、控制炎症蔓延并防止复发。药物首选青霉素,一般于2~3天后体温恢复正常,但应持续用药2周左右以防止复发;青霉素过敏者可选用红霉素或喹诺酮类药物。蜂窝织炎发展较为迅速者宜选用抗菌谱较广的第二代或第三代头孢菌素类抗生素,亦可选用喹诺酮类或新一代大环内酯类药物,必要时依据药敏试验选择抗生素。

2. **局部治疗** 可用硫酸镁或呋喃西林溶液湿敷,并外用抗生素。局部紫外线照射、微波和红外线等也有一定疗效。已形成脓肿者应行手术切开排脓。

第四节 | 皮肤结核病

皮肤结核病(tuberculosis cutis)是由结核分枝杆菌(*Mycobacterium tuberculosis*)感染所致的慢性皮肤病。

【病因和发病机制】

人型结核分枝杆菌是主要致病微生物,牛型结核分枝杆菌和减毒的牛型分枝杆菌(卡介苗)偶尔也可以引起皮肤结核病。感染途径包括外源性和内源性两种,前者主要经皮肤黏膜微小损伤直接感染,后者则由体内器官或组织已存在的结核病灶经血行、淋巴系统或直接扩散到皮肤。此外,皮肤还可对结核分枝杆菌产生免疫反应,形成结核疹。

结核分枝杆菌的致病性与细菌大量繁殖引起的炎症反应、菌体成分毒性作用及机体对某些菌体成分产生的超敏反应有关。

【临床表现】

1. **分类** 由于感染结核分枝杆菌的数量、毒力、传播途径的不同及机体抵抗力的差异,临床表现较为复杂,通常分为以下4类:

(1)外源性接种所致:如原发性皮肤结核综合征、疣状皮肤结核。

(2)内源性扩散或自身接种所致:如瘰疬性皮肤结核、腔口部皮肤结核等。

(3)血行播散至皮肤:如寻常狼疮、急性粟粒性皮肤结核等。

(4)结核疹:如硬红斑、丘疹坏死性结核疹、瘰疬性苔藓等。

2. **主要临床类型及其表现**

(1)寻常狼疮(lupus vulgaris):最常见。好发于面部,其次是颈部、臀部和四肢。皮损初起为鲜红或红褐色粟粒大小的结节,触之质软,稍隆起,结节表面薄嫩,用探针稍用力即可刺入,容易贯通(探针贯通现象);玻片压诊呈棕黄色,如苹果酱颜色(苹果酱现象)。结节可增大增多,并相互融合成大片红褐色浸润性损害,直径可达10~20cm,表面高低不平,可覆有鳞屑。结节可自行吸收或破溃后形成萎缩性瘢痕,在瘢痕上又可出现新皮损,与陈旧皮损并存,是本病的另一个临床特征(图11-6A)。本病呈慢性经过,可迁延数年或数十年不愈。

(2)疣状皮肤结核(tuberculosis verrucosa cutis):多累及成年男性的手背、指背,其次为足、臀、小腿等暴露部位。皮损初起为黄豆大小的紫红色质硬丘疹,单侧分布,丘疹逐渐扩大可形成斑块,表面增厚,粗糙不平可呈疣状增生,皮损表面有较深沟纹相隔,挤压时可有脓液从裂隙中渗出。皮损中央

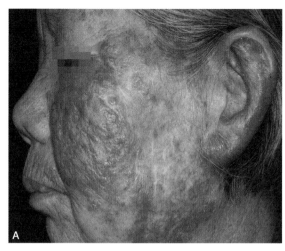
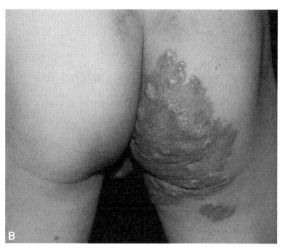

图 11-6　皮肤结核
A. 寻常狼疮;B. 疣状皮肤结核。

逐渐结痂脱落,留有萎缩性网状瘢痕,边缘的痂或鳞屑逐渐向外扩展形成环状或弧形边缘,外周绕以暗红色晕。中央网状瘢痕、疣状边缘和四周红晕称为"三廓征"(图 11-6B)。病程可达数年至数十年。

【辅助检查】

1. **组织病理学检查**　各型皮肤结核的共同特征是聚积成群的上皮样细胞和数量不等的多核巨细胞,形成典型的结核结节或结核样结节,中心可有干酪样坏死。

2. **结核菌素纯蛋白衍生物(PPD)试验**　阳性仅说明过去曾感染过结核分枝杆菌或接种过卡介苗,强阳性反应说明体内可能存在活动性结核病灶。

3. **胸部影像学检查**　可发现活动性或陈旧性结核病灶征象。

4. **细菌学检查**　直接涂片或组织切片行抗酸染色,如发现结核分枝杆菌,有助于诊断。必要时可做细菌培养和 PCR 检测结核分枝杆菌 DNA。

【诊断和鉴别诊断】

根据皮肤结核的临床特点,结合组织病理学特征一般不难诊断。寻常狼疮有时需与盘状红斑狼疮鉴别,疣状皮肤结核应与疣状扁平苔藓及着色芽生菌病等进行鉴别。

【预防和治疗】

积极治疗患者其他部位结核病灶,同时对易感人群普遍接种卡介苗是预防皮肤结核的关键。

本病需系统治疗,应以"早期、足量、规则、联合及全程应用抗结核药"为原则,通常采用 2~3 种药物联合治疗,疗程一般不少于 6 个月。常用药物为异烟肼、乙胺丁醇、硫酸链霉素和利福平等。

第五节 ｜ 麻　风

麻风(leprosy)是一种由麻风分枝杆菌(*Mycobacterium leprae*)感染易感个体后选择性侵犯皮肤和外周神经,晚期可致残的慢性传染病,列入我国法定传染病(丙类)。延迟诊断造成的畸残毁形和治疗过程中可能发生的致死性药物超敏反应综合征是本病的主要危害。

【病因】

麻风分枝杆菌(简称麻风杆菌)为革兰氏阳性细菌,长 2~6μm,宽 0.2~0.6μm,呈短小棒状或稍弯曲,无鞭毛、荚膜和芽胞,抗酸染色时呈红色。由于麻风分枝杆菌传代时间长而宿主细胞体外存活时间较短,因此至今尚无体外培养成功的报道。麻风分枝杆菌对外界抵抗力较强,分泌物离体自然干燥后仍可存活 2~9 天,在 0℃时可存活 3~4 周,但煮沸 8 分钟或日光直射 2~3 小时可使之丧失繁殖力。

【流行病学】

麻风曾在全球广泛流行。自 20 世纪 80 年代开始,由于联合化疗方案(MDT)的推广,现症患者迅速减少,但由于缺乏有效的预防手段,每年全球新发病例仍超过 20 万例,主要分布于亚洲、非洲和拉丁美洲等发展中国家。在我国,每年仍有 300～500 例新发病例,主要分布于云南、贵州、四川、广东和广西等地,其他省市也有报道。

1. **传染源**　患者或带菌者是本病的主要传染源,在犰狳、红松鼠和黑猩猩中也发现麻风分枝杆菌的感染和繁殖。

2. **传播途径**　主要通过飞沫传播。

3. **易感人群**　暴露人群中发病者不足 1%。麻风分枝杆菌易感性存在个体差异,*HLA-DR*、*NOD2*、*IL12*、*IL23R*、*TNF-α*、*SYN2* 和 *FLG* 等与个体易感性及感染后转归密切相关。

【临床表现】

(一) 分型

临床常用 5 级分类法,免疫力较强的结核样型麻风(tuberculoid leprosy,TT)为一端,免疫力较弱的瘤型麻风(lepromatous leprosy,LL)为另一端,在两端之间为免疫力不稳定的偏结核样型界线类麻风(borderline tuberculoid leprosy,BT)、中间界线类麻风(midborderline leprosy,BB)和偏瘤型界线类麻风(borderline lepromatous leprosy,BL)。该分类法主要依据机体免疫力、麻风分枝杆菌数量和类型演变,又称免疫光谱分类法,总的趋势是:麻风分枝杆菌数量 LL＞BL＞BB＞BT＞TT,而细胞免疫反应强度 TT＞BT＞BB＞BL＞LL。细胞免疫力增强时 BL 可向结核样型端转化(BL→BB→BT),反之 BT 可向瘤型端转化(BT→BB→BL)。

为便于治疗方案的选择,世界卫生组织推荐根据皮肤涂片查菌结果和皮损的数量,将上述分类法简化为少菌型(paucibacillary,PB)和多菌型(multibacillary,MB)麻风两大类。

(二) 临床表现

1. **少菌型**　皮肤组织液查菌阴性,一般对应 5 级分类中的 TT 或 BT。因麻风患者机体免疫力较强,故皮损常局限,一般少于或等于 5 处。典型皮损为较大的红色斑块,边界清晰或稍隆起,表面干燥粗糙,毳毛脱失,可覆盖鳞屑。皮损类型可有红斑、浅色斑或斑块,大的皮损周围常有小的"卫星状"损害,皮损好发于面部、躯干和四肢。

2. **多菌型**　皮肤组织液查菌阳性,一般对应 5 级分类法中的 BB、BL 或 LL。根据疾病的进程,临床表现可分为:

(1)早期:皮损为浅色、浅黄色或淡红色斑,边界模糊,广泛而对称分布于四肢伸侧、面部和躯干等(图 11-7A)。浅感觉正常或稍迟钝,有蚁行感。鼻黏膜可充血、肿胀或糜烂。

(2)中期:皮损分布更广泛,浸润更明显,少数皮损可形成结节。浅感觉障碍,四肢呈套状麻木,眉、发脱落明显(图 11-7B),周围神经普遍受累,除浅感觉障碍外还可产生运动障碍和畸形。足底可见营养性溃疡,淋巴结、肝、脾等肿大,睾丸亦可受累。

(3)晚期:皮损呈深在性、弥漫性浸润,常伴暗红色结节,面部结节或斑块可融合成大片凹凸不平的损害,双唇肥厚,耳垂肿大,形如狮面;眉毛脱落,头发部分或大部分脱落(图 11-7C)。伴明显浅感觉及出汗障碍,周围神经受累导致面瘫、手足运动障碍和畸形、骨质疏松和足底溃疡等。淋巴结、睾丸、眼和内脏器官受累严重,睾丸可萎缩,常引起阳痿、乳房胀大、不育等。

3. **麻风反应(lepra reaction)**　麻风反应是麻风分枝杆菌导致的机体迟发型超敏反应(Ⅰ型麻风反应)或免疫复合物反应(Ⅱ型麻风反应),可发生于约 50% 的患者。两型反应都以急性炎症为特征,表现为原麻风皮损或神经炎加重,可出现新皮损和神经损害,皮损可为水肿性红斑或血管炎样,常伴发热等系统症状。麻风反应可发生在治疗前、治疗中和愈后,是导致患者畸残和毁形的主要原因。除抗菌药物外,常见诱因包括妊娠、其他感染、神经精神因素、劳累、营养不良和外伤等。

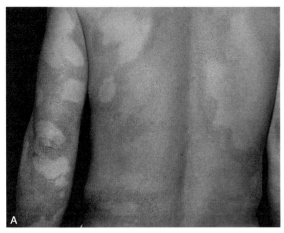
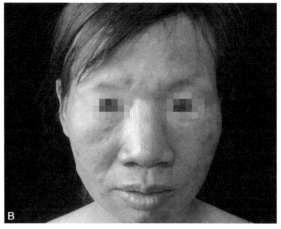
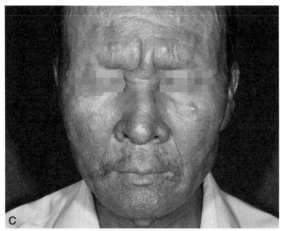

图 11-7　麻风

A. 多菌型早期；B. 多菌型中期；C. 多菌型晚期。

【辅助检查】

1. **组织液涂片**　取皮肤组织液涂片进行抗酸染色，MB 更易查到抗酸杆菌。

2. **组织病理学检查**　TT 主要表现为真皮小血管及神经周围的上皮样细胞浸润，抗酸染色常查不到抗酸杆菌；LL 表现为真皮内巨噬细胞肉芽肿，抗酸染色显示巨噬细胞内有大量的麻风分枝杆菌，因不侵犯真皮浅层，故表皮与真皮间存在无浸润带。

3. **分子生物学检查**　采用 PCR 技术检测麻风分枝杆菌特异性 DNA 片段（SODA 或 85B）可用于不典型病例的诊断和鉴别诊断。

【诊断和鉴别诊断】

1. **诊断依据**　①皮损伴有感觉障碍及闭汗；②外周神经粗大；③皮肤组织液涂片抗酸染色阳性；④特异性组织病理改变；⑤PCR 检测到麻风分枝杆菌特异性 DNA 片段。符合上述前 4 条中的 2 条或 2 条以上，或符合第 5 条者即可确立诊断。

2. **鉴别诊断**　需鉴别的皮肤病包括皮肤结核、着色芽生菌病、结节病、结节性红斑、原发性皮肤 T 细胞淋巴瘤、环状肉芽肿、鱼鳞病以及 Sweet 病等。麻风的感觉障碍需与某些神经科疾病如股外侧皮神经炎、多发性神经炎、面神经麻痹、脊髓空洞症、周围神经损伤等进行鉴别。

【预防和治疗】

1. **麻风的治疗**　MB 常用联合化疗方案为利福平、氯法齐明和氨苯砜，疗程 12 个月；PB 常用联合化疗方案为利福平、氨苯砜，疗程 6 个月。

氨苯砜可以诱发致死性的药物超敏反应综合征——氨苯砜综合征，治疗前检测其风险基因 *HLA-B*13:01* 可有效预防氨苯砜综合征的发生。完成治疗的患者应继续定期监测，每年做 1 次临床及细菌学检查,至少随访 5 年。

2. 麻风反应的治疗 首选糖皮质激素,可系统应用泼尼松,随着病情缓解逐渐减量;亦可用沙利度胺,症状控制后可逐渐减至维持量。

3. 化学预防 对高危个体可采用化学预防。

（张福仁）

本章数字资源

第十二章 真菌性皮肤病

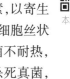

本章思维导图

真菌病（mycosis）是由真菌（fungus）引起的一大类感染性疾病，累及皮肤黏膜甚至更深组织者称为真菌性皮肤病。

真菌是广泛存在于自然界的一类真核细胞生物，有真正的细胞核和细胞器，不含叶绿素，以寄生和腐生方式吸取营养，能进行有性和无性繁殖。真菌的基本形态是单细胞个体（孢子）和多细胞丝状体（菌丝）。真菌最适宜的生长条件为：温度 25～37℃，湿度 95%～100%，pH 5.0～6.5。真菌不耐热，100℃时大部分真菌在短时间内死亡，但低温条件下可长期存活，紫外线和 X 射线均不能杀死真菌，甲醛、苯酚、碘酊和过氧乙酸等化学消毒剂均能迅速杀灭真菌。

真菌菌落形态是由其组成成分决定的。菌落形态呈乳酪样的，多由孢子和芽生孢子组成；菌落形态呈毛样的，多由菌丝组成，又称为丝状菌；有的致病真菌在自然界或 25℃培养时呈菌丝形态，而在组织中或在 37℃培养时则呈酵母形态，称为双相真菌。

感染人类的真菌主要来自外界环境，可通过接触、吸入或食入而致病。少部分真菌可直接致病，而多数真菌在一定条件下致病，称为条件致病微生物。根据真菌入侵组织深浅及部位不同，临床上分为浅部真菌病、皮下真菌病及系统性真菌病。

浅部真菌病的病原微生物包括皮肤癣菌（dermatophyte）、酵母菌和其他霉菌。皮肤癣菌是最常见的致病微生物，包括毛癣菌属（*Trichophyton*）、小孢子菌属（*Microsporum*）和表皮癣菌属（*Epidermophyton*），侵犯人和动物的皮肤角质层、毛发和甲板引起的感染，统称为皮肤癣菌病（dermatophytosis），简称癣（tinea）。浅部真菌病按发病部位命名（如头癣、体癣、股癣、手癣和足癣等），少数按皮损形态和致病微生物命名（如叠瓦癣、花斑糠疹、马拉色菌毛囊炎、皮肤黏膜念珠菌病等）。

皮下真菌病是指侵犯真皮、皮下组织和骨骼的真菌感染，主要包括孢子丝菌病、着色芽生菌病、暗色丝孢霉病及足菌肿，也可由皮肤癣菌等感染引起。

系统性真菌病多由条件致病微生物引发，易侵犯免疫力低下人群。随着广谱抗生素、糖皮质激素、免疫抑制剂的使用，以及器官移植、各种导管和插管技术的发展，条件致病微生物感染也不断增加。一般按致病微生物名称命名（如曲霉病、念珠菌病、马尔尼菲篮状菌病、隐球菌病等）。

真菌病的实验室检查包括真菌直接镜检（包括氢氧化钾涂片和真菌荧光染色）、真菌培养及组织病理学检查；分子生物学技术已用于真菌菌种鉴定和某些系统性真菌病的早期诊断。

第一节 头 癣

头癣（tinea capitis）是指累及头发和头皮的皮肤癣菌感染。

【病因和发病机制】

头癣的致病微生物多为小孢子菌和毛癣菌属。头癣中的黄癣由许兰毛癣菌（*Trichophyton schoenleinii*）感染引起，我国主要分布在新疆、内蒙古，其他地区少见；白癣主要由犬小孢子菌（*Microsporum canis*）、石膏样小孢子菌（*M. gypseum*）和铁锈色小孢子菌（*M. ferrugineum*）感染引起；黑点癣主要由紫色毛癣菌（*T. violaceum*）和断发毛癣菌（*T. tonsurans*）感染引起；脓癣可由黑点癣和白癣发展而来。传播途径主要通过与癣病患者或患畜、无症状带菌者直接接触而传染，也可通过共用污染的理发工具、帽子、枕巾等物品间接传染。

NOTES

87

【临床表现】

头癣多累及儿童,成人少见。根据致病微生物和临床表现的不同,可将头癣分为黄癣、白癣、黑点癣、脓癣4种类型。

1. **黄癣**(tinea favosa)　皮损初为针尖大小的淡黄红色斑点,覆薄片状鳞屑,后形成黄豆大小的淡黄色痂,周边翘起,中央紧附着于头皮形如碟状(黄癣痂),严重者可覆盖整个头皮,除去痂后,其下为潮红糜烂面(图 12-1A)。真菌在发内生长,造成病发干枯、无光泽、变细、变脆、易折断,可破坏毛囊引起永久性脱发,愈后遗留萎缩性瘢痕。可伴不同程度的瘙痒和疼痛,并有特殊的鼠臭味。部分患者仅表现为炎性丘疹、脱屑而无典型黄癣痂,易误诊。

2. **白癣**(white ringworm)　多见于学龄儿童,男性多于女性。皮损初为群集性红色小丘疹,可向四周扩大成圆形或椭圆形,上覆灰白色鳞屑,附近可出现数片较小的相同皮损,称为"母子斑"(图 12-1B)。病发于高出头皮 2～4mm 处折断,残根部包绕灰白色套状鳞屑,称为菌鞘,由真菌寄生于发干而形成。一般无明显自觉症状,偶有不同程度瘙痒。白癣一般无炎症反应,至青春期可自愈,与青春期皮脂腺分泌活跃,皮脂中不饱和脂肪酸对真菌生长有抑制作用有关。本型不破坏毛囊,故不造成永久性秃发,愈后不留瘢痕。

3. **黑点癣**(black-dot ringworm)　儿童及成人均可发病。皮损初为散在的鳞屑性灰白色斑,以后逐渐扩大成片。特点是病发刚出头皮即折断,残根在毛囊口处呈现黑点状(图 12-1C)。皮损炎症轻或无炎症,稍痒。本型属发内型感染,愈后常留有局灶性脱发和点状萎缩性瘢痕。

4. **脓癣**(kerion)　为头皮对致病真菌产生强烈超敏反应或合并细菌感染所致,主要由亲动物性皮肤癣菌引起。皮损初起为成群的炎性毛囊性丘疹,逐渐融合成隆起的炎性肿块,质地软,其表面在毛囊口处形成蜂窝状排脓小孔,可挤出脓液(图 12-1D)。皮损处毛发松动,易拔出。常伴耳后、颈、枕

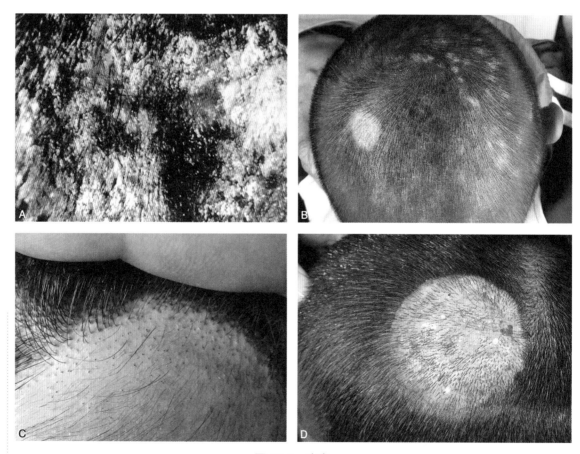

图 12-1　**头癣**
A. 黄癣;B. 白癣;C. 黑点癣;D. 脓癣。

部淋巴结肿大、疼痛和压痛,继发细菌感染后可形成脓肿,亦可伴发癣菌疹。本型可破坏毛囊,愈后可留有永久性秃发和瘢痕。

【辅助检查】

1. **真菌镜检及培养**　是诊断"金标准"。真菌直接镜检:黄癣发内可见链状菌丝和关节孢子,黄癣痂内见充满厚壁孢子和鹿角状菌丝;白癣发外可见围绕毛发成堆排列的圆形及卵圆形小孢子;黑点癣发内可见呈链状排列的圆形孢子;脓癣可见发内或发外孢子。真菌荧光显微镜检查可提高阳性率。

2. **Wood 灯检查**　可用于辅助诊断。黄癣呈暗绿色荧光;白癣呈亮绿色荧光;黑点癣则无荧光。

3. **皮肤镜检查**　可用于辅助诊断。白癣可见摩斯电码样发或发外菌套;黑点癣可见螺旋形发、逗号样发等。

【诊断和鉴别诊断】

根据临床表现、真菌检查、Wood 灯及皮肤镜特点,头癣的诊断一般不难。皮肤癣菌的菌种鉴定主要依靠真菌培养,必要时借助分子生物学方法。

本病应与脂溢性皮炎、头皮银屑病、梅毒性脱发等进行鉴别。

【预防和治疗】

应做到早发现、早诊断、早治疗,并做好消毒隔离工作;对患癣家畜和宠物给予相应的治疗和处理;对托儿所、学校、理发店等应加强卫生宣教和管理。

应采取综合治疗方案,服药、剪发、洗头、搽药、消毒五项措施联合。

1. **口服药物治疗**　伊曲康唑或特比萘芬口服。成人伊曲康唑 100~200mg/d,儿童 3~5mg/(kg·d),疗程 1~2 周;成人特比萘芬 250mg/d,儿童用量为体重小于 20kg 者 62.5mg/d,20~40kg 者 125mg/d,大于 40kg 者 250mg/d,疗程 4~8 周。治疗过程中定期检查肝功能,如异常应及时停药。

2. **剪发**　尽可能将病发剪除,每周 1 次,连续 8 周。

3. **洗头**　用硫黄皂或酮康唑洗剂洗头,每天 1 次,连用 8 周。

4. **搽药**　可用碘酊、联苯苄唑溶液或霜剂、特比萘芬霜等外用抗真菌药涂于患处,每天 2 次,连用 8 周。

5. **消毒**　患者使用过的毛巾、帽子、枕巾、梳子等生活用品及理发工具要煮沸消毒。

脓癣治疗同上,切忌切开引流,避免造成更大的永久性瘢痕。急性炎症期可短期联用小剂量糖皮质激素,继发细菌感染可加用抗生素。

第二节 ｜ 体癣和股癣

体癣(tinea corporis)指发生于除头皮、毛发、掌跖和甲以外的体表部位的皮肤癣菌感染;股癣(tinea cruris)特指腹股沟、会阴、肛周和臀部的皮肤癣菌感染,属特殊部位体癣。

【病因和发病机制】

体股癣的病原微生物为皮肤癣菌,以红色毛癣菌(*T. rubrum*)最为多见,其他包括须毛癣菌(*T. mentagrophytes*)、疣状毛癣菌(*T. verrucosum*)、犬小孢子菌(*M. canis*)、石膏样小孢子菌(*M. gypseum*)等。本病通过直接或间接接触传染,也可通过自身的手足癣或甲癣等传染蔓延而引起。

【临床表现】

本病夏秋季节多发。肥胖多汗、糖尿病、慢性消耗性疾病、长期应用糖皮质激素或免疫抑制剂者为易感人群。

1. **体癣**　皮损初为红色丘疹、丘疱疹,继而形成有鳞屑的红色斑片,边界清晰,边缘不断向外扩展,中央趋于消退,形成边界清晰的环状或多环状,且边缘常有丘疹、丘疱疹和水疱,中央可有色素沉着(图 12-2A)。亲动物性皮肤癣菌引起的皮损炎症反应明显。自觉瘙痒,可因长期搔抓刺激引起局部湿疹样或苔藓样改变。

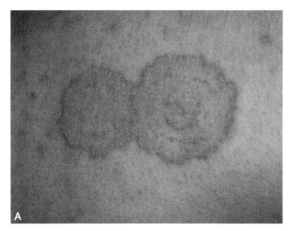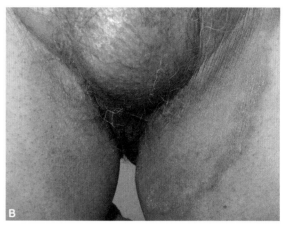

图 12-2　**体癣和股癣**
A. 体癣；B. 股癣。

2. **股癣**　好发于腹股沟部位，也可累及臀部和阴囊部位，单侧或双侧发生。典型皮损与体癣相同（图 12-2B），部分患者可出现湿疹样改变。由于患处透气性差、潮湿、易摩擦，常使皮损炎症明显，瘙痒显著。

【诊断和鉴别诊断】

根据临床表现和直接镜检结果，诊断一般不难。

体癣需与慢性湿疹、慢性单纯性苔藓、玫瑰糠疹、银屑病等进行鉴别；股癣需与湿疹、念珠菌性间擦疹、慢性家族性良性天疱疮、反向型银屑病等进行鉴别。

【预防和治疗】

应注意个人卫生，不与患者共用衣物、鞋袜、浴盆、毛巾等，内衣应宽松、透气；手足癣和甲癣患者应积极治疗，减少自身传染的机会；应避免接触患病的宠物及牲畜。

本病以局部治疗为主，皮损泛发或外用药疗效不佳者可考虑系统治疗。

1. **局部治疗**　可用各种唑类、丙烯胺类等抗真菌药。强调坚持用药 2 周以上或皮损消退后继续用药 1～2 周以免复发。婴幼儿患者及在腹股沟等部位皮肤薄嫩处，应选择刺激性小、浓度较低的外用药，并保持局部清洁干燥。

2. **系统治疗**　可口服伊曲康唑或特比萘芬，剂量同头癣，疗程 1～2 周，与外用药物联合治疗可增加疗效。

第三节 │ 手癣和足癣

手癣（tinea manum）指皮肤癣菌侵犯指间、手掌、掌侧平滑皮肤引起的浅表真菌感染，而足癣（tinea pedis）则主要累及足趾间、足跖、足跟、足侧缘。

【病因和发病机制】

本病主要由红色毛癣菌（*T. rubrum*）、指（趾）间毛癣菌（*T. interdigitale*）、石膏样小孢子菌（*M. gypseum*）和絮状表皮癣菌（*Epidermophyton floccosum*）等感染引起，本病主要通过接触传染，用手搔抓患癣部位或与患者共用鞋袜、手套、浴巾、脚盆等是主要传播途径。

【临床表现】

手足癣（特别是足癣）是最常见的浅部真菌病，在全世界广泛流行。夏季发病率高。多累及成年人，男女比例无明显差别。足癣双侧受累多见，往往由一侧传播至对侧，而手癣常为单侧。根据临床特点不同，手足癣可分为以下 3 种类型。

1. **水疱型**　好发于指（趾）间、掌心、足跖及足侧缘。皮损初为针尖大小的深在水疱，疱液清，壁厚而发亮,不易破溃(图 12-3A),可融合成多房性大疱,撕去疱壁露出蜂窝状基底及鲜红糜烂面,干燥吸收后出现脱屑。瘙痒明显。

2. 鳞屑角化型 好发于掌跖部及足跟,呈弥漫性皮肤粗糙、增厚、脱屑、干燥(图 12-3B),冬季易发生皲裂甚至出血,可伴有疼痛。一般无明显瘙痒。

3. 浸渍糜烂型(也称间擦糜烂型) 好发于指(趾)缝,足癣尤以第 3~4 和第 4~5 趾间多见。多见于手足多汗、浸水、长期穿胶鞋者,夏季多发。表现为皮肤浸渍发白,表面松软易剥脱,露出潮红糜烂面及渗液,常伴裂隙(图 12-3C)。有明显瘙痒,继发细菌感染时有臭味。

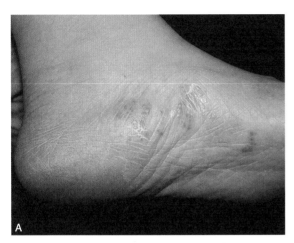
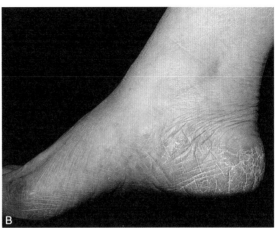
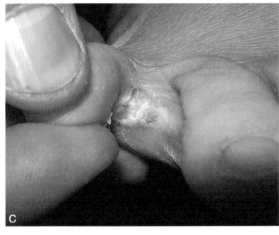

图 12-3 **足癣**
A. 水疱型;B. 鳞屑角化型;C. 浸渍糜烂型。

足癣(尤其浸渍糜烂型)易继发细菌感染,可出现急性淋巴管炎、淋巴结炎、蜂窝织炎或丹毒,炎症反应明显时还可引发局部湿疹样改变和癣菌疹。

【诊断和鉴别诊断】

根据手足癣的临床表现,结合真菌镜检和/或培养可明确诊断。本病需与湿疹、汗疱疹、掌跖脓疱病、掌跖角化病、接触性皮炎等进行鉴别。

【预防和治疗】

手足癣要及时、彻底地治疗,伴甲真菌病者应同时治疗甲真菌病,消灭传染源;穿透气性好的鞋袜,保持足部干燥;不共用鞋袜、浴盆、脚盆等生活用品。

本病以局部治疗为主,疗程一般需要 2~4 周;鳞屑角化型手足癣或外用药疗效不佳者,可考虑系统治疗。

1. 局部治疗 应根据不同临床类型选择不同的处理方法,如水疱型应选择刺激性小的霜剂或水剂(如唑类霜剂或溶液等);浸渍糜烂型给予硼酸溶液、依沙吖啶溶液等湿敷,待渗出减少时再给予粉剂(如氧化锌粉、咪康唑粉等),皮损干燥后再外用霜剂、软膏等,不宜选用刺激性大、剥脱性强的药物;鳞屑角化型无皲裂时可用剥脱作用较强的制剂(如复方苯甲酸软膏等),必要时可采用封包疗法。

2. 系统治疗 口服伊曲康唑或特比萘芬,剂量同体股癣,水疱型和浸渍糜烂型疗程1~2周,鳞屑角化型疗程2~4周。足癣继发细菌感染时应联合抗生素,引发癣菌疹时应给予抗过敏药物治疗。

第四节 │ 甲真菌病

由各种真菌引起的甲板和/或甲下组织感染统称为甲真菌病(onychomycosis),而甲癣(tinea unguium)特指其中由皮肤癣菌感染所致者。

【病因和发病机制】

甲真菌病主要由皮肤癣菌感染引起,其次为酵母菌和霉菌。皮肤癣菌中红色毛癣菌(*T. rubrum*)、指(趾)间毛癣菌(*T. interdigitale*)、絮状表皮癣菌(*E. floccosum*)是最常见的三种致病微生物;酵母菌主要是念珠菌属(*Candida*)、马拉色菌属(*Malassezia*);霉菌包括柱顶孢霉属(*Scytalidium*)、短帚霉(*Scopulariopsis brevicaulis*)等。同一病甲偶可感染两种或两种以上的致病真菌。

甲真菌病多由手足癣直接传染,诱因为系统性疾病(如糖尿病)、局部血液或淋巴液回流障碍、甲外伤或其他甲病等。

【临床表现】

甲真菌病占所有甲病的50%,患病率随年龄增长而升高。根据真菌侵犯甲的部位和程度的不同,可分为以下几种类型。

1. 浅表白斑型甲真菌病(superficial white onychomycosis,SWO) 致病真菌从甲板表面直接侵入引起。表现为甲板浅层有点状或不规则状白色浑浊,表面失去光泽或稍有凹凸不平(图12-4A)。

2. 远端侧位甲下型甲真菌病(distal and lateral subungual onychomycosis,DLSO) 此型最常见,多由手足癣蔓延而来。真菌从一侧侵犯甲的远端前缘及侧缘,并使之增厚、灰黄浑浊,甲板表面凹凸不平或破损(图12-4B)。

3. 近端甲下型甲真菌病(proximal subungual onychomycosis,PSO) 真菌多通过受损甲小皮进入甲板及甲床。表现为甲半月和甲根部粗糙肥厚、凹凸不平或破损(图12-4C)。

4. 甲板内型甲真菌病(endonyx onychomycosis,EO) 损害仅局限在甲板,不侵犯甲下。甲板呈白色或灰白色,无明显增厚或萎缩,无明显炎症。此型临床少见。

5. 全甲毁损型甲真菌病(total dystrophic onychomycosis,TDO) 是各型甲真菌病发展的最终结果。表现为整个甲板被破坏、增厚,呈灰黄、灰褐色,甲板部分或全部脱落,甲床表面残留粗糙角化堆积物(图12-4D)。

6. 其他类型

(1)念珠菌性甲真菌病(candidal onychomycosis):念珠菌导致近端和侧位甲皱襞慢性炎症,进而累及甲,表现为甲增厚、变色、变形,常伴甲沟炎及甲小皮缺失。

(2)继发性甲真菌病(secondary onychomycosis):指在非真菌性甲病基础上继发真菌感染,真菌侵入甲板及周围组织。常见于银屑病和外伤性甲病,一般可见到原发病表现。

本病病程缓慢,若不治疗可迁延终身。一般无自觉症状,指甲甲板增厚或破坏可影响手指精细动作。趾甲增厚、破坏可引起疼痛,还可继发嵌甲等。

【诊断和鉴别诊断】

根据甲变色、无光泽、增厚破损,结合真菌检查阳性即可确诊。本病需与甲营养不良、银屑病、扁平苔藓、慢性湿疹等所致甲病及甲下疣、甲下肿瘤等进行鉴别。

【预防和治疗】

因药物不易进入甲板且甲生长缓慢,故治疗较为困难,其关键在于坚持用药。

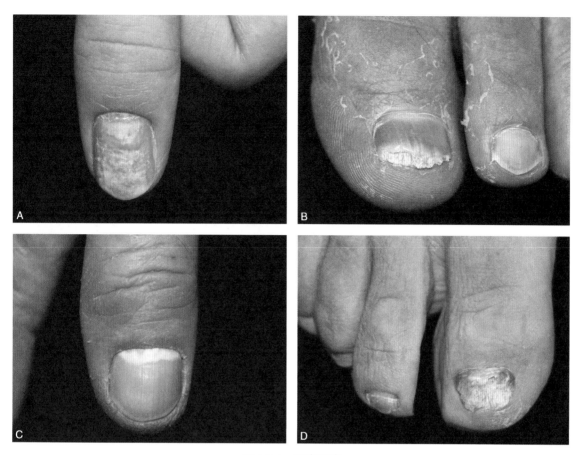

图 12-4　**甲真菌病**
A. 浅表白斑型；B. 远端侧位甲下型；C. 近端甲下型；D. 全甲毁损型。

1. **局部治疗**　常用于浅表白斑型和远端侧位甲下型的损害。先用小刀或指甲锉尽量去除病甲，再外用冰醋酸溶液或碘酊，每天 2 次，疗程 3～6 个月，直至新甲长出为止；还可用阿莫罗芬甲搽剂，每周应用 1～2 次，疗程为 48 周。

2. **系统治疗**　伊曲康唑间歇冲击疗法（200mg，每天 2 次，口服 1 周停用 3 周为 1 个疗程），指甲需 2～3 个疗程，趾甲需 3～4 个疗程；特比萘芬 250mg/d 连续服用，指甲疗程 6～8 周，趾甲疗程 12～16 周。与外用药物联合治疗可提高疗效。

第五节 ｜ 花斑糠疹

花斑糠疹（pityriasis versicolor）既往称花斑癣、汗斑，是马拉色菌侵犯皮肤角质层所引起的表浅感染。

【病因和发病机制】

马拉色菌属嗜脂酵母菌，是常见的人体寄居菌，引起花斑糠疹的病原真菌主要为球形马拉色菌（*Malassezia globosa*）。高温潮湿、多脂多汗、营养不良、慢性疾病及应用糖皮质激素等是促发因素，亦具有一定的遗传易感性。

【临床表现】

本病好发于青壮年，男性多见，以面颈、前胸、肩背、上臂、腋窝等皮脂腺丰富部位多发。皮损初为以毛孔为中心、边界清晰的点状斑疹，可为褐色、淡褐色、淡红色、淡黄色或白色，逐渐增大至指甲盖大小，圆形或类圆形，邻近皮损可相互融合成不规则大片状，表面覆以糠秕状鳞屑（图 12-5）。一般无自觉症状，偶有轻度瘙痒。病程慢性，冬轻夏重，如不治疗常持续多年，有一定传染性。

【辅助检查】

皮损处取鳞屑直接镜检,可见成簇的圆形或卵圆形孢子,以及短粗、两头钝圆的腊肠形菌丝(图 12-6)。标本在含植物油的培养基上 37℃培养 3 天,有奶油色酵母菌落生成。Wood 灯下皮损呈黄色或黄绿色荧光。

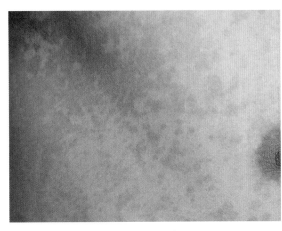

图 12-5 花斑糠疹

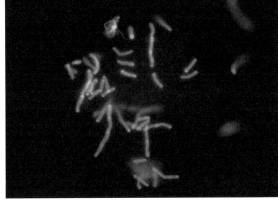

图 12-6 马拉色菌菌丝

【诊断和鉴别诊断】

根据临床表现结合实验室检查,本病易诊断。需与白癜风、玫瑰糠疹、脂溢性皮炎等进行鉴别。

【预防和治疗】

患者应勤洗澡、勤换衣物,内衣应煮沸消毒。

本病以局部治疗为主,可选用抗真菌外用制剂,如酮康唑霜、咪康唑霜、克霉唑霜等,疗程 2～4 周。酮康唑洗剂、硫代硫酸钠溶液、二硫化硒洗剂外用也有效。皮损面积大、单纯外用疗效不佳者可用抗真菌药系统治疗。

第六节 | 马拉色菌毛囊炎

马拉色菌毛囊炎(Malassezia folliculitis)是由马拉色菌引起的毛囊炎性损害。

【病因和发病机制】

本病的病原微生物多为球形马拉色菌。在促发因素影响下,马拉色菌可在毛囊内大量繁殖,其脂肪分解酶将毛囊部位的甘油三酯分解成游离脂肪酸,后者可刺激毛囊口产生较多脱屑并造成阻塞,使皮脂潴留,加之游离脂肪酸的刺激致毛囊扩张破裂,导致毛囊内容物释放入周围组织,产生炎症反应。

【临床表现】

本病多累及中青年,男性多于女性。好发于颈、前胸、肩背等部位,多对称发生。典型皮损为炎性毛囊性丘疹、丘疱疹或小脓疱,半球形,直径 2～4mm,周边有红晕,可挤出粉脂状物质,常数十至数百个密集或散在分布(图 12-7)。有不同程度的瘙痒,出汗后加重。患者常存在多汗、油脂溢出,可合并花斑糠疹和脂溢性皮炎。

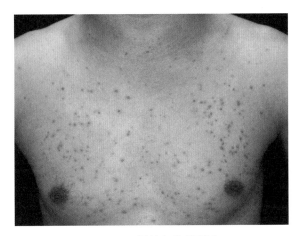

图 12-7 马拉色菌毛囊炎

【诊断和鉴别诊断】

根据典型皮损及真菌镜检阳性,本病易于诊

断。本病需与痤疮、细菌性毛囊炎、嗜酸性脓疱性毛囊炎等进行鉴别。

【预防和治疗】

应尽量去除诱因,治疗原则基本同花斑糠疹。由于本病部位较深,应选择渗透性好的外用抗真菌药(如酮康唑),亦可辅以酮康唑洗剂或二硫化硒洗剂洗澡。对皮损泛发、炎症较重且局部治疗效果不佳者,可联合口服抗真菌药。

第七节 | 念珠菌病

念珠菌病(candidiasis)是由念珠菌属致病微生物引起的感染,可引起皮肤黏膜的浅部感染,也可累及内脏器官引起深部感染。

【病因和发病机制】

主要致病微生物包括念珠菌属的白念珠菌(*Candida albicans*)、光滑念珠菌(*C. glabrata*)、克柔念珠菌(*C. krusei*)、热带念珠菌(*C. tropicalis*)、季也蒙念珠菌(*C. guilliermondii*)、近平滑念珠菌(*C. parapsilosis*)、葡萄牙念珠菌(*C. lusitaniae*)等。

念珠菌是最常见的条件致病微生物之一,存在于自然界及正常人的口腔、胃肠道、阴道及皮肤。是否发生感染,取决于真菌毒力和宿主抵抗力之间的制衡。真菌毒力与其分泌的各种蛋白酶及其对上皮的黏附能力、形态转换、生物膜形成有关。降低宿主抵抗力的因素包括原发性免疫功能下降、皮肤黏膜屏障作用降低、长期使用糖皮质激素或免疫抑制剂等引起的继发性免疫功能下降等。

【临床表现】

念珠菌病的临床表现多样,根据感染部位的不同,可分为皮肤黏膜念珠菌病和系统性念珠菌病两大类,且各存在不同临床类型。

1. 皮肤念珠菌病

(1)念珠菌性间擦疹(candidal intertrigo):好发于婴幼儿、肥胖多汗者和糖尿病患者的腹股沟、会阴、腋窝、乳房下等皱褶部位,从事浸水作业者常发生于指间(尤其第3、4指间)。皮损为局部潮红、浸渍、糜烂,界限清楚,边缘附着鳞屑,外周常有散在炎性丘疹、丘疱疹及脓疱(图12-8A)。自觉瘙痒或疼痛。

(2)念珠菌性甲沟炎及甲真菌病(candidal paronychia and onychomycosis):多累及浸水工作者和糖尿病患者。好发于指甲及甲周。甲沟炎表现为甲沟红肿,有少量溢出液但不化脓,甲小皮消失,重者可引起甲床炎,自觉痛痒。甲真菌病表现为甲板增厚浑浊,出现白斑、横沟或凹凸不平,甲下角质增厚堆积或致甲剥离。

(3)其他皮肤念珠菌病:如慢性皮肤黏膜念珠菌病和念珠菌性肉芽肿(图12-8B)。

2. 黏膜念珠菌病

(1)口腔念珠菌病及念珠菌性口角炎

1)口腔念珠菌病(oral candidiasis):以急性假膜性念珠菌病(又称鹅口疮)最常见。多累及老人、婴幼儿及免疫功能低下者(尤其是艾滋病患者),新生儿可通过产道感染。一般起病急、进展快,在颊黏膜、上腭、咽、牙龈、舌等部位出现凝乳状白色斑片,紧密附着于黏膜表面,不易剥除(假膜),其下有潮红糜烂面(图12-8C)。老年人尤其镶义齿者可发生慢性增生性口腔念珠菌病,表现为增生性白斑。

2)念珠菌性口角炎:最初表现为口角处界限不清、浅灰白色的增厚斑,继而转变为蓝白色,相邻皮肤呈红斑鳞屑性改变,可伴皲裂、浸渍和结痂,常与鹅口疮或其他类型念珠菌病伴发。

(2)外阴阴道念珠菌病(vulvovaginal candidiasis):多累及育龄期妇女,可通过性接触传染。表现为外阴及阴道黏膜红肿,白带增多,呈豆渣样、凝乳块状或水样,带有腥臭味。自觉瘙痒剧烈或灼痛。部分患者可反复发作,称复发性外阴阴道念珠菌病,妊娠、糖尿病、长期应用广谱抗生素等是主要诱因。

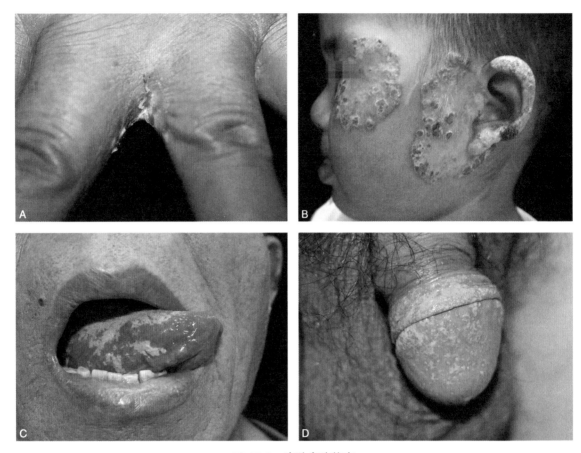

图 12-8 **皮肤念珠菌病**
A. 念珠菌性间擦疹；B. 念珠菌性肉芽肿；C. 口腔念珠菌病；D. 念珠菌性包皮龟头炎。

（3）念珠菌性包皮龟头炎（candidal balanoposthitis）：多累及包皮过长或包茎的男性，可通过性接触传染。表现为包皮内侧及龟头弥漫性潮红，附着乳白色斑片，可有多发性针帽大的红色小丘疹，伴有脱屑，可波及阴囊产生红斑和脱屑（图 12-8D）。自觉瘙痒或无明显自觉症状。

3. 系统性念珠菌病 当宿主防御功能降低时，念珠菌可引起系统性播散，高危人群如白血病、淋巴瘤、艾滋病、虚弱和营养不良等免疫功能低下者。临床表现可有多种形式，侵犯消化道可表现为食管炎、肠炎，侵犯呼吸道可表现为支气管炎、肺炎，侵犯泌尿系统可表现为肾盂肾炎、膀胱炎等。严重者可发生念珠菌血症，并可累及肝、脾等多脏器，常导致死亡。

【诊断和鉴别诊断】

念珠菌病的临床表现多样，诊断应根据临床特点及真菌学检查。鉴于念珠菌是人体常驻菌，来自皮肤黏膜、痰、粪的标本培养阳性或镜检只见到少数孢子时，只能说明有念珠菌存在，不能诊断为念珠菌病，只有镜检看到大量出芽孢子、假菌丝或菌丝，才说明该菌处于致病状态。若血液、密闭部位的体腔液、深部组织标本培养出念珠菌即可确诊为深部感染。必要时做组织病理学检查。

念珠菌病应与湿疹、尿布皮炎、细菌性甲沟炎、口腔扁平苔藓、地图舌、细菌性及滴虫性阴道炎等进行鉴别。

【预防和治疗】

治疗原则为去除诱因、积极治疗基础疾病，必要时给予支持疗法。

1. 局部治疗 主要用于皮肤黏膜浅部感染。口腔念珠菌病可外用克霉唑液、制霉菌素溶液（10万 U/ml）或甲紫溶液；皮肤间擦疹和念珠菌性包皮龟头炎可外用抗真菌溶液或霜剂；阴道念珠菌病根据病情选用制霉菌素、克霉唑或咪康唑栓剂。

2. 系统治疗 主要用于大面积和深部感染，以及复发性生殖器念珠菌病、甲感染等。复发性生殖器念珠菌病可口服氟康唑或伊曲康唑;甲感染及慢性皮肤黏膜念珠菌病需根据病情用药2~3个月或更久;肠道感染首选制霉菌素口服;呼吸道及其他脏器感染可用氟康唑静脉注射、伏立康唑口服或静脉注射,两性霉素B与氟胞嘧啶也可单用或联用。

第八节 | 着色芽生菌病

着色芽生菌病(chromoblastomycosis)是由暗色真菌引起的皮肤及皮下组织慢性感染。

【病因和发病机制】

主要病原微生物是裴氏着色霉(*Fonsecaea pedrosoi*)、疣状瓶霉(*Phialophora verrucosa*)和卡氏枝孢霉(*Cladosporium carrionii*)、紧密着色霉(*F. compacta*)、单梗着色霉(*F. monophora*)。这些真菌存在于泥土和腐烂的植物上,主要通过孢子从皮肤破损处植入而引起感染。

【临床表现】

本病在世界各地均有报道,但以热带和亚热带地区发病率高,我国以广东、广西、山东、河南多见。常见于户外活动和赤足者(如农业、林业劳动者),近年来有器官移植后继发本病的报道。

本病病程为慢性,常有局部外伤史,可累及各年龄组,以中青年多见,男性多于女性。皮损好发于暴露部位,尤以足、小腿和手臂多见,亦可发生于面、耳、胸、肩、臀部者。皮损初为真菌侵入处的单个炎性丘疹,逐渐扩大并形成暗红色结节或斑块,表面呈疣状、菜花状或覆盖污褐色痂,痂上有散在的针帽大小黑褐色小点,痂下常有脓液溢出,揭开痂后可见颗粒状或乳头状肉芽,肉芽之间常有脓栓,在斑块或结节周围呈暗红色炎性浸润带(图12-9)。自觉症状不明显,继发细菌感染或溃疡时有疼痛。病程进展缓慢,可发展成疣状皮肤结核样、梅毒树胶肿样、银屑病样、足菌肿或象皮肿样皮损。病变偶可侵及黏膜,甲周损害可波及甲板,表现为甲板变厚、浑浊或明显嵴状隆起,甲下鳞屑堆积。本病晚期可沿周围淋巴管播散,出现卫星状皮损,亦可经血行播散引起系统性损害。

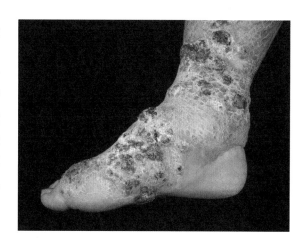

图12-9 **着色芽生菌病**

【组织病理学】

表皮内有炎症细胞浸润和以中性粒细胞为主的小脓肿形成;真皮浅层有广泛的炎症细胞浸润,在异物巨细胞内和小脓肿处可见棕色圆形厚壁孢子。

【诊断和鉴别诊断】

根据外伤部位发生典型皮损,结合真菌检查和组织病理学检查,见到单个或成群的棕黄色厚壁孢子即可诊断,真菌培养可初步明确致病微生物种属。

本病应与固定型孢子丝菌病、皮肤结核、梅毒、鳞状细胞癌等进行鉴别。

【预防和治疗】

1. **系统治疗** 伊曲康唑或特比萘芬口服,疗程至少6个月。两性霉素B、氟胞嘧啶也有一定的疗效。

2. **局部治疗** 外用含渗透剂的抗真菌药物有效,也可病灶内注射两性霉素B 1~3mg/ml,每周1~2次。

3. **其他治疗** 小面积皮损可用直接切除、CO_2激光、电烧灼、冷冻、热疗等方法,较大面积皮损切除后需植皮,但应防止术中污染而引起播散。

皮损泛发且有肥厚瘢痕生成者疗效欠佳,用药时间需延长。应注意定期监测,预防药物不良反应的发生。

第九节 | 孢子丝菌病

孢子丝菌病(sporotrichosis)是由孢子丝菌复合体(*Sporothrix* complex)引起的皮肤黏膜和局部淋巴组织的慢性感染,偶可播散至全身引起系统损害。

【病因和发病机制】

孢子丝菌复合体分为 6 个菌种,包括申克孢子丝菌(*S. schenckii*)、球形孢子丝菌(*S. globosa*)、巴西孢子丝菌(*S. brasiliensis*)、墨西哥孢子丝菌(*S. mexicana*)、卢艾里孢子丝菌变种(*S. luriei*)以及白孢子丝菌(*S. pallida*),我国致病微生物主要是球形孢子丝菌,极少数由申克孢子丝菌引起。该菌广泛存在于自然界中,是土壤、木材及植物的腐生菌,皮肤外伤后接触到被孢子丝菌污染的物质或患畜是该病传播的主要途径。孢子偶可经呼吸道侵入肺部或血行播散至内脏及骨骼。

【临床表现】

本病遍布全球,我国东北地区多见,多发于农民、矿工、造纸工人、园丁。本病一般可分为以下 4 型。

1. **固定型** 最常见,好发于面、手背及双上肢、颈部、下肢等暴露部位,常局限于初发部位。表现为丘疹、疣状结节、浸润性斑块、脓肿、溃疡、肉芽肿、脓皮病样或坏疽样等多形性改变(图 12-10A)。

2. **淋巴管型** 较常见,原发性皮损常在四肢远端,孢子由外伤处植入,经数日或数月后局部出现一皮下结节,逐渐呈紫红色或中心坏死形成溃疡,伴有脓液或厚痂(孢子丝菌性初疮),数天乃至数周后,沿淋巴管向心性出现新的结节,排列成串,但引起淋巴结炎者甚少(图 12-10B)。旧皮损愈合的同时新皮损不断出现,病程延续数月乃至数年。

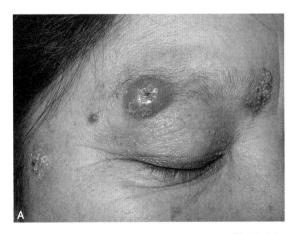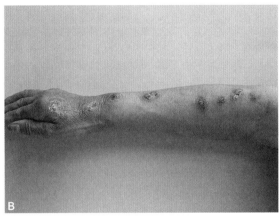

图 12-10 **孢子丝菌病**
A. 固定型;B. 淋巴管型。

3. **皮肤播散型** 偶见,可继发于皮肤淋巴管型或由自身接种所致,于远隔部位出现多发性实质性皮下结节,继而软化形成脓肿,日久可溃破。皮损可为多形性改变。

4. **皮肤外型** 罕见,又称内脏型或系统性孢子丝菌病,多累及免疫力低下者,由血行播散引起,吸入孢子可发生肺孢子丝菌病,还可侵犯骨骼、眼、中枢神经系统、心、肝、脾、胰、肾、睾丸及甲状腺等器官。

【组织病理学】

早期病变表现为真皮非特异性肉芽肿;成熟皮损典型改变为"三区病变":中央以中性粒细胞浸润为主的化脓区,周围由组织细胞、上皮细胞和多核巨细胞组成的结核样区,外层多为浆细胞、淋巴细胞浸润组成的梅毒样区。PAS 染色可见圆形、雪茄形孢子和星状体。

【其他辅助检查】

直接镜检阳性率低;真菌培养初为乳白色酵母样菌落,7～14 天可发展为咖啡色或黑色有褶皱的菌落。

【诊断和鉴别诊断】

根据临床表现、真菌培养和组织病理学检查可明确诊断,必要时可借助分子生物学检测技术。本病需与皮肤结核、非典型分枝杆菌感染、着色芽生菌病、梅毒树胶肿、脓皮病及皮肤肿瘤等进行鉴别。

【预防和治疗】

流行区应对污染的腐物、杂草进行焚烧,尽量消除传染源,切断传染途径;从事造纸、农牧业的人员应做好个人防护;一旦发生皮肤外伤要及时处理,以免感染。

1. **系统治疗** 碘化钾既往为治疗孢子丝菌病的首选药,常口服 10% 碘化钾溶液,总疗程 3～6 个月,其治疗机制仍不清楚。目前伊曲康唑为治疗孢子丝菌病的一线用药,伊曲康唑剂量为 200～400mg/d,疗程一般为 3～6 个月,有较高的安全性和治愈率;也可应用特比萘芬,剂量为 250mg/d,疗程同伊曲康唑。系统感染者可用两性霉素 B。

2. **局部治疗** 局部温热疗法可控制组织内真菌生长,可用于禁忌或不耐受系统治疗者,温度应达 40～43℃,早晚各 1 次,每次 30 分钟,部分患者可在 1～4 个月内治愈。也可采用光动力等疗法。治疗效果不佳时可考虑联合治疗,包括药物联合、药物与物理治疗联合或药物与手术联合。

(李福秋　潘炜华)

本章数字资源

本章思维导图

第十三章 动物性皮肤病

在动物界能侵犯人体引起皮肤损害的门类较多,包括皮肤猪囊虫病、蝇蛆病、刺胞皮炎等,其流行病学、临床表现和防治策略各有特点。临床上以昆虫及寄生虫最为常见。其机制主要有:①蚊、蠓、臭虫等的口器或尾钩叮咬机械损伤皮肤;②桑毛虫等虫类的刺毛、鳞片、分泌物、排泄物以及蜈蚣、蝎、蜘蛛等刺蜇人体时排出毒液刺激皮肤,引起局部或全身反应;③昆虫的毒腺或唾液内含多种抗原引起Ⅰ型超敏反应;④昆虫口器留在组织内或以寄生虫直接钻入皮内移行引起炎症反应、肉芽肿性丘疹或结节。临床表现取决于昆虫种类和个体反应差异。

诊断方面,如能明确致病昆虫,应诊断为其所致的独立皮肤病(如疥疮、隐翅虫皮炎等);若致病昆虫种类不能确定,则统称为虫咬皮炎。

第一节 疥 疮

疥疮(scabies)是由疥螨(*Sarcoptes scabiei*)寄生于皮肤所致的传染性皮肤病。

【病因和发病机制】

疥螨又称疥虫,分为人疥螨和动物疥螨,人的疥疮主要由人疥螨引起。疥螨大小0.2~0.4mm,体小呈圆形或卵圆形,黄白色,腹侧前后各有2对足,体表有多数棘刺。雌虫较大,腹部中央有产卵孔,后缘有肛门;雄虫较小,与雌虫交尾后即死亡。疥螨为表皮内寄生虫,雌虫受精后钻入皮肤角质层内掘成隧道,在其内产卵,经1~2个月排卵40~50个后死亡,卵经3~4天后孵成幼虫,幼虫爬至皮肤表面藏匿于毛囊口内,经3次蜕皮发育为成虫,从卵到成虫约需15天。疥螨离开人体后可存活2~3天,可通过气味和体温寻找新宿主。

本病为接触传染,集体宿舍或家庭内易发生流行,同睡床铺、共用衣被甚至握手等行为均可传染。动物疥螨亦可感染人,但因人类皮肤不适合其栖息,因此人感染后临床表现较轻,有自限性。

【临床表现】

疥螨易侵入指缝、手腕、肘窝、腋窝、乳晕、脐周、外生殖器等皮肤薄嫩部位和前臂、下腹及臀部等,成人很少累及头皮和面部,但在免疫受损者和婴儿可累及全身皮肤。皮损多对称,表现为丘疹、丘疱疹及隧道,丘疹为淡红色或正常肤色,可有炎性红晕;丘疱疹多见于指缝、腕部等处;隧道为灰白色或浅黑色浅纹,弯曲微隆起,末端可有丘疹和小水疱,为雌虫停留处,有的因搔抓或继发感染、湿疹化及苔藓样变者不易见到典型隧道,儿童可在掌跖等处见到隧道;在阴囊、阴茎、龟头等处发生直径3~5mm的暗红色结节,称疥疮结节,为疥螨死后引起的异物反应(图13-1)。高度敏感者皮损泛发,可有大疱。病程较长者可有湿疹样、苔藓样变,继发细菌感染可发生脓疱疮、毛囊炎、疖及淋巴结炎。自觉剧痒,尤以夜间为甚。

经常洗澡、不正规治疗者皮损可失去典型性,增加诊断困难。有感觉神经病变、智力障碍、严重体残、严重免疫功能下降者,易发生结痂性疥疮(挪威疥疮),表现为大量鳞屑、结痂、红皮病或疣状斑块,累及全身,寄生疥螨密集,传染性极强。

【辅助检查】

用皮肤镜检查,可见蔔行性隧道,远端可看到圆形疥螨,顶端呈三角翼样结构,紫外线皮肤镜观察

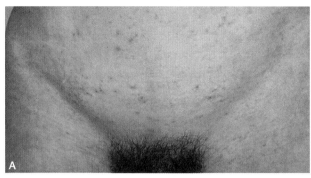
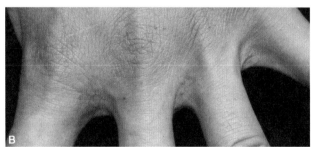
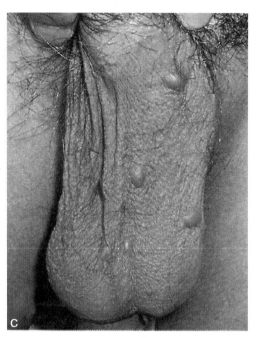

图 13-1　**疥疮**
A. 下腹部；B. 指缝；C. 疥疮结节。

到隧道显示间断亮白色荧光。墨水染色可见到远端疥螨和隧道内虫卵。刮取皮肤标本中可找到疥螨和虫卵。

【诊断和鉴别诊断】

根据接触传染史，皮肤柔嫩部位有丘疹、水疱及隧道，阴囊有瘙痒性结节，夜间瘙痒加剧等特征，本病不难诊断。皮肤镜和镜检找到疥螨或虫卵可确诊。

本病应与痒疹、皮肤瘙痒症、虱病、湿疹等进行鉴别。

【预防和治疗】

一旦确诊应立即隔离，并煮沸消毒衣服和寝具。家庭内成员或集体生活者应同时治疗。

本病以局部治疗为主，对瘙痒严重者可辅以镇静止痒药睡前内服，继发感染时应同时局部或系统用抗生素。

1. 局部治疗　应从颈部（婴儿包括头面部）到足全身外用药物，不能遗漏皮肤皱褶处、肛门周围和指甲的边缘及甲襞。用药期间不洗澡、不更衣，以保持药效。一次治疗未愈者，需间隔 1～2 周后重复使用。药物可选下列之一：

（1）10% 硫黄软膏（婴幼儿用 5%）：先用热水和肥皂洗澡后用药，每天 1～2 次，连续 3～4 天为一疗程。

（2）三氯苯醚菊酯霜（permethrin，扑灭司林，苄氯菊酯）：为合成除虫菊酯，可杀死疥螨但对人毒性极低，外用 8～10 小时后洗去。

（3）苯甲酸苄酯乳剂：杀虫力强，刺激性低，每天外用 1～2 次，共 2～3 天。

（4）疥疮结节难以消退者，可外用或结节内注射糖皮质激素，也可液氮冷冻。

2. 系统治疗　伊维菌素（ivermectin）单次口服，适用于外用药物无效或结痂性疥疮。

第二节 │ 毛虫皮炎

毛虫皮炎（caterpillar dermatitis）是毛虫的毒毛或毒刺进入皮肤后，其毒液引起的瘙痒性、炎症性皮肤病。

【病因和发病机制】

常见致病毛虫有桑毛虫、松毛虫和刺毛虫。桑毛虫为桑毒蛾的幼虫,有 200 万～300 万根毒毛,内含激肽、脂酶及其他多肽;松毛虫是松蛾的幼虫,每条虫有 1 万多根毒毛,有倒刺状小棘,末端尖锐,刺入皮肤后不易拔出;刺毛虫的毒液含斑蝥素。毛虫的毒毛极易脱落,随风飘到体表或晾晒衣物上,毒液进入皮肤后可引起原发刺激反应。

【临床表现】

好发于夏秋季,干燥、大风季节易流行,户外活动、树荫下纳凉者易患病。好发于颈、肩、上胸部及四肢屈侧。一般先有剧痒,继之出现绿豆至黄豆大小的水肿性红斑、斑丘疹、丘疱疹、风团样损害,中央常有一针尖大小的黑色或深红色刺痕,皮损数个至数百个不等,常成批出现。可出现恶心、呕吐及关节炎。病程约 1 周,反复接触毒毛或经常搔抓者可持续 2～3 周。毒毛进入眼内可引起结膜炎、角膜炎。

【辅助检查】

用透明胶带紧贴于皮损表面,再将胶带放在滴有二甲苯的载玻片上镜检,可找到毒毛;皮肤镜检查,在皮损部位常可见刺入或横卧于皮沟中的毒毛。

【诊断和鉴别诊断】

根据发病季节、流行地区、典型临床表现及查到毒毛可以确诊本病。本病应与接触性皮炎、急性荨麻疹、虫咬皮炎等进行鉴别。

【预防和治疗】

可采用药物喷洒或生物防治技术,消灭毛虫及其成蛾。在有毛虫的环境中,应避免在下风方向作业,同时穿戴防护衣帽。

治疗原则为尽量去除毒毛,止痒、消炎,防止继发感染。氧化锌橡皮膏或透明胶带反复粘贴皮损部位可粘除毒毛。接触松毛虫及其污染物后,立即用肥皂、草木灰等碱性水擦洗。局部外用止痒、保护性药物,如薄荷炉甘石洗剂及糖皮质激素霜。皮损泛发剧痒者可服抗组胺药物,严重者可内服糖皮质激素。松毛虫所致骨关节炎应以消炎止痛为主。

第三节 │ 隐翅虫皮炎

隐翅虫皮炎(paederus dermatitis)是皮肤接触隐翅虫体内毒液后所致的接触性皮炎。

【病因和发病机制】

隐翅虫属昆虫纲,鞘翅目,夏秋季节活跃,夜间常围绕灯光飞行,停留于皮肤上的虫体被拍打或压碎后,其体内的强酸性(pH 1～2)毒液导致发病。

【临床表现】

夏秋季节雨后闷热天气易发病。多累及面部、颈、四肢及躯干等暴露部位。接触毒液数小时到 2 天后,局部出现条状、片状或点簇状水肿性红斑,其上有密集丘疹、水疱及脓疱,部分损害中心脓疱融合成片(图 13-2),可继发糜烂、结痂及表皮坏死,若发生于眼睑或外阴则明显肿胀。有瘙痒、灼痛和灼热感。反应剧烈或范围较大者可伴发热、头晕、局部淋巴结肿大。病程约 1 周,愈后可留下暂时性色素沉着。

【诊断和鉴别诊断】

根据隐翅虫接触史和典型临床表现等可确诊。应与接触性皮炎、急性湿疹等进行鉴别。

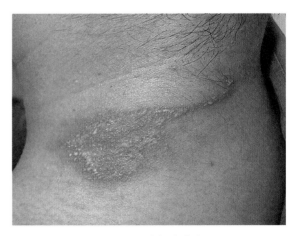

图 13-2　隐翅虫皮炎

【预防和治疗】

夜间关好纱窗和蚊帐。当隐翅虫落到皮肤上时应驱赶，不要在皮肤上拍死或压碎。用清水冲洗后可选用高锰酸钾溶液、依沙吖啶溶液、碳酸氢钠溶液或聚维酮碘溶液湿敷。红斑可选用炉甘石洗剂或糖皮质激素霜等。南通蛇药片6~8片加水调成糊状局部外用，效果较好。有感染者可外用抗生素。病情严重者可短期系统使用糖皮质激素。

第四节 │ 虱 病

虱病（pediculosis）是由虱寄生于人体，反复叮咬吸血引起的传染性皮肤病。本病通过人与人之间直接传播（阴虱为性传播疾病），亦可通过被褥、衣帽等物品间接传播。

【病因和发病机制】

虱为昆虫纲节肢动物，属体外寄生虫。由于寄生部位不同及形态、习性差异，可分为头虱、体虱和阴虱。阴虱卵适于黏附于阴毛，而体虱卵则适于黏附于织物。虱用口器刺入皮肤吸血时，其机械损伤和毒性分泌物导致的刺激是致病因素，此外体虱还可传播回归热和斑疹伤寒。

【临床表现】

1. 头虱病（pediculosis capitis）　主要发生在儿童，成人偶受累。在头发上易发现头虱及虱卵，虱叮咬处有红斑、丘疹。瘙痒激烈，因搔抓致头皮抓破及血痂，重者浆液渗出可使头发粘连成束并散发臭味，易继发脓疱疮、疖、淋巴结炎或湿疹样变。

2. 体虱病（pediculosis corporis）　在内衣衣领、裤腰、裤裆、衣缝等处易发现体虱及虱卵，数量多时可出现在头巾和被褥上。患处可见叮咬所致的红斑、丘疹或风团，常伴线状抓痕及血痂，可继发脓疱疮或疖病，慢性者可伴发苔藓样变及色素沉着。

3. 阴虱病（pediculosis pubis）　表现为阴毛区域剧烈瘙痒，晚间为甚，其配偶或性伴侣可有类似症状，主要局限于耻骨部，也可发生在肛周、下腹部、腋部等处，偶可累及腋毛、毳毛、睫毛等。仔细检查可见阴毛上的灰白色砂粒样颗粒（虱卵）和阴虱，阴虱可移动或钻入皮内，局部可见抓痕及血痂，或散在片状蓝色出血瘀斑（图13-3A），患者内裤上常有点状污褐色血迹。皮肤镜检查，可见毛干及根部虫卵与幼虫（图13-3B）。

【诊断和鉴别诊断】

依据临床表现及传染史，查到虱成虫或虱卵可确诊，皮肤镜可观察到成虫、虫卵和孵化后的卵壳。应与瘙痒症、痒疹、疥疮结节等进行鉴别，这些病变也可与阴虱同时存在。

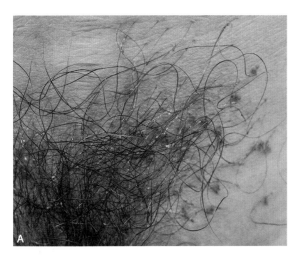
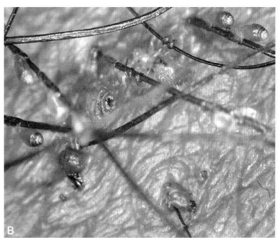

图 13-3　阴虱
A. 阴毛及根部表现；B. 皮肤镜表现。

【预防和治疗】

虱病是传染病,应防治并重,避免接触患者,严格消毒污染物,同时应检查并治疗与患者直接接触者。

头虱患者应剃头后搽药,女性患者用密篦子将虱和虱卵篦尽,再外用百部酊、苯甲酸苄酯乳剂搽遍头发,每天 2 次,第 3 天用热水肥皂洗头,彻底消毒用过的梳、篦、帽子、头巾及枕套等。阴虱应剃除阴毛后外用百部酊、硫黄软膏、除虫菊酯或苯甲酸苄酯乳剂。凡士林外用可阻塞虱的呼吸道和消化道致虱死亡,对虱卵无杀死作用,但在剃去阴毛和消毒内裤等措施配合下,仍有较好疗效,且无毒无刺激性,适用于孕妇或局部皮肤有破损或炎症者。

第五节 | 虫咬皮炎

虫咬皮炎(insect bite dermatitis)可由螨虫、蚊、蠓、臭虫、跳蚤、蜂、蜱等昆虫叮咬或毒液刺激引起。其共同特点是皮损处可见针尖大小咬痕,自觉瘙痒,严重程度与昆虫种类、数量和患者敏感性相关。循证医学研究认为"丘疹样荨麻疹"就是节肢动物叮咬后发生的局部皮肤过敏和炎症反应,从病因学上应属于虫咬皮炎。

【病因和发病机制】

螨虫是蜱螨目节肢动物,习性杂,有植食性、腐食性、寄生性、捕食性。蒲螨叮咬皮肤所致的皮炎称谷痒症(grain itch),而粉螨及尘螨以腐败有机物为食而不吸血液,其分泌物、排泄物或尸体碎屑等可引起过敏反应。

蚊属昆虫纲双翅目,主要有按蚊、库蚊和伊蚊,只有雌蚊才叮人吸血。人体表的水分、温度、二氧化碳、雌激素以及汗液中的乳酸都能吸引蚊虫。

蠓属双翅目蠓科,成虫体长 1~3mm,因呈黑色或深褐色俗称"墨蚊",多栖息于树丛、竹林、杂草、洞穴等处,仅雌蠓吸血,在白昼、黎明或黄昏成群活动。

臭虫属昆虫纲异翅亚目臭虫科,白天栖息在床缝或床垫、被褥、地板缝等处,夜晚爬到人类皮肤上吸血。

跳蚤体小而扁平,有刺吸式口器,后腿较长,有超常跳跃能力,可从一个宿主跳到另一个宿主。最常见的叮人跳蚤是猫蚤和狗蚤,此外还有人蚤、鼠蚤和鸡蚤等。

蜂种类很多,常见蜜蜂、黄蜂、大黄蜂、土蜂等,其尾部毒刺蜇入皮肤释放蜂毒,后者含组胺、透明质酸酶、磷脂酶 A 等物质。

蜱属于蛛形纲、蜱螨目,分硬蜱和软蜱,为人、畜及野生动物的体外寄生虫,常栖居于野外及动物巢穴处。蜱不仅叮咬动物和人皮肤吸吮血液,也是螺旋体、立克次体、病毒、细菌感染等的传播媒介,引起多种蜱媒疾病。

【临床表现】

1. **螨虫皮炎**(mite dermatitis) 皮损为水肿性风团样丘疹、丘疱疹或瘀斑,其上有小水疱,偶尔为大疱,常伴抓痕与结痂(图 13-4)。严重者可出现头痛、关节痛、发热、乏力、恶心等全身症状,个别患者可发生哮喘、蛋白尿,血常规可见嗜酸性粒细胞增高。

2. **蚊虫叮咬**(mosquito sting) 被蚊虫叮咬后可出现皮肤瘀点、风团、丘疹或瘀斑,自觉剧痒。婴幼儿被叮咬后可发生血管性水肿,包皮、手背、面部等暴露部位易受累。严重者发生即刻

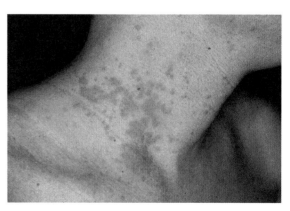

图 13-4 **螨虫皮炎**

过敏反应、迟发型过敏反应甚至全身反应。

3. 蠓叮咬（heleidae bite） 发生在皮肤暴露处,被叮咬后出现局部瘀点或水肿性红斑、风团样丘疹及水疱,奇痒难忍,甚至引起全身过敏反应。

4. 臭虫叮咬（cimicosis） 叮咬后数小时可出现风团样丘疹和瘙痒,皮损中央有针尖大小瘀点、水疱、大片红斑或紫癜,伴有剧烈瘙痒和疼痛。臭虫可在一晚上多次叮咬,形成线状损害,常因搔抓而致色素沉着。

5. 跳蚤叮咬（flea sting） 跳蚤一般在人体停留数分钟到数小时,在吸血处形成带出血点的红色斑丘疹,损害常成群分布。对跳蚤唾液过敏者可出现水疱、红斑或紫癜。

6. 蜂蜇伤（bee sting） 蜂蜇后局部立即产生明显疼痛、烧灼感及痒感,很快出现红肿,中央有一瘀点,甚至形成水疱、大疱损害,偶可引起组织坏死。被多数蜂蜇伤时可产生大面积肿胀,少数有恶心、呕吐、畏寒、发热等全身症状,严重者发生过敏性休克。蜇伤后7～14天可发生血清病样迟发型过敏反应,出现发热、荨麻疹及关节痛。

7. 蜱叮咬（tick bite） 叮咬时不觉疼痛,1～2天后轻者可见局部红斑,中央有一虫咬的瘀点或瘀斑,重者瘀点周围红斑出现水肿或丘疹、水疱,可伴有畏寒、发热、头痛、腹痛、恶心、呕吐等"蜱咬热"症状。后期可出现结节,抓破后形成溃疡。

【诊断和鉴别诊断】

昆虫叮咬与季节和个人的生活环境密切相关,仔细询问可能的昆虫暴露史是诊断的重要线索,皮肤镜检查可见叮咬痕或靶样损害,是确诊的直接证据。本病应与荨麻疹、水痘、接触性皮炎等进行鉴别。

【预防和治疗】

注意个人和职业防护,避免与宠物、家禽接触,野外穿长衣袖并扎紧袖口裤管等,可用含二氯二苯三氯乙烷（DDT）、除虫菊酯类的杀虫剂对环境消毒。高敏人群应随身携带急救药盒,其内包括肾上腺素、注射器以及抗组胺药物等。

蜂蜇后应立即将毒刺拔除并挤出毒液,再用水冲洗。蜱叮咬后不可强行拔除口器,以免将口器折断在皮内,可将乙醚或局麻药涂在蜱头部,待其自行松口后用镊子轻轻拉出并消毒伤口,若口器残存则需局麻后手术取出。

各种虫咬皮炎症状轻微者可局部外用糖皮质激素霜,内服抗组胺药;皮损泛发、过敏反应重者可口服、静脉注射或肌内注射糖皮质激素;中毒严重、有明显全身症状者应积极抢救。继发细菌感染应局部或系统使用抗生素。

（陈爱军）

本章数字资源

本章思维导图

第十四章 | 皮炎和湿疹

皮炎和湿疹是本学科最常见的诊断,二者既相关又有所区别,长期以来存在认识和把握上的差异和争议。二者的共性特点包括:①以炎症反应为核心发病机制,部分个体具有遗传易感性;②皮损呈多形性,病程可为急性、亚急性和慢性;③多伴瘙痒;④伴或不伴渗出倾向。

从临床诊断角度出发,"皮炎"可作为疾病诊断,而"湿疹"往往并非独立诊断。一方面,"湿疹"常作为"暂时诊断",用于定义和描述一大类具有渗出倾向但无法明确病因的皮炎,随着认识深入,许多明确病因的皮炎已经从"湿疹"中独立出来(如接触性皮炎、特应性皮炎等);另一方面,湿疹也常作为状态诊断,用于描述各种皮肤病病程中的"渗出倾向"(如仍归于湿疹范畴的自身敏感性皮炎、传染性湿疹样皮炎等)。

第一节 | 接触性皮炎

接触性皮炎(contact dermatitis)是由于接触某些外源性物质后,在接触部位皮肤黏膜发生的急性、亚急性或慢性炎症反应。

【病因】

根据发病机制不同,可将病因分为原发性刺激物和变应性致敏物(表14-1、表14-2)。

表 14-1　常见原发性刺激物

分类	举例
无机类	酸类:硫酸、硝酸、盐酸、氢氟酸、铬酸、磷酸、氯碘酸等 碱类:氢氧化钠、氢氧化钾、氢氧化钙、碳酸钠、氧化钙、硅酸钠、氨等 金属元素及其盐类:锑和锑盐、砷和砷盐、重铬酸盐、氯化锌、硫酸铜等
有机类	酸类:甲酸、醋酸、苯酚、水杨酸、乳酸等 碱类:乙醇胺类、甲基胺类、乙二胺类等 有机溶剂:石油和煤焦油类、松节油、二硫化碳、脂类、醇类、酮类溶剂等

表 14-2　常见变应性接触性致敏物及其可能来源

变应性接触性致敏物	可能来源
重铬酸盐、硫酸镍	皮革制品、服装珠宝、水泥
二氧化汞	工业污染物质、杀菌剂
巯基苯并噻唑	橡胶制品
对苯二胺	染发剂、皮毛和皮革制品、颜料
松脂精	颜料稀释剂、溶剂
甲醛	擦面纸等
俾斯麦棕	纺织品、皮革制品、颜料
秘鲁香脂	化妆品、洗发水

NOTES

续表

变应性接触性致敏物	可能来源
环氧树脂	工业制品、指甲油
碱性棕	皮革制品、颜料
丙烯单体	义齿、合成树脂
六氯酚	肥皂、去垢剂
除虫菊酯	杀虫剂

【发病机制】

可分为刺激性接触性皮炎和变应性接触性皮炎。有些物质在低浓度时可为致敏物,在高浓度时则为刺激物。

1. **刺激性接触性皮炎**(irritant contact dermatitis)　接触物本身具有刺激性(如接触强酸、强碱等化学物质)或毒性,任何人接触该物质均可发病。某些物质刺激性较小,但一定浓度下接触达到一定时间也可致病。

本类接触性皮炎的共同特点是:①任何人接触后均可发病;②无潜伏期;③皮损多限于接触部位,边界清晰;④停止接触后皮损可消退。

2. **变应性接触性皮炎**(allergic contact dermatitis)　为典型的Ⅳ型超敏反应。接触物为致敏因子,本身并无刺激性或毒性,多数人接触后不发病,仅有少数人经一定潜伏期后在接触部位发生超敏反应。这类物质通常为半抗原(hapten),与皮肤表皮细胞膜的载体蛋白结合形成完全抗原,被表皮内抗原提呈细胞(即朗格汉斯细胞)表面的 HLA-DR 识别。朗格汉斯细胞携带完全抗原向表皮 - 真皮交界处移动,并使 T 淋巴细胞致敏,后者移向局部淋巴结副皮质区转化为淋巴母细胞,进一步增殖和分化为记忆 T 淋巴细胞和效应 T 淋巴细胞,再经血流播散全身,上述过程称为初次反应阶段(诱导期),大约需 4 天时间。当致敏个体再次接触致敏因子,即进入二次反应阶段(激发期),此时致敏因子仍需先形成完全抗原,再与已经特异致敏的 T 淋巴细胞作用,一般在 24~48 小时可产生明显炎症反应。

本类接触性皮炎的共同特点是:①有潜伏期,首次接触后不发生反应,经过 1~2 周后如再次接触同样致敏物才发病;②皮损主要分布于接触部位,亦可累及周围及其他区域;③再次接触相同变应原可诱发;④皮肤斑贴试验阳性。

【临床表现】

本病根据病程分为急性、亚急性和慢性,此外还存在一些病因、临床表现等方面具有一定特点的特殊临床类型。

1. **急性接触性皮炎**　起病较急。皮损多局限于接触部位,少数可蔓延或累及周边部位。典型皮损为界清红斑,形态与接触物有关(如内裤染料过敏者皮损可呈裤形分布,接触物为气体、粉尘则皮损弥漫性分布于身体暴露部位),其上有丘疹和丘疱疹,严重时红肿并出现水疱和大疱,后者疱壁紧张、内容清亮,破溃后呈糜烂面,偶可发生组织坏死(图 14-1)。常自觉瘙痒或灼痛,搔抓后可将致病物质带到远隔部位并产生类似皮损。少数病情严重的可有全身症状。去除接触物后经积极处理,一般 1~2 周内可痊愈,遗留暂时性色素沉着,交叉过敏、多价过敏及治疗不当易导致反复发作、迁延不愈或转化为亚急性和慢性皮炎。

2. **亚急性和慢性接触性皮炎**　如接触物的刺激性较弱或浓度较低,皮损开始可呈亚急性,表现为轻度红斑、丘疹,境界不清楚。长期反复接触可导致局部皮损慢性化,表现为皮损轻度增生及苔藓样变。

3. **特殊类型接触性皮炎**

(1)化妆品皮炎:系由接触化妆品或染发剂后所致的急性、亚急性或慢性皮炎。病情轻重不等,轻者接触部位出现红肿、丘疹、丘疱疹,重者可在红斑基础上出现水疱,甚至泛发全身。

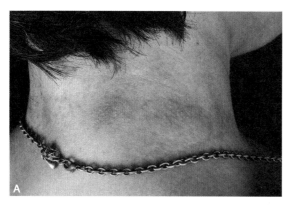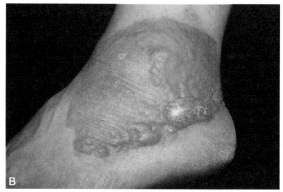

图 14-1　接触性皮炎
A. 项链引起；B. 橡皮膏引起。

（2）尿布皮炎：尿布更换不勤，产氨细菌分解尿液后产生氨刺激皮肤导致，部分和尿布材质有关。多累及婴儿会阴部，可蔓延至腹股沟及下腹部。皮损呈大片潮红，亦可发生斑丘疹和丘疹，边缘清楚，皮损形态与尿布包扎范围一致。

（3）空气源性接触性皮炎：空气中的化学悬浮物可能导致暴露部位，特别是上眼睑、面部的急性和慢性皮炎。表现为潮红、水肿、丘疹、丘疱疹、水疱，重者可融合成大疱。自觉瘙痒或灼热。油漆、喷雾剂、香水、化学粉尘、植物花粉（如豚草）为可能来源，空气源性致敏物产生的炎症范围更广。

【诊断和鉴别诊断】

主要根据发病前接触史和典型临床表现进行诊断；去除病因后经适当处理皮损很快消退也提示本病。斑贴试验是可靠的诊断方法。

应注意鉴别刺激性接触性皮炎和变应性接触性皮炎（表 14-3）。

表 14-3　刺激性接触性皮炎与变应性接触性皮炎的鉴别

鉴别要点	刺激性接触性皮炎	变应性接触性皮炎
风险人群	任何人	易感个体
应答机制	非免疫性；表皮理化性质改变	Ⅳ型超敏反应
接触物特性	无机或有机类刺激物	低分子量半抗原（如金属、甲醛、环氧树脂）
接触物浓度	通常较高	较低
起病方式	随着表皮屏障的丧失而逐渐加重	接触后 12~48 小时，一旦致敏通常迅速发作
分布	刺激物接触部位	常与接触物对应，亦可累及周围及其他部位
诊断方法	试验性脱离变应原	试验性脱离变应原和/或斑贴试验

【预防和治疗】

本病的治疗原则是寻找病因、迅速脱离接触物并积极对症处理，治愈后应尽量避免再次接触变应原，以免复发。

1. **系统治疗**　视病情轻重可内服抗组胺药或糖皮质激素。

2. **局部治疗**　可按急性、亚急性和慢性皮炎的治疗原则处理。

第二节 | 特应性皮炎

特应性皮炎（atopic dermatitis，AD），原称"异位性皮炎""遗传过敏性皮炎"，是一种与遗传过敏体质有关的慢性、复发性、炎症性、瘙痒性皮肤病，表现为瘙痒、多形性皮损并有渗出倾向，常伴发哮喘、过敏性鼻炎等其他过敏性疾病。"特应性"（atopy）本身的含义是：①常有易患哮喘、过敏性鼻炎、湿疹的家族倾向；②对异种蛋白过敏；③血清中 IgE 水平升高；④外周血嗜酸性粒细胞增多。

【病因和发病机制】

本病病因与发病机制尚未阐明，可能是遗传与环境因素相互作用并通过免疫途径介导产生的结果。

1. **遗传因素**　证据有：①父母一方有 AD 者，其子女出生后 3 个月内发病率可达 25% 以上，2 岁内发病率可达 50% 以上，如果父母双方均有特应性疾病史，其子女 AD 发病率可高达 79%；②双生子研究显示，同卵双生子与异卵双生子一方患 AD，另一方患病的概率分别为 77% 和 15%；③目前已鉴定多种易感基因与 AD 发生相关。

2. **免疫因素**　证据有：①约 80% 的患者血清 IgE 水平增高；②患者 Th2 细胞在皮损中显著增多，其产生的 IL-4 和 IL-5 也可导致 IgE 增高和嗜酸性粒细胞增多；③皮肤朗格汉斯细胞数量异常，后者可激活 Th2 细胞并刺激其增殖；④部分患者的高亲和力 IgE 受体发生突变，导致 IgE 介导的超敏反应异常。

近年研究显示，Th2 型炎症是 AD 的基本特征，IL-4 和 IL-13 是介导 AD 发病的重要细胞因子，主要由 Th2 细胞、嗜碱性粒细胞和 2 型固有淋巴样细胞等产生。在 AD 的慢性期，皮损中还可见 Th1、Th17 和 Th22 的混合炎症浸润。

3. **环境因素**　外界环境中的变应原（如屋尘螨、花粉等）可诱发 AD，某些患者用变应原进行皮试可出现皮肤湿疹样改变，婴儿期有食物蛋白过敏史。

4. **皮肤屏障功能异常**　AD 患者皮肤神经酰胺含量减少、中间丝相关蛋白表达异常，导致皮肤经表皮水分丢失量增加、皮肤干燥，更易于诱发炎症反应。

5. **皮肤菌群紊乱**　本病皮损和周围正常皮肤表面可出现菌群多样性下降、金黄色葡萄球菌定植增加。金黄色葡萄球菌通过产生蛋白酶、释放外毒素促进 AD 急性加重和慢性迁延。

【临床表现】

本病临床表现多样，整体呈现反复发生急性炎症的慢性化病程。患者在不同年龄阶段有不同临床表现，通常分为婴儿期、儿童期、青少年与成人期和老年期四个阶段。

1. **婴儿期（0~2 岁）**　又叫"婴儿湿疹"。多数患者于 1 岁以内发病，以出生 2 个月以后为多。初发皮损为面颊部瘙痒性红斑，继而在红斑基础上出现针尖大小的丘疹、丘疱疹，密集成片，皮损呈多形性，境界不清，搔抓、摩擦后很快形成糜烂、渗出和结痂等，皮损可迅速扩展至其他部位（图 14-2A）。病情时重时轻，某些食品或环境等因素可使病情加剧，可出现继发感染。一般在 2 岁以内逐渐好转、痊愈，部分患者病情迁延并发展为儿童期 AD。

2. **儿童期（2~12 岁）**　多在婴儿期 AD 缓解 1~2 年后发生并逐渐加重，少数自婴儿期延续发生。皮损累及四肢屈侧或伸侧，常限于肘窝、腘窝等处（图 14-2B），其次为眼睑、颜面和颈部。皮损暗红色，渗出较婴儿期轻，常伴抓痕等继发性皮损，久之形成苔藓样变。此期瘙痒仍很剧烈，形成"瘙痒—搔抓—瘙痒"的恶性循环。

3. **青少年与成人期（12~60 岁）**　指 12 岁以后青少年至成人阶段的 AD，可以从儿童期发展而来或直接发生。好发于肘窝、腘窝、四肢、躯干，某些患者掌跖部位明显。皮损常表现为局限性苔藓样变，有时可呈急性、亚急性湿疹样改变，部分患者皮损表现为泛发性干燥丘疹（图 14-2C）。瘙痒剧烈，搔抓出现血痂、鳞屑及色素沉着等继发性皮损。

4. **老年期（＞60 岁）**　是近年来逐渐被重视的一个特殊类型，皮损通常严重而泛发，可发展为红皮病，累及 90% 以上体表面积（图 14-2D）。

【诊断和鉴别诊断】

根据不同时期的临床表现，结合患者本人及其家族中有遗传过敏史、嗜酸性粒细胞增高和血清 IgE 升高等特点，应考虑本病。目前国际上常用的 AD 诊断标准为 Williams 标准（1994 年制定，2005 年修订）（表 14-4）。

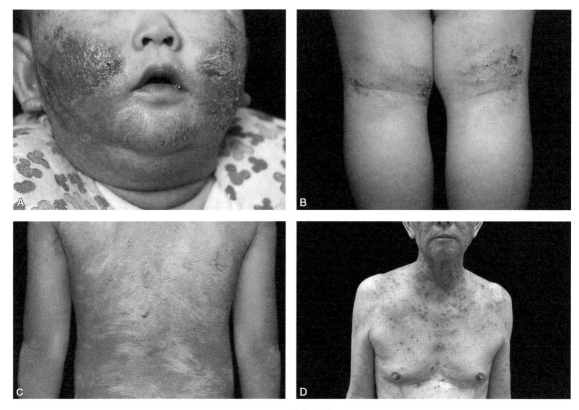

图 14-2　**特应性皮炎**
A. 婴儿期；B. 儿童期；C. 青少年与成人期；D. 老年期。

表 14-4　**Williams 诊断标准**

皮肤瘙痒(或父母诉患儿有搔抓或摩擦史)加上以下标准中的 3 项或更多：

1. 2 岁以前发病(4 岁以下儿童不适用)

2. 屈侧皮肤受累史(包括肘窝、腘窝、踝前、眼周或颈周)

3. 有全身皮肤干燥史

4. 个人史中有其他过敏性疾病如哮喘或花粉症，或一级亲属中有过敏性疾病史

5. 有可见的身体屈侧皮炎(4 岁以下儿童包括颊部 / 前额和远端肢体湿疹)

　　近年来张建中教授等提出中国 AD 诊断标准：①病程超过 6 个月的对称性湿疹；②特应性个人史和 / 或家族史(包括湿疹、过敏性鼻炎、哮喘、过敏性结膜炎等)；③血清总 IgE 升高和 / 或外周血嗜酸性粒细胞升高和 / 或变应原特异性 IgE 阳性(变应原特异性 IgE 检测 2 级或 2 级以上阳性)。符合第 1 条，加上第 2、3 条中的任何 1 条即可诊断。此标准在诊断青少年和成人 AD 方面敏感性高于 Williams 标准。

　　AD 需与疥疮、银屑病、接触性皮炎等常见病鉴别，有时尚需与朗格汉斯细胞组织细胞增生症、肠病性肢端皮炎、生物素缺乏症等少见病鉴别。

【预防和治疗】

　　治疗目的是缓解或消除临床症状，消除诱发和 / 或加重因素，预防复发，减少或减轻合并症，提高患者生活质量。应积极教育患者对 AD 加以了解，以更好配合治疗与慢病管理。

　　1. **基础治疗**　提倡母乳喂养，宜穿着宽松的棉质衣物，避免可疑诱发或加重因素(如发病期间避免辛辣食物、饮酒及过度洗烫)，提倡使用润肤剂，帮助恢复皮肤屏障功能。

　　2. **局部治疗**　根据疾病严重程度及年龄选择药物。外用糖皮质激素为 AD 治疗一线药物，联合湿包治疗对顽固的肥厚性皮损有较好疗效。钙调磷酸酶抑制剂和小分子外用药也有较好疗效。部分

患者可用 NB-UVB 和 UVA1 照射。

3. **系统治疗**　中重度 AD 应积极予以系统治疗。可根据患者具体情况酌情选用环孢素、硫唑嘌呤、甲氨蝶呤。原则上尽量不用或少用糖皮质激素,但对病情严重、其他药物难以控制的急性发作期患者可短期应用。上述药物疗效不佳者,可以根据指南选用生物制剂(IL-4/IL-13 抑制剂,如度普利尤单抗)或小分子靶向药物(包括 JAKs 抑制剂,如阿布昔替尼和乌帕替尼;PDE-4 抑制剂,如克立硼罗),但需关注可能发生的不良反应。另外有继发细菌或单纯疱疹病毒感染时,应加用相应治疗。对瘙痒明显或伴有睡眠障碍、荨麻疹、过敏性鼻炎者,可加用抗组胺药。

第三节 │ 淤积性皮炎

淤积性皮炎(stasis dermatitis)又称静脉曲张性湿疹,是静脉曲张综合征中常见的临床表现之一,呈急性、亚急性、慢性或复发性,可伴有皮肤溃疡。

【病因和发病机制】

主要与微血管循环障碍及慢性炎症有关。静脉压增高、静脉淤血、毛细血管通透性增加等微血管病变阻碍了氧气弥散和营养物质的输送,造成局部失营养改变,移行至组织中的白细胞还可释放蛋白水解酶造成皮肤炎症,此外血小板在微血管中聚集可能引起灶状血栓形成,进一步促进疾病过程。

【临床表现】

多累及下肢静脉高压患者,特别是已发生下肢静脉曲张者。发病可急可缓,急性者多由深静脉血栓性静脉炎引起,多累及中老年女性,表现为下肢迅速肿胀、潮红、发热,浅静脉曲张并出现湿疹样皮损。发病缓慢者开始表现为小腿下 1/3 轻度水肿,胫前及两踝附近出现暗褐色色素沉着及斑疹(含铁血黄素沉积)。继发湿疹样改变可出现急性(如水疱、渗液及糜烂)或慢性皮损(如干燥、脱屑及苔藓样变)。内踝等处皮下组织较薄,病程较长者可因外伤或感染而形成不易愈合的溃疡。

【诊断和鉴别诊断】

根据小腿不同程度静脉曲张以及典型皮损,本病一般不难诊断。

本病湿疹样皮损需与接触性皮炎、自身敏感性皮炎及进行性色素性紫癜性皮病鉴别;溃疡则需与各种可引起小腿溃疡的疾病鉴别。

【预防和治疗】

积极治疗原发病,去除引起静脉高压的基础疾病。患者应卧床并抬高患肢,可用弹力绷带等促进静脉回流。

局部治疗原则参照皮炎湿疹。有溃疡形成时可用生理盐水清洗后外用抗生素,局部物理治疗可促进愈合。溃疡面有脓性分泌物时(尤其是出现蜂窝织炎时)应系统使用抗生素。病情顽固或反复发作者,应行曲张静脉根治术。

第四节 │ 湿　疹

湿疹(eczema)是由多种内、外因素引起的表皮及真皮浅层炎症,临床上急性期皮损以丘疱疹为主,有渗出倾向,慢性期以苔藓样变为主,易反复发作。湿疹可能包括一大类尚未明确病因的炎症性皮肤病。

【病因和发病机制】

病因尚不明确,可能与下列因素有关。

1. **内部因素**　慢性感染病灶(如慢性胆囊炎、扁桃体炎、肠寄生虫病等)、内分泌及代谢改变(如月经紊乱、妊娠等)、血液循环障碍(如小腿静脉曲张)、神经精神因素、遗传因素等。

2. **外部因素**　可由食物(如鱼、虾、牛羊肉等)、吸入物(如花粉、屋尘螨、细颗粒物等)、生活环境

（如炎热、干燥等）、动物皮毛、各种化学物质（如化妆品、肥皂、合成纤维等）所诱发或加重。

本病的发生与各种内外因素相互作用有关，少数可由迟发型超敏反应介导。

【临床表现】

根据病程和临床特点可分为急性、亚急性和慢性湿疹，代表了炎症动态演变过程中的不同时期。临床上，湿疹可从任一个阶段开始发病，并向其他阶段演变。

1. 急性湿疹 常对称分布。皮损呈多形性，表现为红斑基础上针尖至粟粒大小丘疹、丘疱疹，严重时可出现小水疱，常融合成片，境界不清，皮损周边丘疱疹逐渐稀疏，常因搔抓形成点状糜烂面，有明显浆液性渗出（图14-3A）。自觉瘙痒剧烈，搔抓、热水洗烫可加重。如继发感染则形成脓疱、脓痂、淋巴结肿大，可出现发热等；如合并单纯疱疹病毒感染，可形成严重的疱疹性湿疹。

2. 亚急性湿疹 因急性湿疹炎症减轻或不适当处理后病程较久发展而来。表现为红肿及渗出减轻，但仍可有丘疹及少量丘疱疹，皮损呈暗红色，可有少许鳞屑及轻度浸润（图14-3B）。仍自觉有剧烈瘙痒。再次暴露于变应原、新的刺激或处理不当可导致急性发作，如经久不愈，则可发展为慢性湿疹。

3. 慢性湿疹 由急性湿疹及亚急性湿疹迁延而来，也可由于刺激轻微、持续而一开始就表现为慢性化。好发于手、足、小腿、肘窝、股部、乳房、外阴、肛门等处，多对称发病。表现为患部皮肤浸润性暗红斑上有丘疹、抓痕及鳞屑，局部皮肤肥厚、表面粗糙，有不同程度的苔藓样变、色素沉着或色素减退（图14-3C）。自觉亦有明显瘙痒，常呈阵发性。病情时轻时重，延续数月或更久。

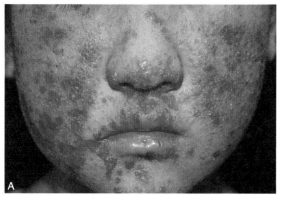
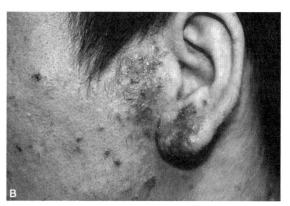
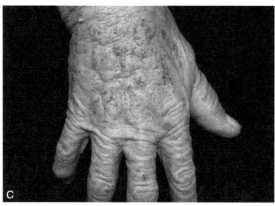

图14-3 **湿疹**
A. 急性；B. 亚急性；C. 慢性。

4. 几种特殊类型的湿疹

（1）手部湿疹：手部接触外界各种刺激的机会较多，故湿疹发病率高，但一般很难确定确切病因。多数起病缓慢，表现为手部干燥暗红斑，局部浸润肥厚，边缘较清楚，冬季常形成裂隙。除特应性素质外，某些患者发病还可能与职业、情绪等因素有关。

（2）汗疱疹（pompholyx）：属于手部湿疹的特殊类型。好发于掌跖和指（趾）侧缘。皮损为深在的针尖至粟粒大小水疱,内含清澈或浑浊浆液,水疱可以融合成大疱,干涸后形成衣领状脱屑(图14-4)。自觉不同程度的瘙痒或烧灼感。病程慢性,春、夏、秋季易复发。

（3）乳房湿疹:多见于哺乳期女性,表现为乳头、乳晕或包括其周围皮肤的暗红斑,其上有丘疹和丘疱疹,边界不清楚,可伴糜烂、渗出和裂隙,可单侧或对称发病,瘙痒明显,发生裂隙时可出现疼痛。仅发生于乳头部位者称为乳头湿疹。

（4）外阴、阴囊和肛门湿疹:局部瘙痒剧烈,常因过度搔抓、热水烫洗而呈红肿、渗出、糜烂,长期反复发作可慢性化,表现为局部皮肤苔藓样变。

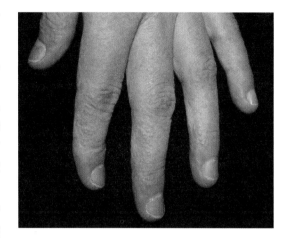

图 14-4　汗疱疹

（5）钱币状湿疹:好发于四肢。皮损为密集小丘疹和丘疱疹融合成的圆形或类圆形钱币状斑片,边界清晰,直径1~3cm,急性期红肿、渗出明显,慢性期皮损肥厚、色素增加,表面覆有干燥鳞屑,自觉剧烈瘙痒。

（6）自身敏感性皮炎(autosensitization dermatitis):是指在某种皮肤病变基础上,由于处理不当(过度搔抓、外用药物刺激等)或继发感染、理化因素刺激,患者对自身组织产生的某种物质敏感性增高,加上创面不清洁、痂屑堆积,以致组织分解产物、细菌产物及外用药物等被机体作为抗原吸收,引发免疫反应而产生更广泛的皮肤炎症反应。

临床表现为原有的局限性湿疹样病变加重,随后在病变附近或远隔部位皮肤(以四肢为主,下肢为甚,其次为躯干及面部)发生多数散在或群集的小丘疹、丘疱疹、水疱及脓疱等,1~2周内可泛发全身,皮损可融合,多对称分布。瘙痒剧烈,可有灼热感。患者可伴发表浅淋巴结肿大,重者有全身不适及发热。

（7）传染性湿疹样皮炎(infectious eczematoid dermatitis):属于自身敏感性皮炎的特殊类型。常见于有较多分泌物的溃疡、窦道、慢性化脓性中耳炎及腹腔造瘘开口周围皮肤,发病与分泌物及其中的细菌毒素的刺激有关。初发时皮肤潮红,继而出现丘疹、水疱、糜烂,亦可累及远隔部位。瘙痒剧烈,局部淋巴结可肿大及有压痛。

【组织病理学】

急性湿疹表现为表皮内海绵形成,真皮浅层毛细血管扩张,血管周围有淋巴细胞浸润,少数为中性和嗜酸性粒细胞;慢性湿疹表现为角化过度与角化不全,棘层肥厚明显,真皮浅层毛细血管壁增厚,胶原纤维变粗。

【诊断和鉴别诊断】

根据瘙痒剧烈、多形性、对称性皮损,急性期有渗出倾向,慢性期苔藓样变皮损等特征,本病一般不难诊断。

急性湿疹应与急性接触性皮炎鉴别(表14-5),慢性湿疹应与慢性单纯性苔藓鉴别(表14-6),手足湿疹应与手足癣鉴别(表14-7)。

表 14-5　急性湿疹与急性接触性皮炎的鉴别

鉴别要点	急性湿疹	急性接触性皮炎
病因	复杂,多属内因,不易查清	多属外因,有接触史
好发部位	任何部位	主要在接触部位
皮损特点	多形性,对称,无大疱及坏死,炎症较轻	单一形态,严重者可有大疱及坏死,炎症较重
皮损境界	不清楚	清楚

续表

鉴别要点	急性湿疹	急性接触性皮炎
自觉表现	瘙痒,一般不痛	瘙痒、灼热或疼痛
病程	较长,易复发	较短,去除病因后迅速自愈,不接触不复发
斑贴试验	常阴性	多阳性

表 14-6　慢性湿疹与慢性单纯性苔藓的鉴别

鉴别要点	慢性湿疹	慢性单纯性苔藓
病史	由急性湿疹发展而来,也可隐匿发病,无急性湿疹病史	多先有痒感,搔抓后出现皮损
病因	各种内外因素	神经精神因素为主
好发部位	任何部位	颈项、肘膝关节伸侧、腰骶部
皮损特点	圆锥状,米粒大小灰褐色丘疹,融合成片,浸润肥厚,有色素沉着	多角形扁平丘疹,密集成片,呈苔藓样变,边缘见扁平发亮丘疹
演变	可急性发作,有渗出倾向	慢性,干燥

表 14-7　手足湿疹与手足癣的鉴别

鉴别要点	手足湿疹	手足癣
好发部位	手、足背	掌跖或指(趾)间
皮损性质	多形性,易渗出,境界不清,分布多对称	深在性水疱,无红晕,领圈状脱屑,边界清晰,常单侧发病
甲损害	甲病变少见	可累及指甲
真菌检查	阴性	阳性

【预防和治疗】

湿疹的治疗原则可参考本章第二节特应性皮炎。对于不同时期的湿疹皮损,药物剂型的选择需符合外用药的使用原则:急性期无渗液或渗出不多者可用糖皮质激素霜剂,渗出多者可用硼酸溶液或依沙吖啶溶液等冷湿敷消毒、抗炎、收敛,渗出减少后用糖皮质激素霜剂,与油剂交替使用;亚急性期可选用糖皮质激素乳剂、糊剂,为防止和控制继发性感染,可加用抗生素;慢性期可选用软膏、硬膏、涂膜剂;顽固性局限性皮损可用糖皮质激素局部封包。

(马　琳)

第十五章 荨麻疹类皮肤病

本章数字资源

第一节 荨麻疹

本章思维导图

荨麻疹（urticaria）俗称"风疹块"，是皮肤黏膜由于暂时性血管通透性增加而发生的局限性水肿。

【病因】

多数患者无法找到确切原因。部分患者存在遗传易感性，被称为"过敏体质"。常见可能诱因包括食物（动物蛋白、植物、食物添加剂等）、药物（青霉素类抗生素、血清制剂、各种疫苗等）、呼吸道吸入物及皮肤接触物（花粉、动物皮屑和毛发、尘螨等）、物理因素（冷、热、日光、摩擦及压力）、感染（肝炎病毒、链球菌、真菌、寄生虫等）、精神及内分泌因素等。此外，某些系统性疾病（系统性红斑狼疮、恶性肿瘤、代谢障碍、自身免疫性甲状腺炎等）亦可伴发本病。

【发病机制】

各种原因所导致的肥大细胞等多种炎症细胞活化和脱颗粒，释放具有炎症活性的化学介质，包括组胺、5-羟色胺、细胞因子、趋化因子、花生四烯酸代谢产物（如前列腺素和白三烯），引起血管扩张和血管通透性增加、平滑肌收缩及腺体分泌增加，是荨麻疹发病的核心环节。临床上可累及皮肤黏膜、呼吸道和消化道等。

引起肥大细胞等炎症细胞活化的机制可分为免疫性和非免疫性。

1. **免疫性机制** 多数为 Ⅰ 型超敏反应，即 IgE 介导，少数为 Ⅱ 型、Ⅲ 型或 Ⅳ 型，分别由 IgG、免疫复合物及 T 细胞介导。

2. **非免疫性机制** 主要指物理因素、毒性物质、补体、神经递质等，通过肥大细胞膜表面的受体-配体间直接作用导致细胞活化。

3. **其他机制** Ⅰ型、Ⅱb 型自身免疫反应及 2 型炎症也可诱发荨麻疹。此外，凝血功能异常和维生素 D_3 缺乏与慢性荨麻疹发病相关，具体机制需进一步研究。

【临床表现】

根据病程、病因等特征，可将本病分为自发性荨麻疹和诱导性荨麻疹两大类。荨麻疹的主要临床特征为风团及不同程度的瘙痒，可伴或不伴血管性水肿。

1. **急性自发性荨麻疹** 起病常较急，自发性风团和/或血管性水肿的发作不足 6 周。患者常突然自觉皮肤瘙痒，很快于瘙痒部位出现大小不等的红色风团（图 15-1A），呈圆形、椭圆形或不规则形，可孤立分布或扩大融合成片，皮肤表面凹凸不平，呈橘皮样外观（图 15-1B），有时风团可呈苍白色。数分钟至数小时内水肿减轻，风团变为红斑并逐渐消失，不留痕迹，皮损持续时间一般不超过 24 小时，但新风团可此起彼伏，不断发生。病情严重者可伴有心悸、烦躁甚至血压降低等过敏性休克症状，胃肠道黏膜受累时可出现恶心、呕吐、腹痛和腹泻等，累及喉头、支气管时可出现呼吸困难甚至窒息，感染引起者可出现寒战、高热、脉速等全身中毒症状。

2. **慢性自发性荨麻疹** 自发性风团和/或血管性水肿反复发作超过6周且每周发作2次以上者，称为慢性自发性荨麻疹。患者全身症状一般较轻，风团时多时少，反复发生，常达数月或数年之久。常与感染及系统性疾病有关。此外，非甾体抗炎药、青霉素、血管紧张素转换酶抑制剂、麻醉剂、乙醇等会加重病情。

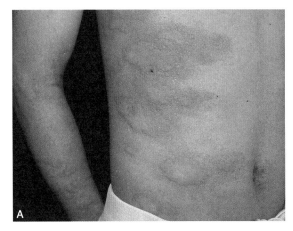
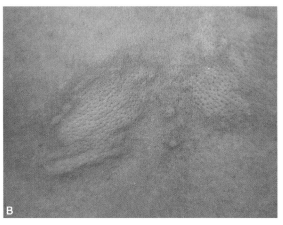

图 15-1 急性荨麻疹
A.风团;B.橘皮样表现。

3.诱导性荨麻疹

（1）皮肤划痕症:亦称人工荨麻疹。表现为用手搔抓或用钝器划过皮肤数分钟后沿划痕出现条状隆起（图 15-2），伴或不伴瘙痒,约半小时后可自行消退。迟发型皮肤划痕症表现为划痕后数小时在皮肤上出现线条状风团和水肿性红斑,在 6～8 小时达到高峰,持续时间一般不超过48 小时。皮肤划痕症可持续数周、数月至数年,平均持续 2～3 年可自愈。

（2）冷接触性荨麻疹:可分为两种类型。一种为家族性,为常染色体显性遗传,较罕见,可从婴幼儿开始发病,可持续终身;另一种为获得性,

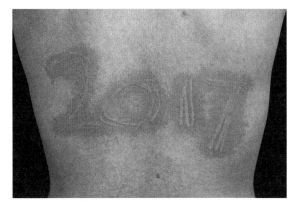

图 15-2 皮肤划痕症

较常见,表现为接触冷风、冷水或冷物后,暴露或接触部位产生风团,病情严重者可出现手麻、唇麻、胸闷、心悸、腹痛、腹泻、晕厥甚至休克等,有时进食冷饮可引起口腔和喉头水肿。本病可为某些疾病的临床表现之一,如冷球蛋白血症、阵发性冷性血红蛋白尿症等。

（3）日光性荨麻疹:日光照射后数分钟在暴露部位出现红斑和风团,1～2 小时内可自行消退,严重患者在身体非暴露部位亦可出现风团,自觉瘙痒和刺痛。可由中波、长波紫外线或可见光及人造光引起,以波长 300nm 左右的紫外线最敏感。少数敏感性较高的患者接受透过玻璃的日光亦可诱发。病情严重的患者可出现全身症状（如畏寒、乏力、晕厥和痉挛性腹痛等）。

（4）延迟压力性荨麻疹:压力刺激后 0.5～24 小时产生瘙痒性、烧灼样或疼痛性水肿性斑块。可持续数日,部分患者伴有畏寒等全身症状。站立、步行、穿紧身衣及长期坐在硬物体上可诱发本病,常见于承重和持久压迫部位,如掌、跖、臀部、足底及系腰带处。

（5）热接触性荨麻疹:分为先天性和获得性两种。先天性热荨麻疹又称延迟性家族性热性荨麻疹,属常染色体显性遗传,幼年发病。43℃温水接触刺激后 1～2 小时在接触部位出现风团,4～6 小时达到高峰,一般持续 12～14 小时。获得性热荨麻疹又称局限性热性荨麻疹,装有 43℃温水的试管放在患者皮肤上,数分钟后即可在接触部位出现风团和红斑,伴刺痛感,持续 1 小时左右而自行消退。

（6）振动性荨麻疹:较少见,皮肤在被振动刺激后几分钟内出现局部水肿和红斑,持续 30 分钟左右。这些刺激包括慢跑、毛巾摩擦甚至是振动性机器（如剪草机和摩托车）。可为获得性或原发性。

（7）胆碱能性荨麻疹:多见于年轻患者,主要由于运动、受热、情绪紧张、进食热饮或乙醇饮料后,躯体深部温度上升,促使胆碱能神经发生冲动而释放乙酰胆碱,作用于肥大细胞而发病。表现为受刺激后数分钟出现直径1～3mm的圆形丘疹性风团,周围有程度不一的红晕,常散发于躯干上部和肢体近心端,互不融合(图15-3)。自觉剧痒、麻刺感或烧灼感,有时仅有剧痒而无皮损,可于30～60分钟内消退。偶伴发乙酰胆碱引起的全身症状(如流涎、头痛、脉缓、瞳孔缩小及痉挛性腹痛、腹泻)等,头晕严重者可致晕厥。以1∶5 000乙酰胆碱作皮试或划痕试验,可在注射处出现风团,周围可出现卫星状小风团。

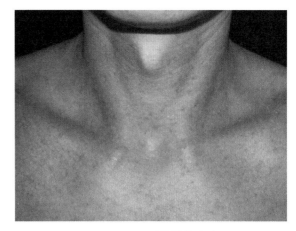

图15-3 胆碱能性荨麻疹

（8）接触性荨麻疹:皮肤直接接触变应原后出现风团和红斑,可由食物防腐剂和添加剂等化学物质引起。

（9）水源性荨麻疹:在皮肤接触水的部位,即刻或数分钟后出现风团,与水温无关。皮损好发于躯干上半部分,伴瘙痒,持续时间在1小时之内。

【诊断和鉴别诊断】

根据发生及消退迅速的风团,消退后不留痕迹等临床特点,本病不难诊断。但确定病因较为困难,应详细询问病史、生活史及生活环境的变化等。各种物理性荨麻疹和非物理性荨麻疹的诊断还需依赖各项特异性诊断试验(如冰块试验等)。

本病应与虫咬皮炎、荨麻疹性血管炎等进行鉴别;伴腹痛或腹泻者,应与急腹症及胃肠炎等进行鉴别;伴高热和中毒症状者,应考虑合并严重感染。

【预防和治疗】

治疗原则为去除病因,抗过敏和对症治疗。

1. 系统治疗

（1）急性自发性荨麻疹:首选镇静作用较轻的第二代H_1受体拮抗剂治疗。维生素C及钙剂可降低血管通透性,与抗组胺药有协同作用;伴腹痛可给予解痉药物;脓毒血症或败血症引起者应立即系统使用抗生素,并处理感染病灶。

病情严重,伴有休克、喉头水肿及呼吸困难者,应立即抢救。方法为:①0.1%肾上腺素皮下注射或肌内注射,必要时可重复使用,心脏病或高血压患者慎用;②糖皮质激素肌内注射或静脉注射,可选用地塞米松、氢化可的松或甲泼尼龙等,但应避免长期使用;③支气管痉挛严重时可静脉注射氨茶碱;④喉头水肿呼吸受阻时可行气管切开,心跳呼吸骤停时,应进行心肺复苏术。

（2）慢性自发性荨麻疹:首选第二代H_1受体拮抗剂,一种抗组胺药无效时,可尝试增加剂量或更改抗组胺药物种类,也可两种抗组胺药物联用或交替使用,也可视病情联合应用第一代H_1受体拮抗剂。对于上述抗组胺药物疗法无效的难治性慢性自发性荨麻疹,可优先考虑生物制剂(IgE抑制剂,如奥马珠单抗)或免疫抑制剂(环孢素等),也可酌情选用羟氯喹、雷公藤多苷等口服。控制症状后,宜继续用药维持治疗,并逐渐减量直到停药。

（3）诱导性荨麻疹:在第二代H_1受体拮抗剂基础上,根据不同类型荨麻疹可联合使用不同药物。如皮肤划痕症可联合使用酮替芬;冷接触性荨麻疹可联合使用赛庚啶、多塞平或进行冷脱敏治疗;胆碱能性荨麻疹可进行温度和运动脱敏,或联合使用酮替芬等;日光性荨麻疹可联合使用羟氯喹、UVA或UVB的脱敏治疗;延迟压力性荨麻疹应用抗组胺药物效果较差,可选择糖皮质激素、氨苯砜或柳氮磺吡啶等治疗。

（4）其他治疗：发病与感染相关者可适当选用抗生素。

2. 局部治疗 夏季可选止痒液、炉甘石洗剂等，冬季则选有止痒作用的乳剂（如苯海拉明霜）；对日光性荨麻疹还可局部使用遮光剂。

第二节 │ 血管性水肿

血管性水肿（angioedema）又称"巨大荨麻疹"，是一种发生于皮下疏松组织或黏膜的局限性水肿，分获得性和遗传性，后者罕见。

【病因和发病机制】

两种血管性水肿的发病机制有明显不同。遗传性血管性水肿为常染色体显性遗传，由于C1酯酶抑制物（C1 esterase inhibitor, C1INH）的减低、缺乏或无活性，导致C1异常活化并从C2分解出激肽，后者可使血管通透性升高，引起组织水肿。这个过程常伴补体系统的活化，导致补体C2、C4的消耗，其血中浓度下降。获得性血管性水肿常发生在过敏体质的个体，药物（如卡托普利等ACEI类药物）、食物、粉尘、吸入物及日光、冷热等物理因素为最常见的诱因。

【临床表现】

1. 获得性血管性水肿 常见于皮肤比较松弛的部位如眼睑、口唇（图15-4A）及外阴（图15-4B），亦可见于非松弛部位的皮肤如手足肢端。皮损为局限性肿胀，边界不清，呈肤色或淡红色，表面光亮，触之有弹性感，多为单发，偶见多发。痒感不明显，偶有肿胀不适。一般持续数小时至数天，消退后不留痕迹，但也可在同一部位反复发作。常并发荨麻疹，如伴发喉头水肿可造成呼吸困难，甚至窒息死亡；消化道受累时可有腹痛、腹泻等表现。

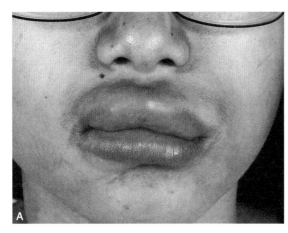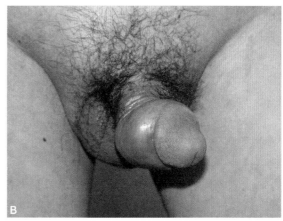

图15-4 **血管性水肿**
A. 口唇；B. 包皮。

2. 遗传性血管性水肿 多数患者在儿童或少年期开始发作，往往反复发作至中年甚至终身，但中年后发作的频率会下降，严重程度会减轻，外伤或感染可诱发本病。主要发生在3个部位：①皮下组织：常累及面部、手部、上肢、下肢、生殖器，皮损为局限性、非凹陷性皮下水肿，常为单发，自觉不痒，需1~5天消退；②腹腔脏器：如胃、肠道、膀胱，发病时表现类似急腹症，一般12~24小时消失；③上呼吸道：发病可致喉头水肿。

遗传性血管性水肿可分为3型：Ⅰ型为遗传性C1INH缺乏相关血管性水肿，最常见，其特征是C1INH的形成不足，85%的患者属于此型；Ⅱ型为遗传因子ⅩⅡ突变相关血管性水肿；Ⅲ型为原因不明的遗传性血管性水肿。

【诊断和鉴别诊断】

本病根据典型临床表现一般诊断不难;若患者发病年龄较早且家族中有近半数成员发病,则应考虑为遗传性血管性水肿,发病期间补体 C2 和 C4 水平显著降低、血清 C1INH 水平降低有助于诊断。单个损害需要和虫咬症鉴别。

【预防和治疗】

获得性血管性水肿的治疗原则与荨麻疹相同。

遗传性血管性水肿的治疗比较困难,通常对糖皮质激素治疗无效。部分患者对桂利嗪治疗有效,肾上腺素是唯一在发作期暂时有效的药物。建议使用血浆来源的 C1 酯酶抑制剂、拉那利尤单抗或贝罗司他作为一线长期预防措施。急性严重发作患者,可使用 C1INH 浓缩制剂或激肽释放酶抑制剂治疗。静脉输注血浆来源的 C1 酯酶抑制剂用于患者择期外科手术(尤其头颈部)前的术前准备,以预防急性水肿的发生。

(徐金华)

本章数字资源

本章思维导图

第十六章 | 药 疹

由药物引起的非治疗性反应,统称为药物不良反应,而药疹(drug eruption)是其中一类表现形式。药疹亦称药物性皮炎(dermatitis medicamentosa),是药物通过口服、注射、吸入等各种途径进入人体后引起的皮肤黏膜炎症性皮损。可引起药疹的药物种类繁多,皮损多种多样,病情轻重不一,严重者引起多脏器损害,甚至危及生命。

【病因】

1. **个体因素** 不同个体对不同药物反应的敏感性差异较大,同一个体在不同时期对同种药物的敏感性也不尽相同,其原因包括遗传因素、某些酶缺陷、机体病理状态影响等。

2. **药物因素** 理论上任何药物都有可能导致药疹,但不同种类药物致病的危险性不同。临床上易引起药疹的药物主要包括抗生素、解热镇痛药、镇静催眠药、抗癫痫药、抗肿瘤药物及其他(如抗痛风药、抗甲状腺功能药、吩噻嗪类药、异种血清制剂和疫苗等)。此外,随着更多新型药物(包括生物制剂和小分子靶向药物等)在临床使用,所诱发的药疹也日益受到关注。

【发病机制】

药疹的发病机制复杂,可分为超敏反应和非超敏反应两大类。

1. **超敏反应** 多数药疹属于此类反应,其共同特点包括:①只发生于少数过敏体质者;②有潜伏期,不同类型的药疹潜伏期长短不一;③病情的轻重与药物的药理及毒理作用、剂量无相关性;④机体高敏状态下可发生药物的交叉过敏或多价过敏现象;⑤临床表现复杂,皮损形态各异,同种药物致敏同一患者在不同时期可发生不同类型药疹;⑥病程有一定的自限性,停止使用诱发药物后病情较轻者可好转;⑦抗过敏药和糖皮质激素治疗有效。

各型超敏反应均可参与药疹的发生,并表现为不同临床特征。Ⅰ型超敏反应主要表现为荨麻疹型药疹、血管神经性水肿及过敏性休克等,Ⅱ型超敏反应表现为血小板减少性紫癜型药疹、药物性溶血性贫血及粒细胞减少等,Ⅲ型超敏反应表现为血管炎型药疹、血清病样综合征等。Ⅳ型超敏反应又可再分为 a、b、c、d 四型,其中Ⅳa 型为 Th1 介导,以活化巨噬细胞为主要效应细胞的免疫反应,表现为肉芽肿等;Ⅳb 型为 Th2 介导,以嗜酸性粒细胞为主要效应细胞,表现为湿疹型药疹;Ⅳc 型以细胞毒 T 细胞为效应细胞,表现为中毒性表皮坏死松解症、接触性皮炎;Ⅳd 型以中性粒细胞为效应细胞,表现为急性泛发性发疹性脓疱病。药疹的超敏反应机制非常复杂,特定药物所致的药疹既可以是以某一型超敏反应为主,也可同时有两种或两种以上的超敏反应参与,其具体机制尚未完全阐明。

2. **非超敏反应** 此类药疹较少见。可能的发病机制:①药理作用;②过量反应与蓄积作用;③参与药物代谢的酶缺陷或抑制;④药物不良反应及菌群失调;⑤药物的相互作用;⑥药物使已存在的皮肤病被激发。

【临床表现】

根据发病的严重程度,药疹可分为普通药疹(ordinary drug eruptions)和重症药疹(severe cutaneous adverse drug reactions,SCARs)。

1. **普通药疹**

(1)发疹型药疹(exanthematous drug eruption):又称为麻疹型或猩红热型药疹(morbilliform drug eruption or scarlatiniform drug eruption),是最常见的药疹类型,约占所有药疹的 90%,青霉素(尤其是半

合成青霉素)、磺胺类、解热镇痛类、巴比妥类是主要诱发药物。多在首次用药 1~2 周内发病,再次用药可在数小时到 3 天内发生。麻疹型药疹皮损为针尖至粟粒大小的红色斑丘疹,密集对称分布,可泛发全身,以躯干为多,严重者可伴发瘀点(图 16-1),瘙痒明显。猩红热型药疹皮损呈弥漫性鲜红斑,或呈米粒至豆大红色斑疹或斑丘疹,密集对称分布,常从面颈部向躯干四肢分布,1~4 天内遍布全身,尤以皱褶部位或四肢屈侧更为明显,皮损可密集、融合,瘙痒明显。患者一般情况良好,半数以上患者病程 1~2 周,皮损消退后可伴糠状脱屑。

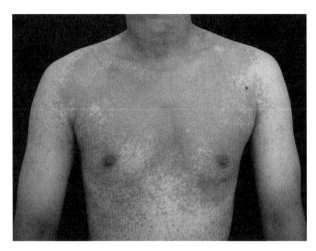

图 16-1　麻疹型药疹

（2）荨麻疹型药疹(urticarial drug eruption):较常见,约占所有药疹的 5%,血清制品、呋喃唑酮、β- 内酰胺类抗生素和非甾体抗炎药是常见诱发药物。临床表现与急性荨麻疹相似,风团可泛发全身,潮红水肿,消退缓慢,持续时间常在 24 小时以上,瘙痒或轻痛,也可出现血清病样症状如发热、关节疼痛、淋巴结肿大甚至蛋白尿等,有时出现血管性水肿,甚至喉头水肿、呼吸困难,严重者可出现过敏性休克。

（3）固定型药疹(fixed drug eruption):解热镇痛类、磺胺类、巴比妥类和四环素类药物是常见诱发药物。首次用药 1~2 周后出现皮损,再次用药 24 小时内皮损常在同一部位复发,以口腔和生殖器等处的皮肤黏膜交界处好发,约占 80%,亦可累及躯干四肢。典型皮损为局限性圆形或类圆形边界清晰的水肿性暗紫红色或鲜红色斑疹、斑片(图 16-2),直径 0.2cm 到数厘米不等,常为 1 个,也可数个,亦有广布全身者,重者红斑上可出现水疱或大疱,自觉痛痒,一般无全身症状。

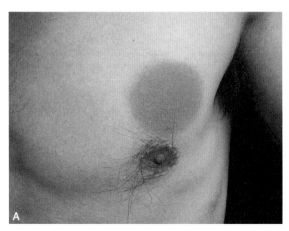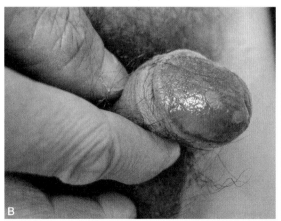

图 16-2　固定型药疹
A. 典型皮损;B. 龟头受累。

（4）紫癜型药疹（purpuric drug eruption）：抗生素、巴比妥类、利尿药等是常见诱发药物。皮损为针尖至豆大可触性瘀点、瘀斑，散在或密集分布，也可伴风团或血疱（图16-3），常对称发生于下肢，亦可累及躯干和上肢。严重者可伴关节肿痛、腹痛、血尿、便血等表现。

（5）痤疮型药疹（acneiform drug eruption）：多由长期应用糖皮质激素、避孕药、碘剂、溴剂等引起。表现为毛囊性丘疹、丘脓疱疹等痤疮样皮损，多发生于面部及胸背部，病程进展缓慢，停药后可迁延数月始愈，一般无全身症状。

（6）光感性药疹（photosensitive drug eruption）：多因服用光感性药物（如氯丙嗪、磺胺类、四环素类、补骨脂、吩噻嗪类及避孕药等）后经日光或紫外线照射而发病。可分为两类：①光毒反应性药疹：多发生于曝光后7～8小时，仅在日光暴露部位出现与晒斑相似的皮损；②光变应性药疹：表现为日光暴露部位出现湿疹样皮损，非日光暴露部位也受累。

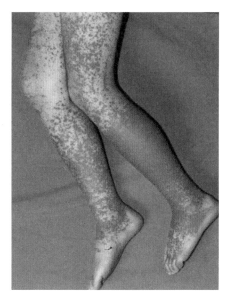

图 16-3　紫癜型药疹

（7）多形红斑型药疹（erythema multiforme drug eruption）：磺胺类、解热镇痛类及巴比妥类药物等是常见诱发药物。临床表现与多形红斑基本相同（详见第十九章第三节），约20%的患者可出现大疱，并有黏膜累及，常伴发热等全身症状，属重症多形红斑型药疹（erythema multiforme major，EMM），也归为重症药疹范畴。

2. 重症药疹

（1）Stevens-Johnson综合征（Stevens-Johnson syndrome，SJS）/中毒性表皮坏死松解症（toxic epidermal necrolysis，TEN）：后者又称为大疱性表皮松解型药疹（drug-induced bullosa epidermolysis）。SJS和TEN被认为是同一病谱，区别在于表皮剥脱面积，前者＜10%总体表面积，而后者＞30%，面积介于10%～30%可视为二者重叠。磺胺类、解热镇痛类、抗生素、巴比妥类、卡马西平、别嘌醇、抗结核药物是常见诱发药物，潜伏期一般为4天至4周，也可长达2个月。

本病初始症状为发热、眼部刺痛、吞咽疼痛，可发生于皮肤表现前1～3天。皮损先发生于躯干，后延及颈、面及上肢近端。最初表现为红斑、暗红或紫癜性斑疹，迅速发展为弥漫性紫红或暗红及灰黑色斑片，并出现大小不等的松弛性水疱和表皮松解，尼氏征阳性，如烫伤样外观。皮损触痛明显。口腔、眼、呼吸道、胃肠道黏膜均可累及（图16-4），可伴有严重内脏损害，出现高热、恶心、腹泻、谵妄、昏迷等全身症状，如抢救不及时，常因继发感染、肝肾衰竭、肺炎、电解质紊乱、毒血症、内脏出血等而死亡，SJS死亡率约5%，而TEN高达20%～30%，是最严重的皮肤疾病之一。

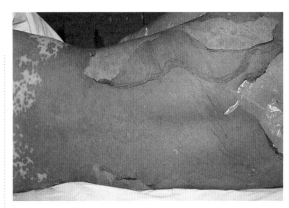
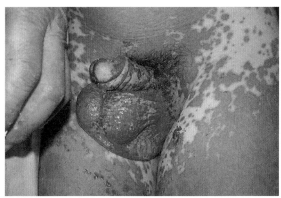

图 16-4　大疱性表皮松解型药疹

（2）药物超敏反应综合征（drug hypersensitivity syndrome，DHS）：亦称伴嗜酸性粒细胞增多和系统症状的药疹（drug reaction with eosinophilia and systemic symptoms，DRESS）。本型潜伏期长，常于用药后2～6周内发生（平均3周），甚至可发生于用药后3个月。诱发药物主要是抗癫痫药和磺胺类，也可由别嘌醇、硫唑嘌呤、甲硝唑、特比萘芬、米诺环素和钙通道阻滞剂等引起。初发表现为高热，皮损为很快波及周身的红斑、丘疹或麻疹样皮损，可发展为剥脱性皮炎样皮损或红皮病，可有多形红斑样靶形损害、肿胀性红斑、水疱，也可出现无菌性脓疱和紫癜。面部水肿具有特征性。内脏若受侵，可发生急性重型肝炎及肝衰竭而致死。停用诱发药物病情仍会迁延，并可能出现再次加重，死亡率为10%左右。

（3）剥脱性皮炎型药疹（drug-induced exfoliative dermatitis）：又称红皮病型药疹，本病部分与药物超敏反应综合征有重叠，磺胺类、巴比妥类、抗癫痫药、解热镇痛类、抗生素等是常见诱发药物，多于长期用药后发生。潜伏期较长，一般为4～6周，常在其他类型药疹基础上继续用药或治疗不当所致。发病前先有全身不适、发热等前驱症状。皮损逐渐加重并融合成周身弥漫潮红、肿胀（图16-5A），以面部及手足为重，可伴有水疱、糜烂和渗出，可累及口腔黏膜出现充血、水肿、进食困难、眼结膜充血、畏光等。经2～3周后皮肤红肿渐消退，出现大量鳞片状或落叶状脱屑，掌跖部呈手套或袜套状剥脱（图16-5B），毛发和甲脱落（病愈后可再生）。严重时可伴有支气管肺炎、肾衰竭、粒细胞缺乏等，如不及时治疗，可因全身衰竭或继发感染而导致死亡。

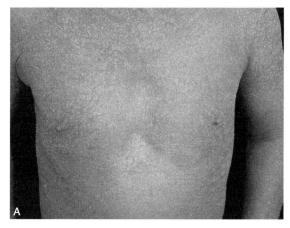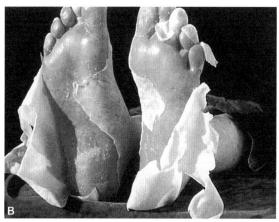

图 16-5　**剥脱性皮炎型药疹**
A. 急性皮损；B. 袜套样脱屑。

（4）急性泛发性发疹性脓疱病（acute generalized exanthematous pustulosis，AGEP）：目前认为90%的AGEP是由药物引起，是一种急性发热性药疹，潜伏期1～5天，自然病程一般不超过15天，特点是泛发性无菌性小脓疱、水肿性红斑。皮损从面部、皱褶部开始，几小时内很快波及周身。需与脓疱型银屑病鉴别。AGEP有时会出现瘀点瘀斑、非典型靶形红斑和水疱。本病死亡率在1%左右。

3. **靶向药物皮肤不良反应**（cutaneous reactions to targeted therapy）　不同类型的靶向药物可诱发不同表现的药疹。表皮生长因子受体抑制剂（如吉非替尼等）的药疹发生率为50%～90%，通常发生在用药后1～3周，以丘疹样脓疱疹最常见，此外可表现为甲沟炎、毛发改变、皮肤干燥及瘙痒等。多靶点酪氨酸激酶抑制剂（tyrosine kinase inhibitor，TKI）最常引起局限性掌跖角化过度伴轻至中度红斑（手足皮肤反应），常发生于用药后2～6周。ABL激酶抑制剂（如伊马替尼等）所致药疹的特征性表现为面部水肿，主要位于眶周，可引起流泪和结膜松弛。BRAF抑制剂（如维罗非尼等）常引起发疹性皮损、角化性鳞状细胞增生性损害和光敏。

某些靶向药物也可引起重症药疹，如酪氨酸激酶抑制剂（阿法替尼）、PD-1抑制剂（帕博利珠单抗）等可引起SJS/TEN或药物超敏反应综合征。

【辅助检查】

诱发药物的检测可分体内和体外试验两类。

1. **体内试验**

（1）皮肤试验：常用的特异性检查有斑贴试验、点刺试验和皮内试验（详见第五章第四节）。

（2）药物激发试验：药疹消退一段时间后，内服试验剂量（一般为治疗量的 1/8～1/4 或更小量）以明确可疑诱发药物。此试验有一定危险性，仅适用于口服药物所致的轻型药疹，同时疾病治疗又必须使用该药物时（如抗结核药、抗癫痫药等），速发型超敏反应性药疹和重症药疹患者禁用。

2. **体外试验**　安全性高，可选择嗜碱性粒细胞脱颗粒试验、放射变应原吸附试验、组胺游离试验、淋巴细胞转化试验等，但结果常与临床不完全一致。

【诊断和鉴别诊断】

本病根据服药史、潜伏期及各型药疹的典型临床表现进行诊断，同时需排除具有类似皮损的其他皮肤病或发疹性传染病。一般来说，药疹皮损的颜色较类似皮肤病更为鲜艳，瘙痒更为明显，且停用诱发药物后逐渐好转。如患者服用两种以上药物，确定诱发药物难度将增大，需根据患者既往服药史、药疹史及此次用药与发病关系等信息加以综合分析。

药疹临床表现复杂，鉴别诊断较为困难，服药史是主要鉴别要点，但患者常不能准确提供。麻疹型或猩红热型药疹应与麻疹或猩红热鉴别；大疱性表皮松解型药疹应与葡萄球菌烫伤样皮肤综合征鉴别；生殖器部位的固定型药疹出现破溃时，应与生殖器疱疹、硬下疳等进行鉴别。

【预防和治疗】

药疹为药源性疾病，因此预防尤为重要。用药前应仔细询问药物过敏史，查看患者药物过敏记录卡，避免使用已知过敏药物。应用青霉素、血清制品、普鲁卡因等药物时应做皮试，并备好急救药物，皮试阳性者禁用该药。避免滥用药物，尽量减少用药品种。用药期间如突然出现不明原因的瘙痒和皮损，应立即停用可疑药物并及时就诊。使用易致重症药疹的药物如别嘌醇（*HLA-B*58:01*）、卡马西平（*HLA-B*15:02*），应在用药前进行易感基因检测，阳性者避免使用。

药疹治疗首先应停用诱发药物，并慎用结构相近似的药物，避免交叉过敏或多价过敏，同时多饮水或静脉输液加速药物排出，并采取分类治疗方案。

1. **普通药疹**　可给予抗组胺药物、维生素 C 及钙剂等，必要时给予小剂量泼尼松，皮损好转后可逐渐减量。局部若以红斑、丘疹为主者可外用炉甘石洗剂或糖皮质激素霜剂，以糜烂渗出为主者可间歇湿敷，外用氧化锌油。

2. **重症药疹**

（1）及早、足量使用糖皮质激素：根据病情选择种类及剂量，糖皮质激素若足量，病情应在 3～5 天内控制，控制不满意时应增加剂量，病情控制（表现为无新发皮损、体温下降）后逐渐减量。

（2）防治继发感染：是关键措施之一。保护创面以减少感染机会，选用抗生素时避免使用易过敏药物，疗效不佳者应考虑耐药菌及混合感染可能。

（3）加强支持疗法：应及时纠正患者的低蛋白血症、水电解质紊乱，必要时可输入新鲜全血、血浆或蛋白以维持胶体渗透压，同时积极处理内脏损害。

（4）静脉注射人免疫球蛋白可中和致敏抗体，血浆置换可清除诱发药物及其代谢毒性产物及炎症介质。TNF-α 拮抗剂可单用或与糖皮质激素联合用于 SJS/TEN 的治疗。

（5）加强护理及局部治疗：糜烂渗出部位应加强湿敷及局部抗感染；结膜受累需定期冲洗以减少感染及防止球、睑结膜粘连，并外用抗生素；口腔黏膜受累应注意口腔清洁并防止念珠菌感染；外阴及肛周红肿糜烂处应保持清洁干燥；身体受压部位应防止压疮发生。

（徐金华）

第十七章 物理性皮肤病

本章数字资源

本章思维导图

各种物理因素(如光线、压力、摩擦、温度等)直接或间接引起的皮肤损害,统称为物理性皮肤病。

第一节 | 日光性皮肤病

依据日光波长可将日光分为紫外线、可见光和红外线。引起皮肤病的主要是紫外线(UV)。UV又细分为短波紫外线(UVC)、中波紫外线(UVB)和长波紫外线(UVA)。其中 UVB 和 UVA 是引起光敏性皮肤病的主要作用光谱,UVC 全部被大气臭氧层吸收,不能到达地球表面。UV 波长越长,穿透力越强而能量越小;UVB 只能达到表皮基底层,强烈照射能引起表皮坏死和色素沉着;UVA 可穿过表皮作用于真皮浅层,与皮肤老化相关。

【病因和发病机制】

日光性皮肤病的发病机制可分为光毒性反应(phototoxicity)和光超敏反应(photoallergy)。

光毒性反应为非免疫反应,任何个体接受超量日光照射后都会发生反应,可分为急性(如日晒伤)和慢性(如光线性角化病、光老化等)。光毒性反应更易发生于白、嫩、薄的皮肤。皮肤经过度照射后,细胞中蛋白质和核酸吸收紫外线产生复杂光生物化学反应,造成表皮细胞坏死,释放多种活性介质,同时引起真皮血管扩张、组织水肿、黑素合成加快等。

光超敏反应为淋巴细胞介导的迟发型超敏反应,只发生于少数具有光敏素质的个体。光敏物质吸收光能后发生化学变化成为半抗原,并与体内大分子结合形成完全抗原,刺激机体产生抗体或细胞免疫而致病。可分为速发型光超敏反应(如日光性荨麻疹)和迟发型光超敏反应(如多形性日光疹)。其发生也可能与遗传、内分泌和代谢异常等有关。

光毒性反应和光超敏反应临床上有时不易区分,两者可同时存在或以其中一种为主(表 17-1)。

表 17-1 光毒性反应和光超敏反应的鉴别

鉴别要点	光毒性反应	光超敏反应
发病人群	任何个体	少数过敏体质人群
潜伏期	无	有
皮损形态	表现为日晒伤症状	皮损多形,临床表现复杂
发病部位	限于日晒部位	不限于日晒部位
病程	发病急,病程短	病程长,可长期发作
被动转移试验	阴性	阳性
光敏剂	浓度高,不发生化学反应	浓度低,发生化学反应

【临床表现】

1. 日晒伤(sunburn) 也称为晒斑或日光性皮炎(solar dermatitis)。春夏季多见,妇女、儿童及浅肤色人群易发病。一般日晒后 6 小时左右,暴露部位出现弥漫性红斑,呈鲜红色,边界清晰(图 17-1),峰值在 12~24 小时,后红斑渐淡、消退、脱屑并留有色素沉着。皮损较重时可出现水肿、水疱,可破溃结痂。局部可自觉灼痛。皮损泛发时可有不适、寒战和发热等全身症状。

NOTES

2. 多形性日光疹（polymorphous sun light eruption） 一般春夏季加重，秋冬季节减轻。多见于中青年女性，好发于日光暴露部位，而头发及衣物遮盖部位多不累及。常在日晒 1 小时内自觉瘙痒，数日后出现皮损。皮损形态多样，常见丘疹、丘疱疹，也可表现为水肿性红斑或斑块，但同一患者的皮损常以单一形态为主（图 17-2）。自觉瘙痒显著，一般全身症状轻微，但易反复发作，病程长短不一。

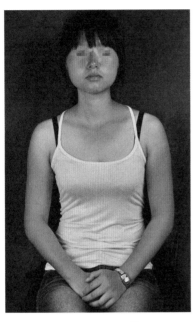

图 17-1　日晒伤

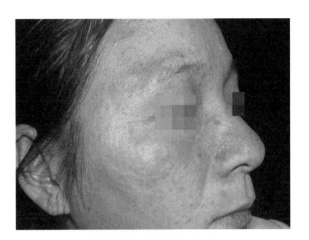

图 17-2　多形性日光疹

【诊断和鉴别诊断】

根据强烈日光暴晒史及典型临床表现，日晒伤容易诊断。应与接触性皮炎鉴别。

多形性日光疹的诊断主要根据日光暴露部位多形性皮损，但以某一皮损类型为主进行诊断，光斑试验、紫外线红斑试验常为阳性。应与湿疹、慢性光化性皮炎、盘状红斑狼疮等进行鉴别。

【预防和治疗】

应避免暴晒，并在暴露部位外用物理性遮光剂或化学性遮光剂，如二氧化钛霜、二苯甲酮等，可根据个人皮肤类型选择遮光剂的防晒指数（sun protection factor，SPF）。逐渐外出锻炼，提高对日光的耐受性。

日晒伤早期局部治疗为主，以消炎、安抚、止痛为原则。一般可外用炉甘石洗剂和 / 或糖皮质激素。有全身症状者可口服抗组胺药、维生素 C、非甾体抗炎药，严重者可系统应用糖皮质激素。

多形性日光疹的局部治疗以外用糖皮质激素为主，常用超强效或强效制剂，数日使皮损消退，也可外用钙调磷酸酶抑制剂。系统治疗可口服羟氯喹，烟酰胺、β- 胡萝卜素对部分患者有效；严重者可口服糖皮质激素或环孢素。

第二节 ｜ 夏季皮炎

夏季皮炎（dermatitis aestivale）是由夏季高温高湿环境引发的一种季节性、炎症性皮肤病。

【病因和发病机制】

持续高温超过机体自我调节范围，引发局部皮肤血管扩张、血管通透性增高，炎症细胞聚集、介质释放引发局部炎症反应。高湿环境降低体表散热功能，特别是汗液蒸发受阻，皮肤含水量增加，也是炎症加重的重要因素。

【临床表现】

好发于成年人,女性多见。常对称累及四肢屈侧和躯干部,尤以双侧胫前多见。皮损初起为大片红斑、上有密集针尖大小丘疹,继之可见丘疱疹。自觉剧痒,搔抓后可出现抓痕、血痂、皮肤肥厚及色素沉着,无糜烂、渗出。天气凉爽后皮损可很快消退。

【诊断和鉴别诊断】

根据典型临床表现容易诊断。本病应与痱子、夏季瘙痒症等疾病鉴别。

【预防和治疗】

以通风降温为主要原则,衣着宽大透气,保持皮肤清洁干燥。

局部治疗以清凉、止痒为主,可外用炉甘石洗剂或弱效糖皮质激素霜剂。瘙痒显著者可口服抗组胺药。

第三节 痱 子

痱子(miliaria)亦称粟粒疹,为夏季炎热环境诱发的一种表浅性、炎症性皮肤病。

【病因和发病机制】

在高温闷热环境下,皮肤表面汗液不易蒸发,使角质层浸渍肿胀,导致汗管变窄或阻塞,汗管内汗液滞留、压力增高、汗管破裂,汗液外渗至周围组织引发炎症反应。

【临床表现】

依据汗管损伤和汗液溢出部位的不同,可分以下4种类型。

1. **白痱** 又称晶形粟粒疹(miliaria crystallina),好发于卧床不起、大量出汗者的躯干和间擦部位。汗液溢出发生在角质层内或角质层下,表现为针尖大小的浅表性水疱,周围无红晕,易破,一般无自觉症状。1～2天内吸收,留有细小脱屑。

2. **红痱** 又称红色粟粒疹(miliaria rubra),最常见,多见于幼儿、家庭妇女、高温作业者,好发于腋窝、肘窝、额、颈、躯干、妇女乳房下等处。由汗液在棘层汗管处溢出引起。表现为密集排列的针尖大小丘疹、丘疱疹,周围绕以红晕,皮损消退后有轻度脱屑。伴有灼热和刺痒感。

3. **脓痱** 又称脓疱性粟粒疹(miliaria pustulosa),多由红痱发展而来,好发于皮肤皱褶处及小儿头颈部。皮损为密集的丘疹,顶端有针尖大小浅在脓疱,细菌培养常为阴性。

4. **深痱** 又称深部粟粒疹(miliaria profunda),多累及热带地区反复发生红痱者,好发于颈部、躯干等部位。表皮汗管被反复发作的红痱破坏,汗液溢出发生在表皮-真皮交界处或真皮内。皮损为密集的、与汗孔一致的非炎性丘疱疹,出汗时皮损增大,不出汗时皮损不明显,全身皮肤出汗减少或无汗,常有代偿性面部多汗。一般无瘙痒,皮损泛发时可出现头痛、发热、头晕等全身症状。

【诊断和鉴别诊断】

根据发病季节、典型皮损等可以确诊。本病需与夏季皮炎、急性湿疹等进行鉴别。

【预防和治疗】

夏季应通风散热,衣着宽松透气,保持皮肤清洁干燥。

1. **局部治疗** 以清凉、收敛、止痒为原则,可外用炉甘石洗剂和痱子粉,脓痱可外用鱼石脂炉甘石洗剂、黄连扑粉。

2. **系统治疗** 瘙痒明显可口服抗组胺药,也可服用清热、解毒、利湿的中药(如金银花)。

第四节 冻 疮

冻疮(pernio)是寒冷诱发的末梢部位局限性、淤血性、炎症性皮肤病。

【病因和发病机制】

长期暴露于寒冷、潮湿环境中,皮肤血管痉挛收缩,导致组织缺氧引起细胞损伤,久之血管麻痹扩张引起静脉淤血、毛细血管扩张、渗透性增加,血浆渗入组织间隙而引发本病。周围血液循环不良,缺乏运动、手足多汗、营养不良、贫血、鞋袜过紧等均为加重因素。

【临床表现】

本病易发于初冬、早春季节,气候转暖后自愈,来年易复发。各年龄组均可发生,但多见于儿童、青年女性或末梢血液循环不良者。好发于肢端及暴露部位,如手指、手背、耳廓、鼻尖等处。皮损为局限性水肿性紫红斑块或结节,按之褪色,边界清晰,严重时可有水疱,破溃后形成溃疡。自觉有痒感和肿胀感,瘙痒受热后加剧,有溃疡者自觉疼痛。

【诊断和鉴别诊断】

根据发病季节和典型临床表现易于诊断。

本病应与多形红斑、结缔组织病、结节病等进行鉴别,可通过组织病理活检进一步鉴别。

【预防和治疗】

应注意保暖,保持干燥;坚持体育锻炼可促进血液循环,提高机体对寒冷的耐受性。

1. 局部治疗 以消炎、消肿、促进循环为原则。未破溃皮损可使用温度接近体温的水浸泡冲洗,外用多磺酸黏多糖乳膏、冻疮软膏等,已破溃皮损外用抗生素,也可用氦氖激光等照射。

2. 系统治疗 可口服烟酰胺、硝苯地平、双嘧达莫等扩血管药物,盐酸山莨菪碱和己酮可可碱也有一定疗效。

第五节 | 鸡眼与胼胝

鸡眼和胼胝均为长期压迫和摩擦诱发的角质层增厚。

【病因和发病机制】

长期机械刺激(如挤压和摩擦)引起手足局部受力部位(如手指握笔压迫处、足底及侧缘、跖骨突出处或足趾间)皮肤发生反应性增厚,主要表现为角质层过度增生。

【临床表现】

1. 鸡眼(clavus) 本病好发于成人,女性多见。常累及手足受力部位,皮损为边界清晰、淡黄色或深黄色、圆锥形角质栓,表面光滑,与皮面相平或稍隆起(图17-3)。因角质栓尖端压迫真皮层内末梢神经,站立或行走受压时自觉剧痛。

2. 胼胝(callus) 表现为手足受力部位的黄色或蜡黄色、增厚的角质性斑块,扁平或稍隆起,中央较厚,边缘薄,质地坚实,边界不清,表面光滑且皮纹清晰(图17-4)。局部汗液分泌减少、感觉迟钝,

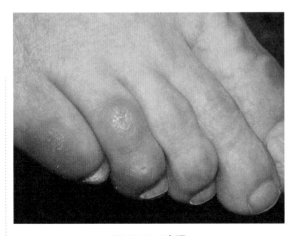

图17-3 鸡眼

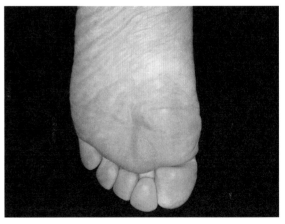

图17-4 胼胝

多无自觉症状,严重者可疼痛。

【诊断和鉴别诊断】

根据好发部位和典型皮损易于诊断。需与跖疣鉴别。

【预防和治疗】

本组疾病为致病因素长期作用导致,因此应及早去除诱因。跖骨宽大或有突起者,应穿着宽松适足的鞋,避免摩擦和挤压。

本组疾病以局部治疗为主。鸡眼可外用鸡眼膏、水杨酸软膏,但应保护周围正常皮肤,也可将鸡眼手术切除,此外可根据情况选用冷冻或激光。胼胝具有一定保护作用,一般无需治疗,皮损较厚或出现疼痛时,可先用热水浸泡再用刀削除,也可外用角质剥脱剂软化去除。

第六节 │ 放射性皮炎

放射性皮炎(radiodermatitis)是由各种类型电离辐射(如 α、β、γ、X 射线,电子、质子等)照射皮肤黏膜引起的炎症性损害。

【病因和发病机制】

本病多由于短期内接受大剂量电离辐射,或长期接受电离辐射导致累积量过大所致。电离辐射可使组织细胞 DNA 发生可逆或不可逆性损伤,引起细胞死亡或 DNA 突变,甚至进展为恶性肿瘤。电离辐射还可以使组织分子电离产生活性氧和自由基而导致组织急、慢性损伤。发病过程及严重程度取决于不同类型电离辐射的生物学效应、辐射剂量及受辐射部位组织细胞敏感性。

【临床表现】

多见于接受放疗患者和从事放射线相关工作人员。根据临床表现不同可分为急性放射性皮炎和慢性放射性皮炎。

1. **急性放射性皮炎**　为短期内接受大剂量辐射所致,潜伏期短,一般为 1～3 周。早期表现与热灼伤相似,常称为放射性烧伤,可分为 3 度。

(1)Ⅰ度:局限性水肿性红斑,边界清晰,常在暴露后 6 天出现,12 天左右达到高峰,3～4 周后消退,留有脱屑、色素沉着、暂时性脱毛。自觉灼热与瘙痒。

(2)Ⅱ度:局部红肿明显,有水疱形成,破溃后出现糜烂和结痂,经 1～3 个月痊愈,遗留色素沉着或色素脱失、毛细血管扩张、皮肤萎缩、永久性毛发脱落及瘢痕形成。自觉明显灼热及疼痛。

(3)Ⅲ度:局部红肿严重,损害累及真皮深部以下,很快出现组织坏死,形成顽固性溃疡,自觉剧痛。愈后留下萎缩性瘢痕、色素沉着或色素脱失、毛细血管扩张、毛发消失等,部分皮损难以治愈甚至形成永久性溃疡,溃疡和瘢痕部位易发生癌变。

Ⅱ、Ⅲ度患者可伴全身症状如乏力、头痛、头晕、恶心、呕吐等,可合并白细胞减少及继发感染。

2. **慢性放射性皮炎**　由于长期接受小剂量电离辐射所致,也可由急性放射性皮炎转变而来。潜伏期数月至数十年不等。表现为表皮萎缩变薄、皮纹消失,真皮内汗腺和皮脂腺数量减少,分泌功能降低,皮下组织纤维化,伴毛细血管扩张、色素沉着或减退(图 17-5)。此外还可伴毛发稀疏、脱落,甲出现条纹、变脆、脱落,严重时可出现顽固性溃疡甚至癌变。

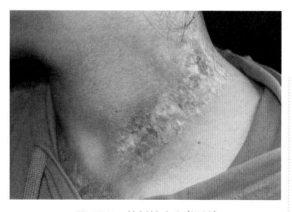

图 17-5　**放射性皮炎(慢性)**

【诊断和鉴别诊断】

根据电离辐射史及典型临床表现可以诊断。有时外观可呈接触性皮炎样表现,需加以鉴别。

【预防和治疗】

从事放射线工作的人员应严格遵守放射操作规程,加强安全防护措施。接受放射治疗的患者,应掌握放疗适应证和总剂量。如发生放射源泄漏事件,应立即做好防护并脱离辐射源或污染区。

急性放射性皮炎应保护受损皮肤,避免局部刺激。局部治疗以对症处理为主,红肿显著时可用扑粉和洗剂,渗出明显时可用硼酸溶液湿敷,无明显渗出时可外用糖皮质激素霜剂,对于长期不愈合的深溃疡,必要时行手术切除。

慢性放射性皮炎以保护为主,应避免破损,出现溃疡可湿敷,并加用理疗以促进愈合,同时防止继发感染;溃疡疑有癌变时应做组织病理学检查,难治性溃疡或角化过度型皮损可手术切除并植皮。

(王惠平)

第十八章 | 瘙痒性皮肤病

瘙痒是皮肤黏膜的一种引起搔抓欲望的不愉快感觉。许多生物活性物质（如胺类、蛋白质/多肽类和脂类等）都是可引起瘙痒的化学介质，但瘙痒发生机制尚未明确。瘙痒性皮肤病包括一组以瘙痒为突出表现的皮肤病，多数病因复杂，一般多认为与神经精神因素存在直接或间接的相关性，反复搔抓能造成"瘙痒—搔抓—瘙痒"的恶性循环。

第一节 | 瘙痒症

瘙痒症（pruritus）是一类仅有皮肤瘙痒而无原发性皮损的皮肤病。

【病因和发病机制】

瘙痒症可能由多种原因诱发，临床上判定常较困难。全身性瘙痒症的最常见病因是皮肤干燥，其他如神经精神因素（如各种神经功能障碍或器质性病变以及情绪紧张、焦虑、恐惧、激动和忧郁等）、系统性疾病（如尿毒症、阻塞性肝胆疾病、甲状腺功能亢进或减退、糖尿病、干燥综合征、淋巴瘤、白血病及其他恶性肿瘤等）、妊娠、药物或食物、气候或环境因素（如砷暴露）、生活习惯（如皮肤清洗过度或频繁更换化妆品）等也可引起。

局限性瘙痒症常由某些原发性皮肤病引起，如阴囊瘙痒症常与局部多汗、摩擦、股癣等有关；肛周瘙痒症多由痔疮、肛瘘、蛲虫感染等引起；女阴瘙痒症多与白带、阴道滴虫病、阴道真菌病、淋病、糖尿病及宫颈癌等有关，也可能与性激素水平紊乱、自主神经功能紊乱等有关。

【临床表现】

患者无原发性皮肤损害，瘙痒为本病特征性表现。全身性瘙痒症可开始为全身性，或最初局限于一处，继而扩展至全身。瘙痒程度不尽相同，常为阵发性且夜间为重；局限性瘙痒症表现为局部阵发性剧痒，好发于外阴、肛周、小腿和头皮，饮酒、情绪波动、温度变化、衣服被褥摩擦等可引起瘙痒发作或加重。搔抓可引起继发性皮损，表现为条状抓痕、血痂、色素沉着或减退、湿疹样变或苔藓样变，还可继发细菌感染（如毛囊炎、疖、淋巴管炎等）。

全身性瘙痒症的常见类型如下。

1. **老年瘙痒症**（pruritus senilis） 多见于 60 岁以上老年人群，表现为持续性全身瘙痒，特别是双下肢。如为皮肤干燥导致，全身加强润肤常迅速改善，否则应考虑系统疾病或精神源性。

2. **冬季瘙痒症**（pruritus hiemalis） 由寒冷诱发，多发生于秋末及冬季气温急剧变化时，由寒冷室外骤入室内或在夜间脱衣睡觉时加重，常伴皮肤干燥。

3. **夏季瘙痒症**（pruritus aestivalis） 由高温、潮湿诱发，多发生于夏季，出汗可使瘙痒加剧。

4. **妊娠瘙痒症**（pruritus gestationis） 首次妊娠孕妇的发病率为 0.06%~0.43%，再次妊娠孕妇可达 47%，多数患者是由肝内胆汁淤积所致。常发生于妊娠末期，少数发生于妊娠早期，瘙痒为弥漫性，部分患者伴有黄疸。多数患者分娩后很快自行缓解或痊愈。本病一般不引起孕妇死亡，但可能诱发早产、胎儿窘迫甚至死胎。实验室检查可见碱性磷酸酶、血清胆红素升高，但转氨酶多正常。

【诊断和鉴别诊断】

根据全身性或局限性瘙痒，仅有继发性改变而无原发性皮损，可以明确诊断。常需全面体格检查和实验室检查才能发现诱发因素。

全身性瘙痒症患者出现继发性皮损时,需与疥疮、虫咬皮炎、慢性单纯性苔藓等进行鉴别;局限性瘙痒症需与局部感染(真菌、滴虫、蛲虫、虱病等)、接触性皮炎和湿疹等进行鉴别。

【预防和治疗】

加强健康宣教和皮肤保健,避免不良刺激(包括搔抓、过度洗烫等),部分患者应减少摄入辛辣刺激性食物。如发现明确诱因,应及时治疗。

1. **局部治疗** 以保湿、滋润、止痒为主。可用含有尿素、维生素 E 或硅油的软膏或身体乳,可根据情况加用止痒成分(如辣椒碱、薄荷、樟脑等)及表面麻醉剂(如利多卡因乳膏等),不能控制者还可外用钙调磷酸酶抑制剂或糖皮质激素。紫外线光疗(如 NB-UVB)对部分瘙痒症有效。

2. **系统治疗** 可用抗组胺药、镇静催眠药、三环类抗抑郁药(如多塞平),瘙痒顽固者可试用普鲁卡因静脉封闭。老年瘙痒症可用性激素治疗。尚可以养血、祛风、安神为治疗原则,选用中药或中成药内服或外用。

第二节 | 慢性单纯性苔藓

慢性单纯性苔藓(lichen simplex chronicus)为形态学诊断,本病又称神经性皮炎(neurodermatitis),是一种以阵发性瘙痒和皮肤苔藓样变为特征,与皮肤神经功能障碍相关的慢性炎症性皮肤病。

【病因和发病机制】

本病病因尚不清楚。部分患者存在遗传易感性,一般认为与神经精神因素(如焦虑、紧张、忧郁等)及其他炎症性皮肤病(如特应性皮炎)相关,受多种因素影响(如失眠、刺激性饮食、搔抓、局部衣物摩擦、感染等)。"瘙痒—搔抓—瘙痒"恶性循环可促进本病发展,并导致临床出现皮肤苔藓样变。

【临床表现】

依其受累范围的大小,本病可分为局限性和播散性。

1. **局限性** 多见于中青年。好发于颈部、双肘伸侧、腰骶部、股内侧、女阴、阴囊和肛周区等易搔抓部位,多局限于一处或两侧对称分布。典型皮损为针头至米粒大小的多角形扁平丘疹,淡红、淡褐色或正常肤色,质地较为坚实而有光泽,表面可覆有少量糠秕状鳞屑,久之皮损渐融合扩大,形成苔藓样变,直径可达 2~6cm 或更大,皮损边缘可见散在的扁平丘疹,境界清楚,可为圆形、类圆形或不规则形(图 18-1)。

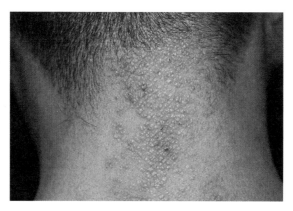

图 18-1 局限性神经性皮炎

2. **播散性** 好发于成年及老年人。皮损广泛分布于眼睑、头皮、躯干、四肢等处,多呈苔藓样变,皮损及其周围常见抓痕或血痂。自觉阵发性瘙痒,夜间自觉加重。病程慢性,常年不愈或反复发作。

【诊断和鉴别诊断】

本病根据典型临床表现易于诊断,应同时诊断患者合并的其他炎症性皮肤病。

临床需与慢性湿疹、扁平苔藓、局限性皮肤淀粉样变、瘙痒症等进行鉴别。

【预防和治疗】

避免局部刺激以阻断"瘙痒—搔抓—瘙痒"恶性循环,具有重要意义。治疗原则为止痒、控制炎症和缓解苔藓样变。

1. 局部治疗　可外用焦油类、钙调磷酸酶抑制剂或糖皮质激素,封包疗法和局部封闭可能具有更好疗效。皮损泛发或顽固者可用紫外线光疗(如 NB-UVB)、超声波导入等治疗。针灸疗法可能对部分患者有效。

2. 系统治疗　口服抗组胺药控制瘙痒,严重者可试用普鲁卡因静脉封闭,皮损泛发者可口服雷公藤多苷片或其他具有抗炎作用的药物。合并失眠的患者可睡前予以镇静催眠类药物。

第三节 ｜ 痒 疹

痒疹(prurigo)是一组以风团样丘疹、结节和瘙痒为特征的炎症性皮肤病。

【病因和发病机制】

多认为本病发生与个体遗传易感性及超敏反应有关,诱因包括昆虫叮咬、食物或药物过敏、胃肠道功能紊乱和内分泌障碍等。急性单纯性痒疹与虫咬皮炎应视为同种或同类疾病。某些系统疾病(如血液肿瘤、内分泌或代谢障碍等)也可出现痒疹样皮损。

【临床表现】

1. 急性痒疹

(1)急性单纯性痒疹:即丘疹性荨麻疹(papular urticaria),多累及儿童及青少年,易于春夏秋温暖季节发病。好发于腰背、腹、臀、小腿等部位。皮损为红色风团样丘疹,直径 1~2cm,圆形或椭圆形,中央常有水疱,多群集或条状分布,很少融合(图 18-2),瘙痒及反复搔抓可继发感染。红斑和水疱可在短期内消退,丘疹消退慢,1~2 周后逐渐消退,可反复发生。

(2)成人痒疹(prurigo adultorum):又称暂时性或一过性痒疹。多见于中青年,以 30 岁以上女性多见。发病前常有疲乏、头痛、失眠等全身症状。好发于躯干及四肢伸侧,肘、膝部明显,也可累及头皮、面部、臀部。典型皮损为小米至绿豆大小、淡红或肤色、多发性坚实圆形或顶部略扁平的丘疹,散在分布,亦可聚集成簇,但不融合,瘙痒剧烈。本病 2~3 个月可自愈,但偶可复发。

2. 慢性痒疹

(1)小儿痒疹(prurigo infantilis):又称 Hebra 痒疹或早发性痒疹,多发于 3 岁以前儿童,特别是 1 岁左右,常发生于急性单纯性痒疹或荨麻疹之后。好发于四肢伸侧,典型皮损为绿豆大小风团样丘疹,继而变为肤色或淡红色质硬丘疹,多散在分布,亦可聚集成簇。瘙痒剧烈,搔抓明显,久之可出现皮肤苔藓样变或湿疹样变,也可继发细菌感染。皮损反复发作,时轻时重,慢性迁延。

(2)结节性痒疹(prurigo nodularis):又称疣状固定性荨麻疹或结节性苔藓。为疣状结节性损害,好发于四肢,尤以小腿伸面多见。皮损初起为水肿性红色坚实丘疹,后变成黄豆或更大半球状结节,顶部角化明显,可呈疣状增生,暗褐色,常散在分布,数个到上百个,偶见密集成群,触之有坚实感(图 18-3),迁延不愈,难以消退。瘙痒剧烈,常难以忍受。

【诊断和鉴别诊断】

首先根据皮损特征及剧烈瘙痒诊断为痒疹,再根据病史、年龄、病程及伴发疾病等情况确定临床类型。

急性痒疹应与荨麻疹、水痘鉴别;成人痒疹应与特应性皮炎、慢性湿疹、疥疮等进行鉴别;结节性痒疹应与结节性类天疱疮、结节性皮肤淀粉样变、疥疮结节等进行鉴别。

【预防和治疗】

尽量去除各种可能病因或诱因(如虫咬、局部刺激、胃肠道功能紊乱等)。

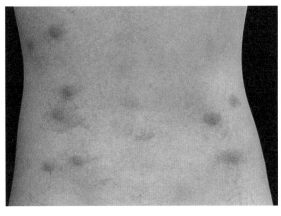

图 18-2 急性单纯性痒疹

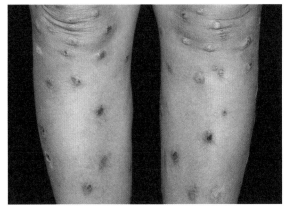

图 18-3 结节性痒疹

1. **局部治疗** 以止痒、消炎为主,可外用钙调磷酸酶抑制剂、糖皮质激素或角质剥脱剂,封包可增强疗效,结节性皮损可用糖皮质激素皮损内注射。淀粉浴、矿泉浴可使瘙痒减轻;结节性痒疹可用液氮冷冻、激光治疗或浅层 X 线放射治疗;UVB 光疗或 PUVA 疗法对顽固性皮损常有效。

2. **系统治疗** 可口服抗组胺药或普鲁卡因静脉封闭,神经精神因素明显者可选择口服抗焦虑抑郁及镇静催眠类药物;皮损广泛和瘙痒难以忍受者可短期系统使用小剂量糖皮质激素、维 A 酸类药物、免疫抑制剂、沙利度胺等。部分患者可试用生物制剂(包括 IL-4/IL-13 抑制剂,如度普利尤单抗)或小分子靶向药物(如 JAKs 抑制剂),但需关注适应证和可能不良反应。

(张春雷)

第十九章 红斑丘疹鳞屑性皮肤病

本章数字资源

本组疾病是一组病因不明,以红斑、丘疹、鳞屑为主要临床表现的慢性炎症性皮肤病。

本章思维导图

第一节 银屑病

银屑病(psoriasis)是一种遗传与环境共同作用诱发的免疫介导的慢性、复发性、炎症性、系统性疾病。临床表现为鳞屑性红斑、丘疹或斑块,局限或广泛分布。多数患者冬重夏轻。银屑病可合并系统疾病,严重影响患者的生活质量。

银屑病发病率在世界各地差异很大,与种族、地理位置、环境等因素有关。欧美国家患病率为2%~4%,2008年中国六省市银屑病流行病学调查显示我国患病率为0.47%。

【病因和发病机制】

银屑病的确切病因尚未清楚,目前认为银屑病是遗传、免疫和环境因素共同作用导致的,外伤、感染、代谢异常、药物、饮酒、吸烟、精神创伤等环境因素均可诱发。

1. **遗传因素** 流行病学资料、人类白细胞抗原(HLA)分析和全基因组关联分析(genome-wide association study,GWAS)均支持银屑病的遗传倾向。30%左右患者有家族史,一级亲属遗传度为67.04%,二级亲属为46.59%。父母一方患银屑病时,其子女的发病率为16%左右;而父母均患银屑病时,子女发病率可达50%。同卵双胞胎和异卵双胞胎之间银屑病发病的一致性也支持遗传因素影响。迄今为止已经发现银屑病易感位点有PSORS1-15,易感基因有*IL-12B*、*IL-23R*、*LCE*等80余个。

2. **免疫因素** 银屑病以T细胞异常活化、浸润和皮肤角质形成细胞异常过度增殖为主要特征。Th17细胞及IL-23/IL-17轴在银屑病发病机制中处于关键地位,IL-23诱导Th17细胞分化增殖,分化成熟的Th17细胞可分泌IL-17、IL-21、IL-22等细胞因子。泛发性脓疱型银屑病可能与IL-36通路相关。这些分子都是银屑病创新药物研发的重要靶标。

3. **环境因素** 可能是诱发及加重银屑病的重要因素,包括感染、精神紧张、应激、外伤、手术、肥胖、吸烟、细颗粒物、不良饮食习惯(红肉、加工肉或盐摄入过多,鱼类、蔬菜或水果摄入不足)和某些药物等。其中点滴状银屑病与咽部急性链球菌感染的相关性比较明确;甘油三酯和胆固醇被鉴定为银屑病的新病因,提示代谢因素对银屑病发病有重要意义;过早绝经被鉴定为女性银屑病的新危险因素。部分病因还需开展更多流行病学研究予以证实。皮肤屏障破坏是银屑病的共性特点,保湿是重要的基础治疗手段。

【临床表现】

根据银屑病的临床特征,可分为寻常型、关节病型、脓疱型及红皮病型,其中寻常型占90%以上。其他类型多由寻常型银屑病转化而来,也可独立发生。

1. **寻常型银屑病**(psoriasis vulgaris) 初起皮损为红色丘疹或斑丘疹,逐渐扩展成为边界清晰的红色斑块,可呈多种形态(如点滴状、斑块状、钱币状、地图状、蛎壳状等),上覆厚层银白色鳞屑(图19-1A)。若刮除最上层的银白色鳞屑,可见成层状鳞屑(蜡滴现象),刮去鳞屑可见淡红色、有光泽的半透明薄膜(薄膜现象),剥去薄膜可见点状出血(Auspitz征),后者是由真皮乳头顶部迂曲扩张的毛细血管被刮破所致(图19-1B)。蜡滴现象、薄膜现象与点状出血现象对银屑病有诊断价值,称为"三

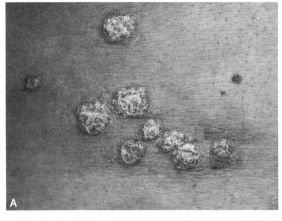
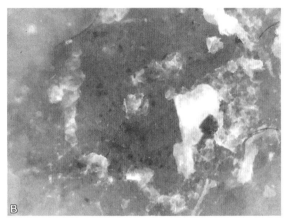
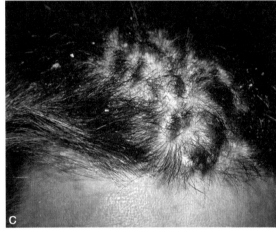

图 19-1　寻常型银屑病
A. 典型皮损；B. Auspitz 征；C. 束状发。

联征"。皮损可发生于全身各处，常呈对称性。不同部位皮损表现有所差异，面部皮损多为点滴状浸润性红斑、丘疹或脂溢性皮炎样改变；头皮皮损鳞屑较厚，常超出发际，头发呈束状（束状发）（图19-1C）；腋下、乳房和腹股沟等皱褶部位常由于多汗和摩擦，皮损鳞屑减少并可出现糜烂、渗出及裂隙；少数损害可发生在唇、颊黏膜和龟头等处，颊黏膜损害为灰白色环状斑，龟头损害为边界清晰的暗红色斑块；甲受累多表现为"顶针状"凹陷。患者多自觉不同程度瘙痒。

　　皮肤影像学检查对于诊断银屑病具有参考意义，皮肤镜检查可见亮红色背景下均匀分布的点状、球状、发夹状和环状血管。RCM 可清晰查知 Munro 微脓肿的存在（图 19-2）。

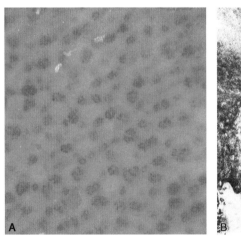
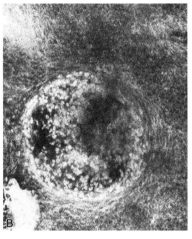

图 19-2　银屑病皮肤影像学表现
A. 皮肤镜表现；B. RCM 表现。

寻常型银屑病根据病程可分为 3 期。①进行期:旧皮损无消退,新皮损不断出现,皮损浸润炎症明显,周围可有红晕,鳞屑较厚,针刺、搔抓、手术可诱发受损部位出现皮损,称为同形反应(isomorphism)或 Koebner 现象;②静止期:皮损稳定,无新皮损出现,炎症较轻,鳞屑较多;③退行期:皮损缩小或变平,炎症基本消退,遗留色素减退或色素沉着斑。

急性点滴状银屑病(acute guttate psoriasis)又称发疹型银屑病,常见于青少年,发病前常有咽部链球菌感染病史。起病急骤,皮损为 0.3~0.5cm 大小丘疹、斑丘疹,色泽潮红,覆以少许鳞屑,痒感程度不等,数天可泛发全身。经适当治疗可在数周内消退,少数患者可转为慢性病程。

2. 关节病型银屑病(psoriasis arthropathica) 除皮损外可出现关节病变,后者与皮损可同时或先后出现,任何关节均可受累,包括肘膝大关节、指(趾)小关节、脊椎及骶髂关节。可表现为关节肿胀和疼痛,活动受限,严重时出现关节畸形,呈进行性发展,但类风湿因子常呈阴性。X 线示软骨消失、骨质疏松、关节腔狭窄伴不同程度的关节侵蚀和软组织肿胀。

3. 红皮病型银屑病(psoriatic erythroderma) 表现为全身皮肤弥漫性潮红、浸润肿胀并伴有大量糠状鳞屑,其间可有片状正常皮肤(皮岛)(图 19-3),可伴全身症状如发热、表浅淋巴结肿大等。病程较长,易复发。

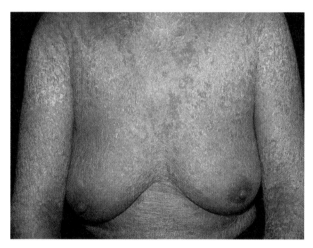

图 19-3　红皮病型银屑病

4. 脓疱型银屑病(psoriasis pustulosa) 分为泛发性和局限性。

(1)泛发性脓疱型银屑病:常急性发病,表现为寻常型银屑病皮损或无皮损正常皮肤上出现的针尖至粟粒大小、淡黄色或黄白色、浅在性、无菌性小脓疱,密集分布,可融合形成脓湖,常迅速发展至全身,伴肿胀或疼痛(图 19-4),可伴沟状舌,指(趾)甲可肥厚浑浊。患者常出现全身症状如寒战和高热(多呈弛张热)。脓疱一般 1~2 周后干燥结痂,病情自然缓解,但可反复呈周期性发作。少数患者也可因救治不及时,全身症状较重,或因继发感染、全身衰竭而死亡。

(2)掌跖脓疱病:皮损局限于手掌及足跖,对称分布,掌部好发于大小鱼际,可扩展到掌心、手背和手指,跖部好发于跖中部及内侧。皮损为成批发生在红斑基础上的小脓疱,1~2 周后脓疱破裂、结痂、脱屑,新脓疱又可在鳞屑下出现,时轻时重,经久不愈(图 19-5)。甲常受累,出现点状凹陷、横沟、纵嵴、甲浑浊、甲剥离及甲下积脓等。

(3)连续性肢端皮炎:是局限性脓疱型银屑病的一种少见类型。本病初发于指(趾)末端(手指更常见),多有局部轻度外伤或感染史。皮损表现为红斑基础上的群集性粟粒大小脓疱,脓疱干涸后遗留鳞屑和痂,去除后可见潮红糜烂面,皮损此起彼伏,绵延不断,并逐渐向近端扩展,可侵犯整个指(趾)、手背、足背,但通常不会超越腕、踝关节,常伴有甲和黏膜损害。皮肤及皮下组织萎缩,可导致病变指(趾)屈曲挛缩畸形,活动受限。患者自觉疼痛、灼热感,一般不伴有全身症状。

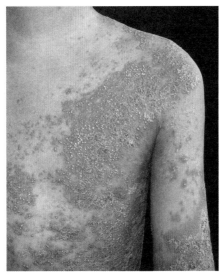

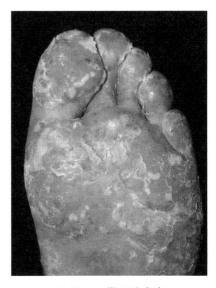

图 19-4　**泛发性脓疱型银屑病**　　　　图 19-5　**掌跖脓疱病**

近年研究显示,银屑病患者常合并其他系统性疾病(如心血管疾病、代谢性疾病、肝肾疾病、自身免疫性疾病等),称为银屑病共病,共同的遗传背景、炎症过程及异常免疫调节机制可能是其发生基础。

【组织病理学】

银屑病的重要病理生理过程是基底层角质形成细胞增殖加速,有丝分裂周期缩短为 37.5 小时,表皮更替时间缩短为 3~4 天,因此组织病理学特征包括角化过度伴角化不全,角化不全区可见 Munro 微脓肿,颗粒层明显减少或消失,棘层增厚,表皮突整齐向下延伸,真皮乳头上方棘层变薄,毛细血管扩张、延伸并迂曲,周围可见淋巴细胞、中性粒细胞等浸润。红皮病型银屑病主要为真皮浅层血管扩张充血更明显,余与寻常型银屑病相似。脓疱型银屑病表现为 Kogoj 微脓肿。

【诊断和鉴别诊断】

主要根据典型临床表现进行诊断和分型,组织病理学特征具有一定的诊断价值,皮肤影像学检查具有辅助诊断价值。

银屑病累及头皮应与脂溢性皮炎、头癣鉴别。躯干、四肢皮损应与二期梅毒疹、扁平苔藓、慢性湿疹等进行鉴别。

数字人
案例 2

【预防和治疗】

坚持良好的饮食习惯、戒烟限酒、控制体重等健康生活方式可预防晚发型银屑病。

银屑病治疗目标包括控制及稳定病情、避免复发及加重、控制并发症,同时减少共病如血脂异常、糖尿病等发生,提高生活质量。随着创新药物的应用,已经逐渐将实现皮损完全清除或几乎完全清除作为治疗目标。

1. **局部治疗**　提倡与推广使用保湿剂,恢复皮肤屏障、降低炎症反应。外用糖皮质激素有明显疗效,但应注意其局部或全身不良反应,同时避免突然停药,以免诱发脓疱型或红皮病型银屑病。根据皮损情况,还可以外用维 A 酸类药物、维生素 D_3 衍生物、钙调磷酸酶抑制剂、芳香烃受体调节剂、角质促成剂等。PUVA、UVB 光疗(特别是 NB-UVB)、308nm 准分子光、浴疗等也可应用。

2. **系统治疗**　可使用抗生素、维 A 酸类药物、免疫抑制剂等。免疫抑制剂主要适用于中重度斑块型寻常型银屑病以及特殊类型银屑病。中重度斑块型银屑病和关节病型银屑病可以根据指南选用生物制剂,包括 TNF-α 抑制剂(如依那西普、英夫利西单抗、阿达木单抗等)、IL-12/IL-23 抑制剂(如乌司奴单抗)、IL-23(p19 亚单位)抑制剂(如古塞奇尤单抗)、IL-17A 抑制剂(如司库奇尤单抗、依奇珠单抗等),也可选用小分子靶向药物,包括 PDE-4 抑制剂(如阿普米司特等)、JAKs 抑制剂和 TYK2 抑制剂(如氘可来昔替尼)等。泛发性脓疱型银屑病可使用 IL-36 受体抑制剂(如佩索利单抗等)。根据中医辨证论治理论,中药或中成药对部分患者有效。

第二节　玫瑰糠疹

玫瑰糠疹(pityriasis rosea)是一种以瘙痒性丘疹鳞屑性红斑为典型皮损的炎症性、自限性皮肤病。

【病因和发病机制】

病因不明,可能与人类疱疹病毒 HHV-7 及 HHV-6 感染有关,细胞免疫反应可能参与本病发生。

【临床表现】

本病多累及中青年,春秋季多见。初起皮损常为单个玫瑰色淡红斑,呈椭圆形或环状,边缘略隆起,中央颜色较浅,直径可迅速扩大至 2～3cm,边界清晰,上覆细小鳞屑,称为前驱斑或母斑,常发生于躯干和四肢近端。1～2 周内皮损增多扩大,形同母斑但直径较小,一般 0.2～1cm,常呈椭圆形,边缘覆圈状游离缘向内的细薄鳞屑,长轴与皮纹平行(图 19-6)。常伴不同程度瘙痒。本病有自限性,病程一般为 2～12 周,也有数月甚至数年不愈者,但愈后一般不复发。

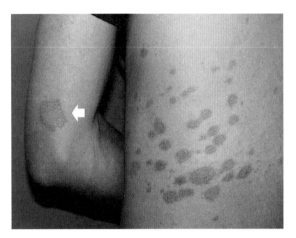

图 19-6　玫瑰糠疹(箭头所示为母斑)

【诊断和鉴别诊断】

根据典型临床表现,本病一般不难诊断。

本病需与银屑病、二期梅毒疹、脂溢性皮炎、花斑糠疹和药疹等进行鉴别。

【预防和治疗】

本病有自限性,治疗目的主要为控制症状,平稳度过病程。

局部可外用糖皮质激素。瘙痒明显者可口服抗组胺药,病情严重或病程较长者可酌情短期小剂量口服糖皮质激素。照射 UVB 能促进皮损消退,缩短病程。

第三节　多形红斑

多形红斑(erythema multiforme,EM)是一种以靶形或虹膜状红斑为典型皮损的急性炎症性皮肤病,常伴黏膜损害。本病有自限性,易复发。

【病因和发病机制】

病因复杂,感染、药物、食物及物理因素(如外伤、寒冷、日光、放射线等)均可引起本病。单纯疱疹病毒是最常见的致病因素,约 50% 的患者发病前有感染史。药物引起者也称为多形红斑型药疹(详见第十六章)。某些疾病如自身免疫性疾病、恶性淋巴瘤等可出现多形红斑样皮损。

【临床表现】

多累及儿童和青年女性。春秋季节易发病,病程有自限性,但常复发。常起病较急,可有畏寒、发热、头痛、关节及肌肉酸痛等前驱症状。皮损呈多形性,可有红斑、丘疹、斑丘疹、水疱、大疱、紫癜和风团等。根据皮损形态不同可分为红斑 - 丘疹型、水疱 - 大疱型及重症型。

1. **红斑 - 丘疹型** 此型最常见,多为单纯疱疹病毒感染诱发。病情较轻,全身症状不重。好发于面颈部和四肢远端伸侧皮肤,黏膜较少受累。皮损最初为 0.5～1.0cm 的圆形或椭圆形水肿性红斑,颜色鲜红,边界清晰,向周围渐扩大;典型皮损为暗红色斑或风团样皮损,中央为青紫色斑或紫癜,严重时可出现水疱,形如同心圆状靶形皮损(target lesion)或虹膜样皮损(iris lesion)(图 19-7A),可融合形成回状或地图状。有瘙痒、轻度疼痛或灼热感。2～4 周可消退,留有暂时性色素沉着。

2. **水疱 - 大疱型** 常由红斑 - 丘疹型发展而来,常伴全身症状。除四肢远端外,可向心性扩散至全身,口、鼻、眼及外生殖器黏膜也可出现糜烂。渗出较严重,皮损常发展为浆液性水疱、大疱或血疱,周围有暗红色晕(图 19-7B)。

3. **重症型** 又称 Stevens-Johnson 综合征(详见第十六章)(图 19-7C)。

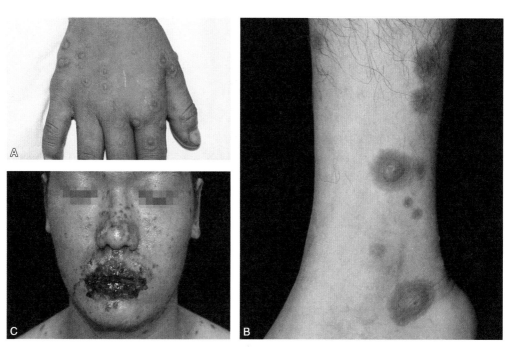

图 19-7 **多形红斑**
A. 靶形红斑;B. 水疱和大疱;C. 重症型累及黏膜。

【组织病理学】

因临床类型不同而有所差异。基本改变为角质形成细胞坏死,基底细胞液化变性,表皮下水疱形成,真皮上部水肿,血管扩张,红细胞外渗,血管周围淋巴细胞及少数嗜酸性粒细胞浸润。

【诊断和鉴别诊断】

根据本病的好发年龄及典型临床表现,可对本病进行诊断和分型。

本病应与冻疮、红斑狼疮、大疱性类天疱疮、固定型药疹、二期梅毒等进行鉴别。

【预防和治疗】

应积极寻找病因,疑为药物引起者应停用一切可疑药物。轻症患者多在数周内自愈,仅需对症处理;重症型往往可危及生命,需积极治疗。

1. **局部治疗** 原则为消炎、收敛、止痒及预防感染。无糜烂处可外用炉甘石洗剂或糖皮质激素,有渗出糜烂时可用 3% 硼酸溶液或生理盐水湿敷,局部破溃者可外用 0.5% 新霉素霜、莫匹罗星软膏等防止感染;加强口腔、眼部护理,防止眼睑粘连和失明。

2. **系统治疗** 轻症患者口服抗组胺药。重症患者应尽早给予足量糖皮质激素,病情控制后逐渐减量,同时给予支持疗法,维持水电解质平衡,保证足够的热量、蛋白质和维生素。若明确合并感染如 HSV 感染,及时给予抗病毒治疗。

第四节 | 扁平苔藓

扁平苔藓（lichen planus，LP）是一种特发性炎症性皮肤病，典型皮损为多角形紫红色扁平丘疹，好发于四肢屈侧，黏膜常受累，病程慢性。

【病因和发病机制】

病因和发病机制尚无定论，免疫（主要为细胞免疫）、遗传、病毒感染（丙型肝炎病毒）、神经精神因素、药物等可能与本病的发生及加重有关。部分患者合并自身免疫性疾病（白癜风、桥本甲状腺炎、溃疡性结肠炎、结缔组织病等）。

【临床表现】

好发于四肢屈侧。典型皮损为高起的紫红色扁平丘疹，粟粒至绿豆大小或更大，多角形或圆形，边界清晰，表面有蜡样薄膜，可见白色光泽小点或细浅的白色网状条纹（Wickham 纹），为特征性皮损（图 19-8A），皮损可密集成片或融合成斑块，急性期可出现同形反应，常伴瘙痒。本病也可累及口腔颊黏膜和龟头，呈白色网状条纹，可融合、增大及出现糜烂（图 19-8B、C）。白色网状条纹在皮肤镜下具有典型表现（图 19-8D）。头皮损害可造成永久性脱发，甲受累可引起甲板增厚或变薄，出现纵嵴、纵沟或甲翼状胬肉，还可因进行性萎缩引起脱甲。病程慢性，可持续数周或数月。

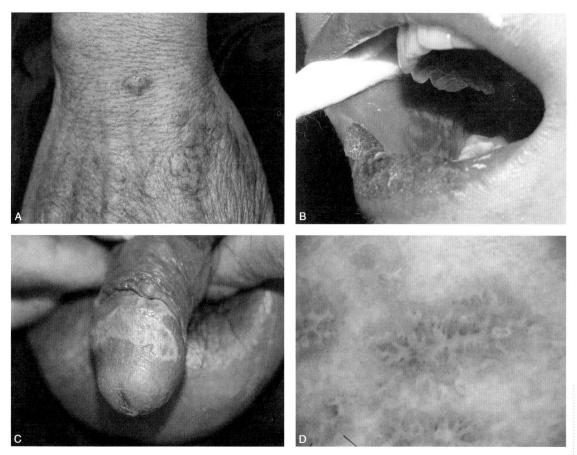

图 19-8　**扁平苔藓**
A. 典型皮损；B. 口腔黏膜；C. 龟头；D. 皮肤镜表现。

本病临床上可分为多种亚型，如急性泛发性扁平苔藓、慢性局限性扁平苔藓、色素型扁平苔藓、萎缩型扁平苔藓、肥厚型扁平苔藓及大疱型扁平苔藓等。

【组织病理学】

特征性表现为表皮角化过度,颗粒层楔形增厚,棘层不规则增厚,表皮突呈锯齿状,基底细胞液化变性,真皮上部淋巴细胞呈带状浸润,真皮乳头层可见胶样小体及噬黑素细胞。

【诊断和鉴别诊断】

根据典型皮损,结合组织病理学特征不难诊断。

本病需与银屑病、盘状红斑狼疮、慢性湿疹等进行鉴别,口腔和外阴部皮损应与黏膜白斑、念珠菌病、天疱疮等进行鉴别。

【预防和治疗】

目前无特效治疗方法,多采用综合治疗。

1. **局部治疗** 可外用维 A 酸类药物、钙调磷酸酶抑制剂、糖皮质激素等,或局部糖皮质激素封闭治疗。口腔糜烂性损害可用利多卡因漱口以缓解症状。部分患者采用 PUVA 或 NB-UVB 治疗有效。对溃疡性皮损、口腔黏膜持续糜烂性皮损或癌变者,可考虑外科手术切除皮损。

2. **系统治疗** 抗组胺药可用于严重瘙痒患者。肥厚型或皮损泛发者可口服糖皮质激素或维 A 酸类药物,治疗困难患者可考虑使用羟氯喹、氨苯砜、免疫抑制剂或免疫调节剂,但须注意监测其不良反应。

(孙良丹)

第二十章 结缔组织病

结缔组织病（connective tissue disease）是一组病因未明、以免疫炎症和产生自身抗体为特点的疾病，主要包括红斑狼疮、皮肌炎、硬皮病、干燥综合征、类风湿关节炎、结节性多动脉炎等。临床表现为多器官、多系统受累，不同类型的疾病临床表现往往相互重叠。皮肤黏膜可以单独受累，也可以作为系统性疾病的受累器官之一。

第一节 红斑狼疮

红斑狼疮（lupus erythematosus，LE）是一种临床异质性显著的疾病，以皮肤黏膜、关节、血液系统受累最常见，以机体产生多种自身抗体为特点。

【病因和发病机制】

病因尚未完全明了，目前认为与下列因素有关。

1. **遗传因素** 红斑狼疮的发病有家族聚集倾向，遗传度为 43%。0.4%~5% 的患者一级或二级亲属患红斑狼疮或其他自身免疫性疾病；单卵双生子同患率可达 24%~69%，明显高于异卵双生子（2%~9%）。迄今为止已发现了 *NCF2*、*TNFSF4*、*STAT4*、*AFF1*、*RASGRP3*、*TNIP1*、*IKZF1*、*ETS1* 等 100 余个红斑狼疮易感基因。

2. **性激素** 本病多见于育龄期女性，妊娠可诱发或加重红斑狼疮。

3. **环境因素及其他** 紫外线照射可改变皮肤组织中 DNA 的化学结构，使其免疫原性加强，从而诱发或加重红斑狼疮。某些药物（如肼屈嗪、普鲁卡因胺、甲基多巴、异烟肼、青霉素、生物制剂等）可诱发药物性狼疮。此外感染（如链球菌、EB 病毒等）也可诱发或加重本病。

本病发病机制与患者免疫异常有关。遗传易感基因与表观遗传调控异常共同导致了患者免疫紊乱，T 细胞 DNA 发生病理性低甲基化，自身免疫相关基因过度表达。B 细胞功能亢进产生多种自身抗体（包括特异性和非特异性），这些自身抗体通过 I~Ⅳ型超敏反应，引起多器官、系统损伤，导致疾病发生发展。

【临床表现】

好发于育龄期女性。临床异质性大，可分为皮肤型红斑狼疮（cutaneous lupus erythematosus，CLE）和系统性红斑狼疮（systemic lupus erythematosus，SLE）。皮肤型红斑狼疮包括急性皮肤型红斑狼疮（acute cutaneous lupus erythematosus，ACLE）、亚急性皮肤型红斑狼疮（subacute cutaneous lupus erythematosus，SCLE）和慢性皮肤型红斑狼疮（chronic cutaneous lupus erythematosus，CCLE），其中 CCLE 又包括盘状红斑狼疮（discoid lupus erythematosus，DLE）、疣状红斑狼疮（verrucous lupus erythematosus，VLE）、深在性红斑狼疮（lupus erythematosus profundus，LEP）、冻疮样红斑狼疮（chilblain lupus erythematosus，CHLE）和肿胀性红斑狼疮（lupus erythematosus tumid，LET）。

1. CCLE

（1）DLE：好发于中老年人，男女比例为 1∶3，是 CCLE 中最常见的类型。局限性 DLE 仅见于头面部、耳部及口唇。典型皮损表现为境界清楚的紫红色盘状红斑，表面黏着鳞屑，剥离鳞屑可见角质栓或扩张的毛囊口；后期皮损中央逐渐形成萎缩性瘢痕、色素减退，边缘则呈不规则紫红斑或色素沉着带（图 20-1A）。头皮、眉毛受累可致永久性瘢痕性秃发。少数口唇黏膜 DLE 皮损经久不愈，数年后

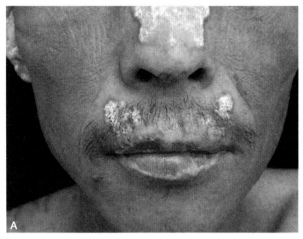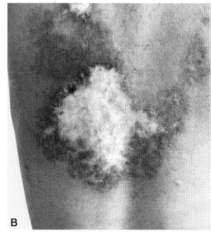

图 20-1　盘状红斑狼疮
A. 局限性（面部）；B. 播散性（后背）。

可发展为鳞状细胞癌，较一般鳞癌更易转移或复发。皮损累及头面部以外，如躯干、四肢、手足时则称为播散性盘状红斑狼疮（disseminated DLE, DDLE）（图 20-1B）。

绝大多数患者无自觉症状，部分患者有光敏感，病变仅局限于皮肤，慢性病程，预后良好。极少数 DDLE 患者合并 SLE。

（2）VLE：较少见，皮损呈肥厚性疣状增殖性紫红色斑块，表面黏着痂屑（图 20-2A）。常伴典型的 DLE 皮损同时出现。

（3）LEP：又称狼疮性脂膜炎（LE panniculitis），好发于面部、四肢近端和臀部。皮损为境界清楚的皮下浸润性结节和斑块；表面皮肤正常，或呈暗紫红色，或类似于 DLE；消退后形成局限性凹陷性瘢痕，极少破溃（图 20-2B），可单发或多发。该型极少伴有发热、关节痛等全身症状，极少合并 SLE。

（4）CHLE：多发生于寒冷而潮湿的环境，表现为面颊、鼻部、耳廓、手足和膝肘部紫红色斑丘疹、结节、浸润性斑块（图 20-2C）。皮损无明显瘙痒，随气温回升无明显消退。该型患者部分有光敏感和雷诺现象。绝大部分患者缺乏冷球蛋白血症、冷凝集素血症以及冷纤维蛋白原血症的证据。该型很少合并 SLE。

（5）LET：皮损呈水肿性风团样紫红斑，环形、半环形，表面光滑无鳞屑，无毛囊口角质栓（图 20-2D）。缓解和复发常交替发生。表皮组织病理变化不明显，主要为真皮黏蛋白沉积。该型较少合并 SLE。

2. SCLE　中青年女性多见。好发于暴露部位如上背、肩、胸前 V 区、手臂伸侧，高度光敏感。根据皮损特点可分为丘疹鳞屑型和环状红斑鳞屑型（图 20-3）。前者类似于银屑病样皮损，为大小不一的紫红色丘疹、斑块，上覆薄层鳞屑；后者表现为环状、多环状或不规则紫红色斑片，少许鳞屑。愈后不留瘢痕，但多继发色素改变，亦可见毛细血管扩张。

SCLE 患者常伴发热、关节痛、血细胞减少等异常，约 50% 的患者符合 SLE 分类标准，但系统受累以轻中度为主。合并干燥综合征的患者也不少见。

新生儿红斑狼疮（neonatal lupus erythematosus, NLE）属于 SCLE 特殊类型，几乎 100% 的患儿体内有抗 Ro/SSA 抗体。临床表现为皮肤环形红斑，在出生后 4~6 个月内随抗体衰减而自行消退，不留瘢痕（图 20-4）。部分患儿伴有先天性心脏传导阻滞，心脏病变常持续存在。

3. ACLE　主要见于 SLE 患者，多发于青年女性。局限性 ACLE 表现为面颊和鼻背融合性水肿性红斑（蝶形红斑，图 20-5A），也可累及日光暴露部位。泛发性 ACLE 表现为全身对称分布的鲜红或深红色斑疹、斑丘疹，甚至水疱或大疱，称为大疱性红斑狼疮。极少数患者出现类似重症多形红斑或中毒性表皮坏死松解症（TEN）样皮损。

ACLE 患者常伴发热、乏力、纳差等全身症状以及多个组织器官受累，绝大多数符合 SLE 的分类标准。

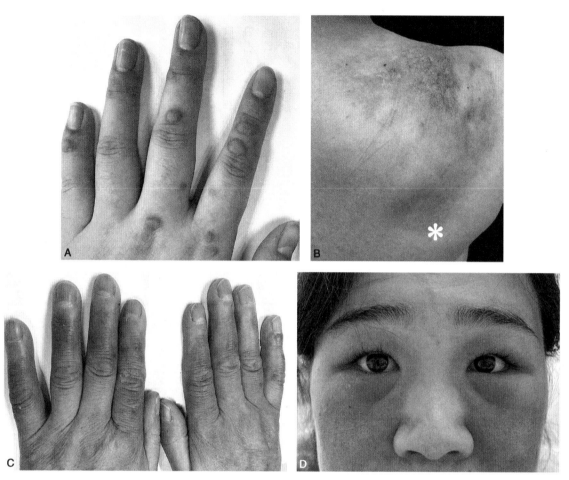

图 20-2 **其他类型慢性皮肤型红斑狼疮**
A. 疣状红斑狼疮;B. 深在性红斑狼疮(∗—萎缩期);C. 冻疮样红斑狼疮;D. 肿胀性狼疮。

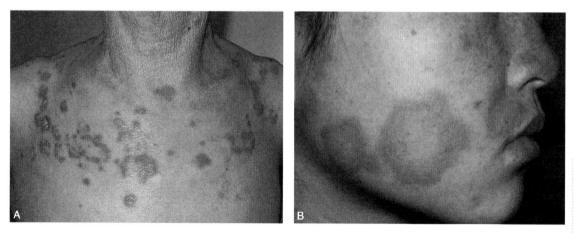

图 20-3 **亚急性皮肤型红斑狼疮**
A. 丘疹鳞屑样;B. 环形红斑样。

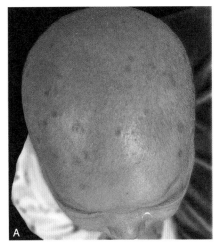
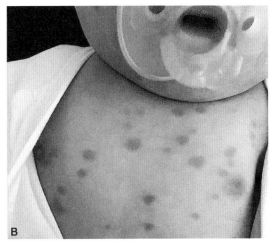

图 20-4　新生儿红斑狼疮
A.头部皮损;B.躯干部位皮损。

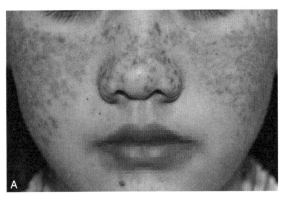
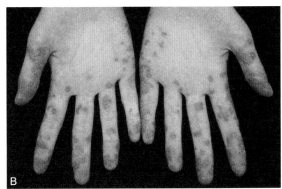

图 20-5　系统性红斑狼疮
A.蝶形红斑;B.指端血管炎。

4. SLE　男女之比约为 1∶9,由于 SLE 可累及全身几乎所有器官系统,故临床表现复杂,病情较重。发热、关节痛和面部蝶形红斑是本病最常见的早期症状,血液系统受累或肾炎有时也可成为本病的首发表现。

（1）皮肤黏膜:80% 左右患者有皮肤黏膜损害,以 ACLE 多见,典型损害为面部蝶形红斑(图 20-5A),可单独存在,也可以合并 CCLE 或 SCLE。LE 非特异性皮损也很常见,如:①口、鼻、生殖器黏膜溃疡;②甲周、指(趾)末端血管异常:甲周毛细血管扩张、点状或毛刺状出血,指尖暗红、紫红丘疹,点状萎缩等血管炎样损害(图 20-5B);③额头发际毛发干燥、参差不齐、细碎易断;头部弥漫或局限性脱发,毛发稀疏;④其他:雷诺现象、荨麻疹样血管炎、网状青斑、中性粒细胞或嗜酸性粒细胞性皮病等。

（2）关节肌肉:可多个关节受累,好侵犯指、趾、膝、腕关节。关节肿痛,可伴肌痛,但肌无力不明显。疾病活动期加重,但多不发生关节破坏。少数患者可出现缺血性骨坏死,以股骨头最常见。

（3）血液系统:可有白细胞减少、溶血性贫血、血小板减少。

（4）肾脏:表现为肾炎和肾病综合征,临床可出现水肿、高血压,后期可出现肾功能不全甚至尿毒症,导致死亡。

（5）其他:心血管、呼吸、消化系统等均可受累,神经系统受累表现为精神、神经症状和体征。

【辅助检查】

1. 组织病理和免疫病理　LE 特异性皮损组织病理的共同特点是基底细胞液化变性,真皮内不同程度黏蛋白沉积,真皮血管和附属器周围不同程度的灶性单个核细胞浸润(图 20-6A、B)。直接免

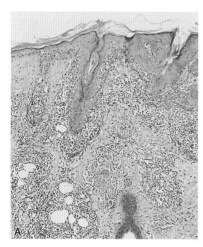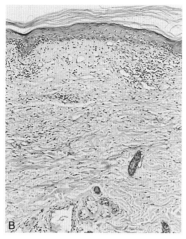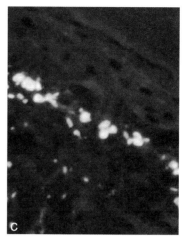

图 20-6　红斑狼疮皮肤组织病理、直接免疫荧光

A. 盘状红斑狼疮；B. 亚急性皮肤型红斑狼疮；C. 直接免疫荧光。

疫荧光检查：表皮 - 真皮交界处 IgG、IgM、IgA 和 / 或补体 C3 沉积（图 20-6C）。皮损区或非日光暴露部位的正常皮肤取材，有诊断价值。狼疮肾炎患者要进行肾脏病理、免疫病理检查。

2. 实验室检查　SLE 患者可出现：①常规检查：全血细胞减少，血尿、蛋白尿和 / 或管型尿。②血清抗体：抗核抗体（ANA）阳性率＞90%，高滴度有诊断价值，但与疾病活动性不平行。抗 dsDNA、Sm 抗体是 SLE 特异性抗体，并且抗 dsDNA 抗体滴度与疾病活动度有关。其他还有抗 ENA（包括 U_1RNP、Ro/SSA、La/SSB，RIB-P 等）、抗心磷脂抗体等多种抗体。③病情活动性相关检查：血沉快，C 反应蛋白高，总补体、C3、C4 下降，循环免疫复合物水平升高，均提示病情活动。④可能受累器官的相关检查：如肺功能、胸部 X 线、心电图、心脏超声、头颅磁共振和脑脊液检查等。

部分 SCLE 和少数 CCLE 患者出现轻中度贫血、白细胞和血小板减少；部分 SCLE 患者出现蛋白尿，但是 CCLE 患者尿检多正常；大多数 SCLE 患者血清抗 ANA、SSA、SSB 抗体阳性。CCLE 患者 ANA 阳性率低，滴度也不高。

【诊断和鉴别诊断】

1. CLE 的诊断主要根据皮肤临床表现、组织病理和免疫病理检查结果。

2. SLE 主要根据病史、临床表现和实验室检查综合诊断。其诊断可参照 1997 年美国风湿病学会（ACR）推荐的分类标准（表 20-1）。

表 20-1　SLE 分类标准（ACR 1997 年分类标准）

1. 蝶形红斑

2. 盘状红斑

3. 光敏感

4. 口腔溃疡

5. 非侵袭性关节炎

6. 浆膜炎（胸膜炎或心包炎）

7. 肾脏损害：持续蛋白尿［尿蛋白＞0.5g/d 或尿蛋白＞（+++）］或有细胞管型

8. 神经病变：癫痫发作或精神症状（除外由药物、代谢病引起）

9. 血液学异常：溶血性贫血伴网织红细胞增多、2 次及 2 次以上的白细胞＜$4×10^9$/L、淋巴细胞＜$1.5×10^9$/L 或血小板＜$100×10^9$/L

10. 免疫学异常：抗 dsDNA 抗体（+）、抗 Sm 抗体（+）、抗磷脂抗体（+）（包括抗心磷脂抗体、狼疮抗凝物、持续至少 6 个月的梅毒血清假阳性反应，三者中具备 1 项）

11. ANA 阳性。

注：11 项中具备 4 项或 4 项以上即可诊断 SLE。

SLE 诊断为排他性诊断,必须排除有类似症状和体征的其他炎症性、感染性疾病和肿瘤等。

【预防和治疗】

1. **基本治疗** 应重视对患者的教育,包括正确认识疾病、做好长期治疗准备、积极配合医师的治疗和随访等。患者应注意防晒、防寒,戒烟,避免过度劳累,慎食慎用光敏性食物、药物。

2. **局部治疗** 适用于皮损数目少,面积小的患者。①糖皮质激素:局部外用或皮损内注射,不宜长时间连续使用,以免皮肤萎缩;②钙调磷酸酶抑制剂(如他克莫司软膏和吡美莫司乳膏):对 SCLE、ACLE 有一定疗效,对 DLE 疗效略差;③维 A 酸类制剂(如他扎罗汀凝胶和维 A 酸乳膏等):可用于角化明显的 DLE,但要注意药物刺激性。

3. **系统治疗** 用于皮损广泛或伴有全身症状者。①抗疟药:是系统治疗一线用药;②糖皮质激素:一般选用中小剂量,如泼尼松 0.5mg/(kg·d),病情控制后逐渐减停;③免疫抑制剂(如甲氨蝶呤、吗替麦考酚酯、硫唑嘌呤、环孢素等):常规药物治疗不佳时,可以联合该类药物;④生物制剂(如贝利尤单抗、泰它西普、利妥昔单抗等);⑤其他:沙利度胺、氨苯砜分别用于难治性或大疱性皮肤型红斑狼疮,雷公藤多苷、维 A 酸类药物也有一定疗效;⑥静脉注射人免疫球蛋白,尤其适用于难治性或糖皮质激素的辅助治疗。

SLE 患者死亡的主要原因包括肾衰竭、狼疮脑病和继发严重感染等,应根据内脏器官受累程度,病情较重时选择糖皮质激素大剂量或冲击疗法,联合吗替麦考酚酯、环磷酰胺等免疫抑制剂以尽快控制病情。

第二节 | 皮肌炎

皮肌炎(dermatomyositis,DM)是一种主要累及皮肤和肌肉的自身免疫性结缔组织病。

【病因和发病机制】

病因尚不明确,可能具有一定的遗传易感性。儿童患者发病前常有上呼吸道感染病史,部分患者可能与 EB 病毒或小 RNA 病毒感染有关。患者可合并恶性肿瘤,以实体瘤多见,类型与地区有关(如广东、东南亚地区以鼻咽癌为主)。自身免疫是本病重要发病机制。

【临床表现】

本病好发于儿童和中老年人,男女患者之比约 1:2,成人起病缓慢,少数儿童急性发病。患者常有间断发热、乏力、食欲缺乏、关节痛和体重下降等全身症状。皮损多与肌无力、肌痛同时出现,部分患者可先后出现。

1. **特异性皮损** 包括:①眼周紫红色斑(Heliotrope 疹):以双上眼睑为中心的紫红色斑,伴或不伴有水肿,可累及面颊和头皮(图 20-7A),合并恶性肿瘤者可表现为头面部醉酒样紫红色斑,间有色素沉着斑点及毛细血管扩张,称为恶性红斑(malignant erythema);②Gottron 丘疹或 Gottron 征:掌指和指间关节伸侧紫红色丘疹,部分融合成斑块,表面黏着糠状鳞屑,部分轻度萎缩或色素减退,称为 Gottron 丘疹,若为紫红色斑疹或斑片,则称为 Gottron 征(图 20-7B),也可见于肘、膝、踝关节伸侧。

2. **非特异性皮损** 包括:①皮肤异色病(poikiloderma):在紫红色或红色皮损基础上,出现皮肤萎缩、毛细血管扩张和色素异常(色素减退或色素沉着),好发于上胸部(颈前 V 字征)和上背部(披肩征)(图 20-7C),也见于非日光暴露部位如股外侧或上臂外侧,对皮肌炎有诊断价值,也可见于红斑狼疮、系统性硬皮病等;②"技工手":双手掌外侧面皮肤角化过度、粗糙皲裂,同技术工人的手相似,多见于抗 Jo-1 抗体阳性的多发性肌炎/皮肌炎(polymyositis/dermatomyositis,PDM)患者;③甲周皮肤紫红色斑,甲皱襞毛细血管扩张,点状、毛刺状出血;④头皮局限或弥漫性鳞屑性紫红色斑片,非瘢痕性脱发;⑤儿童患者可见皮肤、关节周围及病变肌肉处钙质沉着症。

肌炎主要累及横纹肌,其中四肢近端肌群、肩胛带肌群、颈部和咽喉部肌群最常受累,平滑肌及心肌也可受累。受累肌群无力、疼痛和压痛,可表现为举手梳头、蹲起站立和爬楼困难,也可表现为吞咽

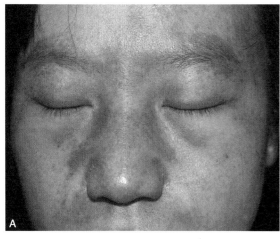
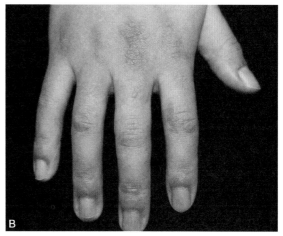
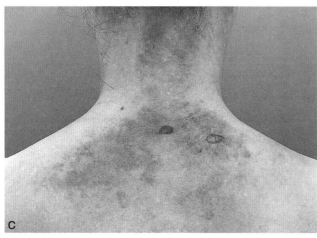

图 20-7 皮肌炎
A. 眶周水肿；B. Gottron 丘疹；C. 披肩征。

困难、呛咳及声音嘶哑等。此外，呼吸肌受累可导致气促、呼吸困难、继发性吸入性肺炎，心肌受累可出现为心悸、心律不齐甚至心力衰竭。

40 岁以上中老年患者应注意筛查乳腺、内脏器官、生殖系统恶性肿瘤。恶性肿瘤、心肺受累是患者的主要死亡原因。

【组织病理学】

皮肤组织病理学特征类似于红斑狼疮，但直接免疫荧光常为阴性。

【其他辅助检查】

1. 肌炎相关实验室检查 ①血清肌酶：肌酸激酶（CK）、醛缩酶（ALD）、乳酸脱氢酶（LDH）、天冬氨酸转氨酶（AST）等升高，其中以 CK、ALD 的特异性、敏感性最高。肌酶升高先于肌力下降，且随疾病好转而回降，但 LDH 升高持续时间较长。②血清肌红蛋白（Mb）：多数患者升高，并可先于 CK，与病情呈正相关，有助于早期诊断和疗效评估。③肌电图：呈肌源性损害。④肌肉活检：可见肌纤维变性和淋巴细胞浸润。⑤肌肉磁共振成像：显示组织内弥漫或片状信号增强。

2. 自身抗体 患者血清中可检测到多种肌炎特异性自身抗体，但阳性率低，ANA 是非特异性抗体，抗 Jo-1、Mi-2 抗体是肌炎特异性抗体，抗 MDA5 抗体提示肺纤维化可能。

【诊断和鉴别诊断】

本病的诊断依据主要有：①典型皮损；②对称性四肢近端肌群和颈部肌群无力；③血清肌酶升高；④肌电图为肌源性损害；⑤肌肉活检符合肌炎病理改变。皮肌炎需具备第①条加另外 4 条中的任何 3 条可确诊，2 条可拟诊，1 条为可疑。确诊为多发性肌炎需符合②～⑤且无皮损。

皮肌炎需与系统性红斑狼疮、系统性硬皮病等进行鉴别；多发性肌炎需与重症肌无力、进行性肌营养不良、感染性肌病等进行鉴别。

【治疗与预后】

急性期应卧床休息,适当肢体被动活动预防肌萎缩,病情稳定后适当锻炼。给予高蛋白、高热量饮食。

本病以系统治疗为主。首选大剂量糖皮质激素(含氟激素可引起激素性肌炎,故禁用),病情控制后逐渐减至维持量,危重患者可试用甲泼尼龙冲击治疗。免疫抑制剂可与激素联合或单独使用,如环磷酰胺、甲氨蝶呤、硫唑嘌呤、环孢素等,雷公藤多苷也有一定疗效。静脉注射人免疫球蛋白用于危重症患者。伴有恶性肿瘤者,肿瘤切除后,部分患者病情可改善。

本病经早期诊断和合理治疗,多数可缓解。临床观察应注意,肌酶恢复正常后数周肌力方逐渐恢复。

第三节 | 硬皮病

硬皮病(scleroderma)是一种以皮肤和其他器官纤维化、血管异常、免疫炎症、自身抗体产生为特征的结缔组织病。

【病因和发病机制】

病因不明,遗传因素、自身免疫、外伤或感染均可能参与硬皮病发病过程。核心发病机制为成纤维细胞异常激活,在皮肤和内脏器官合成过多胶原纤维。

【临床表现】

本病根据累及范围,可分为局限性硬皮病(硬斑病)和系统性硬皮病。

1. **局限性硬皮病**(localized scleroderma) 又称硬斑病(morphea),病变主要累及皮肤,一般无自觉症状及内脏受累。皮损初起为大小不等的水肿性淡红或紫红色斑片,离心性扩大,中央逐渐凹陷呈乳白或黄白色,触之似皮革样硬,久之皮损表面光滑干燥、无毳毛。数年后皮损停止扩展,硬度下降,萎缩变薄,留有色素沉着或减退。依据皮损形态分为斑状、线状、点滴状和泛发性硬斑病,后两种少见。

(1)斑状硬斑病(plaque-like morphea):躯干部多见,病变表浅,不累及筋膜,故一般不影响肢体功能(图 20-8A)。

(2)线状硬斑病(linear morphea):好发于青少年,常沿单侧肢体或肋间神经呈带状分布,进展迅速,累及皮下组织、肌肉、筋膜,最终硬化并与下方组织粘连,可致肢体挛缩及骨骼发育障碍,跨关节时可致运动受限。发生于额面中部时,皮肤、皮下组织和颅骨萎缩,皮损呈显著带状凹陷,菲薄的皮肤紧贴于骨面,称刀砍状硬斑病(frontoparietal),部分患者合并颜面部偏侧萎缩,累及头皮时可出现永久性

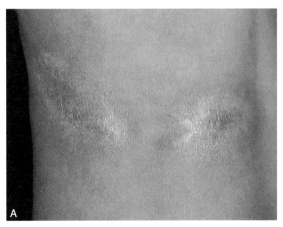
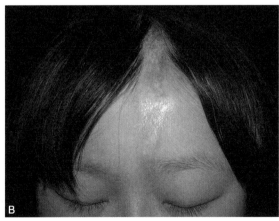

图 20-8 **硬斑病**
A. 斑状;B. 线状。

秃发(图 20-8B)。

2. 系统性硬皮病(systemic scleroderma,SSc) 又称系统性硬化症(systemic sclerosis)。好发于中青年女性,病变不仅累及皮肤,还同时累及肌肉骨骼和内脏器官。临床上分为局限性系统性硬皮病(limited systemic scleroderma,lSSc)和弥漫性系统性硬皮病(diffuse systemic scleroderma,dSSc)。

(1)局限性系统性硬皮病:起病慢,主要累及手足和面部皮肤,内脏器官受累较轻,预后相对较好。多以雷诺现象为首发症状,可先于皮肤硬化数月甚至数年。皮肤病变分为 3 期:①肿胀期:表现为手足和面部非凹陷性水肿,缺血所致的指尖点状溃疡或凹陷性瘢痕有诊断价值;②硬化期:皮肤硬化、紧绷不易捏起,可见蜡样光泽,面部纹理消失,口唇薄、口裂小、口周放射性条纹,舌系带短,张口伸舌受限,鼻尖窄;③萎缩期:皮肤萎缩变薄,皮下组织及肌肉亦可发生萎缩及硬化,使皮肤紧贴于骨骼,指骨吸收变细变短,硬化部位少汗、无汗,毛发稀疏或无毛(图 20-9A、B)。CREST 综合征是局限性系统性硬皮病的一种,包括:皮肤钙沉着(calcinosis)、雷诺现象(Raynaud phenomenon)、食管功能异常(esophageal dysmotility)、指端硬化(sclerodactyly)和毛细血管扩张(telangiectasis)。

(2)弥漫性系统性硬皮病:起病快,累及躯干及四肢皮肤,雷诺现象和肢端硬化可以同时出现,皮肤硬化很快由手和面部开始,呈向心性延及四肢及躯干。胸部皮肤受累时硬化似铠甲,可影响呼吸运动。多器官可受累并出现相应临床表现,食管受累可出现吞咽困难、反流、胃灼热、呕吐,肺脏受累可引起肺间质纤维化、换气功能障碍,少数患者发生肺动脉高压和右心衰竭,心血管受累导致心悸、充血性心力衰竭、心包炎、心内膜炎,肾脏受累可引起蛋白尿、高血压、肾衰竭。中枢神经系统受累较少。

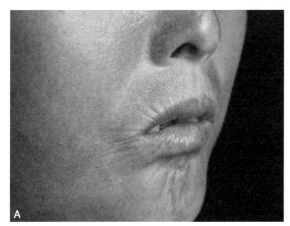
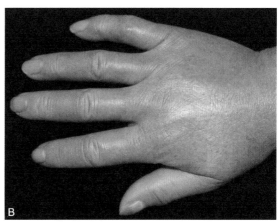
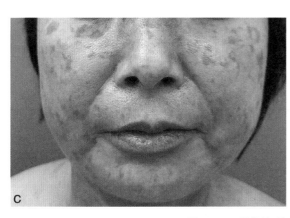
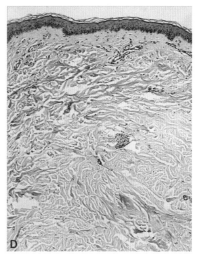

图 20-9 **系统性硬皮病**
A. 面部;B. 手部;C. 小片状毛细血管扩张;D. 皮肤病理,真皮全层纤维化,附属器减少。

患者多有毛细血管相关体征,包括甲周皱襞毛细血管扩张或缺失、点状或毛刺状出血、皮肤黏膜浅表毛细血管扩张且再充盈迟缓等(图 20-9C),属非特异性皮损。

【组织病理学】

硬斑病和 SSc 的皮肤病理改变相似,早期真皮中下层胶原纤维肿胀,血管周围淋巴细胞浸润,后期炎症浸润减少,胶原纤维增生、肥厚、均质化,弹力纤维减少。增生胶原纤维可直达汗腺,取代周围的脂肪组织,影响附属器,毛囊、皮脂腺、汗腺明显减少甚至消失,血管壁增厚,管腔变窄甚至闭塞(图 20-9D)。

【其他辅助检查】

系统性硬皮病可有缺铁性贫血、血沉快、γ 球蛋白高、类风湿因子和冷凝集素或冷球蛋白阳性等。90% 的患者 ANA 阳性,抗 U_1RNP 抗体多见于有雷诺现象者,抗着丝点、Scl-70 抗体分别是 CREST 综合征和 dSSc 的标志性抗体。

食管钡剂造影、食管动力学检查可了解食管功能,肺部 CT、心脏超声了解肺纤维化、肺动脉高压和心脏受累程度,甲皱襞毛细血管镜可通过监测毛细血管形态辅助诊断及病情评估。

【诊断和鉴别诊断】

1. **硬斑病** 根据临床和皮肤组织病理不难诊断。

2. **系统性硬皮病** 2013 年,美国风湿病学会(ACR)和欧洲抗风湿病联盟(EULAR)更新了系统性硬皮病(SSc)的分类标准(表 20-2)。

表 20-2　2013 ACR/EULAR 系统性硬皮病(SSc)分类标准

条目	子条目	评分
双手手指皮肤增厚延及近端掌指关节	—	9
手指皮肤增厚	手指肿胀	2
	指端硬化(掌指关节远端,近侧指间关节近端)	4
指尖病变	指尖点状溃疡	2
	指尖点状凹陷性瘢痕	3
毛细血管扩张	—	2
甲皱襞毛细血管异常	—	2
肺动脉高压和间质性肺病	肺动脉高压	2
	间质性肺病	2
雷诺现象	—	3
自身抗体(最高 3 分)	抗着丝点抗体	3
	抗 Scl-70 抗体	3
	抗 RNA 聚合酶Ⅲ抗体	3

注:1 个充分条件,即双手手指皮肤增厚并延伸至掌指关节近端。满足此充分条件即可直接分类为 SSc。

两个排他性标准:①皮肤增厚但不累及手指;②临床表现能被 SSc 类似疾病更好解释,如肾源性系统性纤维化、泛发性硬斑病、嗜酸性筋膜炎、糖尿病性硬肿病、硬化性黏液水肿、红斑性肢痛症、卟啉病、硬化性苔藓、移植物抗宿主病、糖尿病相关手关节病变。

同一条目下选最高分值,≥9 分即可分类为 SSc。

【预防和治疗】

1. **硬斑病** 局部治疗为主,早期可外用或皮损内注射糖皮质激素。线状硬斑病特别是跨关节皮损应注意关节活动,配合各种理疗以预防关节挛缩、活动受限。

2. 系统性硬皮病　应特别注意防寒保暖,戒烟,避免指、趾外伤。系统治疗为主,以抗炎、扩血管改善微循环、抗纤维化为原则。糖皮质激素对炎症期有一定疗效,病情控制后递减至停用。免疫抑制剂用于各期治疗,积雪苷片、酪氨酸激酶抑制剂、血小板衍生生长因子受体抑制剂等有潜在的抗纤维化作用,尚待更多临床证据。针对血管异常治疗包括钙通道调节剂、血管紧张素Ⅱ受体拮抗剂、前列腺素衍生物、内皮素受体拮抗剂、5 型磷酸二酯酶抑制剂等扩张血管药物。近年来有生物制剂、静脉注射人免疫球蛋白、干细胞及自体脂肪移植治疗 SSc 的报道。

(王亮春)

第二十一章 | 大疱性皮肤病

大疱性皮肤病（bullous dermatosis）是指一组发生在皮肤黏膜，以水疱、大疱为基本皮肤损害的皮肤病。根据发病机制，分为"自身免疫性大疱性皮肤病"和"非自身免疫性大疱性皮肤病"。在前者血清中和病变皮肤处可检测到致病性抗体，是器官特异性自身免疫性疾病；后者不能检测到自身抗体，其发病大多与遗传有关。根据组织病理学水疱所在部位，又可分为"表皮内水疱病"和"表皮下水疱病"（表 21-1）。本章仅介绍自身免疫性大疱性皮肤病中的天疱疮和大疱性类天疱疮。

表 21-1　大疱性皮肤病分类

	自身免疫性	遗传性
表皮内	天疱疮	单纯型大疱性表皮松解症
		家族性良性慢性天疱疮
表皮下	大疱性类天疱疮	交界型大疱性表皮松解症
	黏膜类天疱疮	营养不良型大疱性表皮松解症
	瘢痕性类天疱疮	Kindler 综合征型大疱性表皮松解症
	线状 IgA 大疱性皮病	
	获得性大疱性表皮松解症	
	疱疹样皮炎	
	妊娠性类天疱疮	
	扁平苔藓类天疱疮	
	抗 p200/ 层粘连蛋白 γ1 类天疱疮	

第一节 | 天疱疮

天疱疮（pemphigus）是一组由角质形成细胞松解引起的自身免疫性慢性大疱性皮肤病。特点是在皮肤及黏膜上出现松弛性水疱或大疱，疱易破呈糜烂面，棘细胞松解征（Nikolsky sign，尼氏征）阳性，组织病理为表皮内水疱，血清中及角质形成细胞间存在 IgG 型的抗桥粒黏蛋白抗体，又称天疱疮抗体。

【病因和发病机制】

病因未明。*HLA-DRB1*04:02* 和 *HLA-DQB1*05:03* 单倍体与疾病遗传易感性有关。将天疱疮患者血清或特异性 IgG 被动转移至新生鼠，鼠可出现表皮棘细胞松解，而去除患者血清中的天疱疮自身抗体可使病情缓解，因此本病是由天疱疮抗体介导的器官特异性自身免疫性疾病。

天疱疮抗原（pemphigus antigen，Dsg）即桥粒黏蛋白，为棘细胞间桥粒的结构蛋白，属于钙依赖性细胞黏附分子家族成员，分为寻常型天疱疮抗原（pemphigus vulgaris antigen，PVA）即 Dsg3，以及落叶型天疱疮抗原（pemphigus foliaceus antigen，PFA）即 Dsg1。抗体与抗原结合后，可引起细胞间黏附功能丧失、棘层松解和水疱形成，主要机制包括抗体直接干扰桥粒黏蛋白连接、通过细胞信号转导途径使一系列蛋白酶激活并水解连接结构、使胞核固缩及核周空泡变性引起细胞凋亡等。

【临床表现】

好发于中老年人,儿童罕见,男性多于女性。临床多数患者表现为寻常型天疱疮,此外还有增殖型天疱疮、落叶型天疱疮、红斑型天疱疮和特殊类型天疱疮(如副肿瘤性天疱疮、药物性天疱疮、IgA天疱疮、疱疹样天疱疮等)。

1. 寻常型天疱疮(pemphigus vulgaris)　是最常见和严重的类型,好发于口腔、头皮和胸背部,严重者可泛发全身。所有患者几乎均有口腔黏膜受累,多为首发表现,且少数患者始终仅有口腔黏膜累及。典型皮损为外观正常皮肤上发生的水疱或大疱,或在红斑基础上出现大疱,疱壁薄,尼氏征阳性,易破溃形成痛性糜烂面,渗液较多,可结痂,若继发感染则伴有臭味(图21-1)。本型预后在天疱疮中较差,死亡原因多为长期、大剂量应用糖皮质激素引起的感染等并发症及多器官功能衰竭,也可因病情持续发展导致体液丢失、低蛋白血症、恶病质而危及生命。

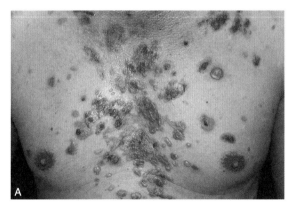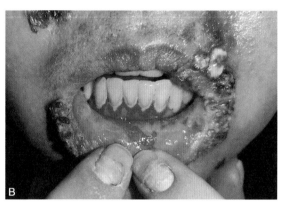

图 21-1　寻常型天疱疮
A. 皮肤;B. 黏膜。

2. 增殖型天疱疮(pemphigus vegetans)　少见,是寻常型天疱疮的"亚型",其抗原成分与寻常型一致。好发于皱褶部位(如腋窝、乳房下、腹股沟)、腔口部位(如外阴、肛门周围、鼻唇沟)及四肢等,口腔黏膜损害出现较迟且轻。皮损最初为薄壁水疱,尼氏征阳性,破溃后在糜烂面上出现乳头状的肉芽增殖(图21-2A),皱褶部位易继发细菌及真菌感染,常有臭味。病程慢性,预后较好。

3. 落叶型天疱疮(pemphigus foliaceus)　好发于头面及胸背上部,口腔黏膜受累少,即使发生也较轻微。水疱常发生于红斑基础上,尼氏征阳性,疱壁更薄,更易破裂,糜烂不显著,在表浅糜烂面上覆有黄褐色、油腻性痂和鳞屑,如落叶状(图21-2B),痂下分泌物被细菌分解可产生臭味。病情较轻,预后较好。

4. 红斑型天疱疮(pemphigus erythematosus)　是落叶型天疱疮的"亚型",其抗原成分与落叶型一致。好发于头面、躯干上部与上肢等暴露或皮脂腺丰富部位,一般不累及下肢与黏膜。皮损除常见的糜烂、结痂与水疱外,多见红斑鳞屑性损害伴角化过度,面部皮损多呈蝶形分布,躯干部皮损与脂溢性皮炎相似(图21-2C)。部分患者血清中可检测到抗核抗体和类风湿因子,基底膜有免疫球蛋白沉积,需与红斑狼疮鉴别。少数可发展为落叶型天疱疮,预后大都良好。

5. 特殊类型天疱疮

(1)副肿瘤性天疱疮:合并肿瘤多来源于淋巴系统,可发生于任何年龄,病情重,尤其是黏膜损害突出。皮损多形,除水疱、大疱外,还有多形红斑及扁平苔藓样损害。需积极寻找肿瘤,总体对治疗抵抗,预后差。

(2)药物性天疱疮:多在用药数月甚至一年后发生,多由 D-青霉胺、卡托普利、吡罗昔康和利福平等含有巯基的药物诱发。黏膜受累少而轻,多表现为红斑型天疱疮,停药后能自愈。

(3)IgA 天疱疮:多见于中老年女性,好发于皮肤皱褶部位。皮损为红斑基础上的无菌性脓疱、水疱,伴明显瘙痒,尼氏征阴性。棘细胞间沉积的免疫球蛋白和外周血检测到抗体类型均为 IgA 型。

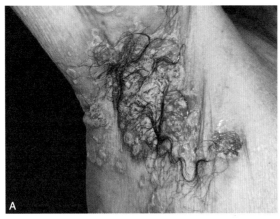
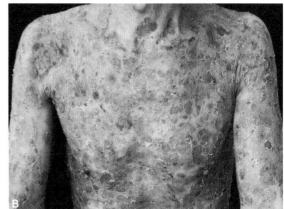
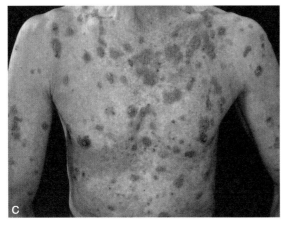

图 21-2　**其他类型天疱疮**
A. 增殖型；B. 落叶型；C. 红斑型。

（4）疱疹样天疱疮：好发于中老年人。皮损常对称分布于躯干及四肢近端，呈多形性，有红斑、丘疹、风团等，但以直径 0.5cm 左右的小水疱为主，尼氏征阴性，黏膜损害罕见，瘙痒明显。

【组织病理学】

应取水疱边缘做组织病理学检查，基本病理变化为棘层松解、表皮内裂隙或水疱，疱腔内有棘层松解细胞，后者较正常棘细胞大，圆形，胞质呈均匀嗜酸性，核大而深染，核周有浅蓝色晕（图21-3A）。不同类型天疱疮发生棘层松解的部位不同，寻常型和增殖型位置较深，位于基底层上方呈"墓碑状"外观；其中增殖型水疱不明显，仅有裂隙或表现为棘层肥厚和乳头瘤样增生；落叶型和红斑型位于棘层上部或颗粒层；疱疹样天疱疮的病变位于棘层中部，疱内有嗜酸性粒细胞或中性粒细胞。

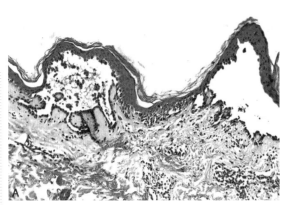
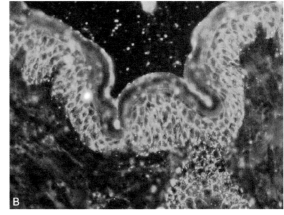

图 21-3　**天疱疮的组织病理和免疫病理**
A. 组织病理；B. 免疫病理。

直接免疫荧光检查可见棘细胞间有 IgG 以及 C3 呈网格状沉积(图 21-3B),少数患者还可见 IgM 或 IgA 沉积。寻常型和增殖型沉积在棘层下方,落叶型和红斑型沉积在棘层上方甚至颗粒层。间接免疫荧光检查可见血清 IgG 在棘细胞间呈网格状沉积。

【其他辅助检查】

ELISA 可检测患者血清中存在特异性抗 Dsg3 和 / 或 Dsg1 抗体,抗体水平与其临床症状往往呈相关性。

【诊断和鉴别诊断】

根据典型临床表现及组织病理、免疫病理特征可以诊断。本病应与大疱性类天疱疮、重症型多形红斑、大疱性表皮松解型药疹、脂溢性皮炎和红斑狼疮等进行鉴别。

【预防和治疗】

治疗目的在于控制新皮损的发生,防止复发;治疗关键在于糖皮质激素等免疫抑制剂的合理应用,同时防止并发症。

1. 一般治疗　加强支持疗法,给予富于营养的易消化饮食;预防和纠正低蛋白血症,注意水、电解质与酸碱平衡紊乱。

2. 局部治疗　对皮肤黏膜糜烂面的护理和防止继发感染是降低死亡率、提高疗效的重要环节。应每天用生理盐水棉球擦拭黏膜糜烂处,对皮肤损害广泛者采用暴露疗法,注意房间温度、清洁度并保持通风、干燥;如病房条件差,可用油纱布遮盖糜烂面;对糜烂面感染者外用或全身给予敏感抗生素。

3. 系统治疗　糖皮质激素是一线治疗药物,应尽早、足量、规范使用,初始剂量根据类型、病情严重程度而定,多为大剂量,黏膜损害重、皮损范围广者可选择静脉给药,用药后 1 周内无新水疱出现则表明剂量足够,反之应加量或加用其他免疫抑制剂。无新水疱出现 2 周后即可逐渐减量,减量过程宜缓慢,以防复发,皮损大多消退后可予小剂量泼尼松长期维持,多数患者需要 3 年或更长时间。少数顽固局限性皮损(如仅发生于头皮或口腔或增殖性皮损)可行糖皮质激素皮损内注射治疗。中重度患者在治疗初始或在单用糖皮质激素效果不显著时联合应用免疫抑制剂,可提高疗效、减少糖皮质激素用量、防止复发。静脉注射人免疫球蛋白主要用于常规治疗无效或出现激素或免疫抑制剂禁忌证的患者,生物制剂(如 CD20 抑制剂)也可使用。此外,天疱疮最主要的死亡原因是继发感染,需加以预防和及时控制,避免不必要地超量使用免疫抑制药物是预防关键。

第二节 ｜ 大疱性类天疱疮

大疱性类天疱疮(bullous pemphigoid,BP)是一种好发于老年人的自身免疫性表皮下大疱性皮肤病。

【病因和发病机制】

病因未明。患有不同类型的痴呆、帕金森病、脑血管障碍和癫痫的老年患者好发 BP,尤以多发性硬化症患者的发病风险最高。神经功能障碍似乎增加 BP 的风险,也有 BP 患者罹患神经系统疾病风险增加的报道。多数患者血清中存在抗基底膜带成分的自身抗体,免疫电镜显示这种抗体结合在基底膜带的透明层,因此 BP 属于器官特异性自身免疫性疾病。

目前 BP 循环抗体的靶抗原是定位于半桥粒上的大疱性类天疱疮抗原 1(BPAG1,又称 BP230)和大疱性类天疱疮抗原 2(BPAG2,又称 BP180)。BP180 为跨膜蛋白,胞内部分(氨基端)位于半桥粒的斑块内,胞外部分(羧基端)位于基底膜带内,将抗 BP180 氨基端的抗体转移至鼠可复制出类似于人 BP 的动物模型。抗 BP230 抗体的作用机制尚不明确。水疱形成的原因可能是发生于基底膜带透明层部位的抗原 - 抗体反应,在补体的参与下趋化中性粒细胞、嗜酸性粒细胞和肥大细胞等,并释放酶、炎症因子等导致连接结构损伤。

【临床表现】

本病多见于 60 岁以上老年人,好发于胸腹部和四肢及手足部(图 21-4A)。典型皮损为在外观正常的皮肤或红斑的基础上出现的紧张性水疱或大疱,疱壁较厚,呈半球状,直径可从<1cm 至数厘米,疱液清亮,少数可呈血性,疱不易破,破溃后糜烂面常覆以痂或血痂,可自愈,成批出现或此起彼伏,尼氏征阴性(图 21-4B)。少数患者也可出现口腔黏膜损害,但较轻微。多伴有不同程度瘙痒。少数患者可表现为非典型皮损(如湿疹样或结节性痒疹样皮损)。本病进展缓慢,治愈后可有持续数周至数月的炎症后色素沉着,很少见到瘢痕遗留,预后好于天疱疮。死亡原因多为机体消耗性衰竭、糖皮质激素并发症和多器官功能衰竭等。

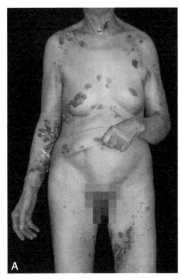
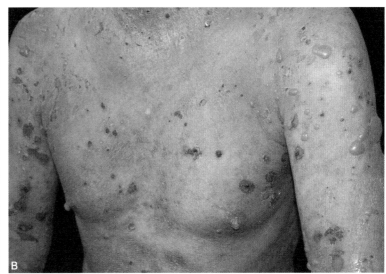

图 21-4 大疱性类天疱疮
A. 示分布范围;B. 典型皮损。

【组织病理学】

取水疱边缘行组织病理学检查,表皮下水疱是本病的特征,水疱为单房性,疱顶多为正常皮肤,疱腔内有嗜酸性粒细胞;真皮乳头血管周围有嗜酸性粒细胞、淋巴细胞、中性粒细胞浸润(图 21-5A)。

取水疱边缘行直接免疫荧光检查,90% 以上的患者可见 IgG 和 C3 在基底膜带呈线状沉积,少见 IgM 和 IgA 沉积(图 21-5B);盐裂皮肤直接免疫荧光检查可见 IgG 和 C3 沉积于盐裂皮肤的表皮侧;免疫电镜显示 IgG 和 C3 沉积于基底膜带半桥粒部位,位于透明板上部。间接免疫荧光检查显示血清中

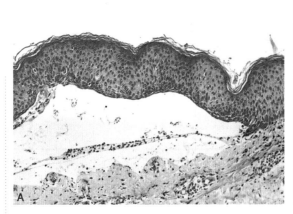
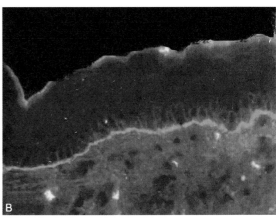

图 21-5 大疱性类天疱疮的组织病理和免疫病理
A. 组织病理;B. 免疫病理。

IgG 在基底膜带线状沉积。

【其他辅助检查】

ELISA 可检测到患者血清中的特异性抗 BP180 和 BP230 抗体，为 IgG 型或 IgE 型，后者与瘙痒、高嗜酸性粒细胞和高 IgE 血症相关。

【诊断和鉴别诊断】

根据典型临床表现及组织病理、免疫病理特征可以诊断。

本病主要应与天疱疮、湿疹、痒疹、糖尿病性大疱、营养不良性大疱等进行鉴别。

数字人
案例 3

【预防和治疗】

治疗目的在于控制新皮损的发生和严重瘙痒等症状，防止过大的紧张性水疱和糜烂面造成的继发病变。应加强支持疗法，给予营养丰富的易消化饮食，对水疱、大疱数量多者应加强支持治疗，注意水电解质平衡、预防感染发生。

1. **局部治疗**　对大疱可在疱底部用灭菌刀剪将疱划破或用针筒将疱液抽出，保留疱壁，如有糜烂面，其处理可参考天疱疮的治疗。局限型或轻度患者，首选外用超强效或强效糖皮质激素软膏，根据皮损严重程度与新发水疱数决定用药剂量和次数，均匀涂抹全身但头面部除外。治疗和维持期应配合使用润肤剂，注意皮肤变薄、毛细血管扩张、局部感染等不良反应。

2. **系统治疗**　糖皮质激素是首选药物，主要用于中重度患者或规范外用激素无效者，剂量依据损害范围而定，一般可从中小剂量开始，病情控制稳定 2 周可逐渐缓慢减量。如上述治疗效果不佳或出现激素应用的禁忌证，可联合免疫抑制剂。顽固性 BP 可尝试生物制剂（如 CD20 抑制剂、IgE 抑制剂或 IL-4/IL-13 抑制剂等）。轻症患者可予米诺环素或红霉素与大剂量烟酰胺合用，多西环素和氨苯砜也可能有效，以上药物可与糖皮质激素合用。治疗抵抗者也可试用静脉注射人免疫球蛋白、血浆置换或血浆过滤等治疗。

（潘　萌）

本章数字资源

本章思维导图

第二十二章 血管炎与脂膜炎

血管性皮肤病（vascular dermatoses）是一类发生于皮肤动脉、静脉和毛细血管的疾病，就病变性质而言，有血管炎症、栓塞、功能障碍和血液成分异常等。在血管性皮肤病中，皮肤血管炎（cutaneous vasculitis）占大多数，其临床表现复杂多样，既可单独发生于皮肤，也可为系统性血管炎的一部分。组织病理学特征为血管壁纤维素样变性、炎症细胞浸润。

皮肤血管炎的病因可归纳为：①特发性：占 45%～55%，原因不明；②感染：占 15%～20%，与细菌、病毒、寄生虫和真菌感染有关；③药物：占 10%～15%，由抗生素、避孕药、抗惊厥药、吩噻嗪类抗精神失常药、维 A 酸类等药物引起，流感疫苗、干扰素和生物制剂等也可诱发；④自身免疫性疾病：占 15%～20%，合并系统性红斑狼疮、类风湿关节炎、干燥综合征、白塞病和系统性血管炎等；⑤肿瘤：占 5%，主要为骨髓源性或淋巴源性肿瘤。

血管炎的分类至今尚未统一。目前多根据病变血管大小进行分类，皮肤血管炎多系"小血管炎"，个别为"中等血管炎"。其他分类方法还有根据血管病变是系统性还是单纯皮肤型、原发性还是继发性、浸润炎症细胞种类等。

皮肤血管炎的皮损与受累血管的大小、范围、炎症反应程度有关，如毛细血管和细小血管炎主要表现为紫癜、红斑、丘疹、水疱、血疱等，在此基础上可出现坏死；而中等或较大血管炎表现为结节，还可出现坏死、溃疡等。皮肤血管炎可局限于皮肤，亦可同时累及其他系统。

第一节 IgA 血管炎

IgA 血管炎（IgA vasculitis）又称过敏性紫癜（anaphylactoid purpura）、亨 - 许紫癜（Henoch-Schönlein purpura），是一种由 IgA 型抗体介导的Ⅲ型超敏反应性毛细血管和细小血管炎，其特征为紫癜，可伴有关节痛、腹痛和肾脏病变。

【病因和发病机制】

病因复杂，尚未完全阐明。IgA 血管炎有遗传易感性，可能与 HLA、血管紧张素转换酶、白细胞介素、趋化因子单核细胞蛋白趋化蛋白（MCP）等基因多态性相关。细菌、病毒、食物、药物等均可诱发本病。恶性肿瘤和自身免疫性疾病亦为可能病因或诱因。

发病机制为Ⅲ型超敏反应，抗原与抗体（主要为 IgA，尤其是 IgA_1）结合形成的循环免疫复合物在血管壁沉积，激活补体，导致毛细血管和小血管壁及周围产生炎症，使血管壁通透性增高，从而产生各种临床表现。

【临床表现】

好发于儿童和青少年，90% 为 10 岁以内，男性多于女性。好发于下肢，以小腿伸侧为主，重者可波及上肢、躯干。发病前常有上呼吸道感染、低热、全身不适等前驱症状。皮损初为红色斑疹、丘疹，一般在 24 小时内发展为针尖至黄豆大小的紫癜，可触及性为其特点，也可有瘀斑，部分紫癜有融合倾向（图 22-1）。单个皮损大约在 5～7 日内消退，但数周内可成批出现新的皮损。病程长短不一，可持续数月或 1～2 年，易复发。除伴有严重的胃肠或肾脏并发症，一般预后良好。

皮损可见于所有患者，仅累及皮肤者称为"单纯型"。50%～75% 的患者出现关节肿痛，称为"关节型（Schönlein 型）"，以大关节为主，通常呈一过性。近 50% 出现腹痛，主要是脐周和下腹部疼痛伴

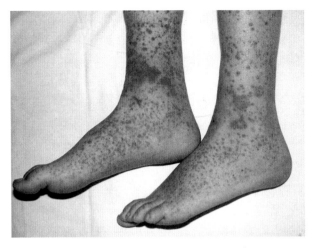

图 22-1 IgA 血管炎(过敏性紫癜)

恶心、呕吐甚至消化道出血,称为"腹型",个别严重者可出现肠套叠或穿孔。20%~50%会出现程度不等的血尿、蛋白尿及管型,称为"肾型",一般预后良好,仅 1%~3% 进展为肾功能不全。上述各型过敏性紫癜可合并存在,称为"混合型"。

【组织病理学】

真皮浅层毛细血管和细小血管内皮细胞肿胀,管壁有纤维蛋白沉积、变性和坏死,血管及周围有中性粒细胞浸润和核尘,水肿及红细胞外渗。严重者还可出现管腔闭塞。

皮损及周围皮肤直接免疫荧光检查见血管壁 IgA、补体和纤维蛋白沉积,其中 IgA 在血管壁沉积是区分 IgA 血管炎和其他血管炎的重要依据。

【其他辅助检查】

部分患者束臂试验阳性。发病初期白细胞数可升高(主要是嗜酸性粒细胞),血沉增快。血小板数量和出凝血功能正常,是鉴别血小板减少性或凝血因子缺乏所致紫癜的重要依据。肾型紫癜出现程度不等的血尿、蛋白尿,个别有内生肌酐清除率降低和氮质血症。腹型紫癜粪隐血试验可呈阳性。约 50%~70% 的患儿血清 IgA 水平升高,但与疾病严重程度无关,亦不能作为诊断指标。

【诊断和鉴别诊断】

必要条件:多发于下肢的可触及性皮肤瘀点瘀斑,无血小板减少和出凝血异常。

次要条件:①弥散性腹痛;②组织学检查伴 IgA 沉积的皮肤白细胞碎裂性血管炎,或伴 IgA 沉积的增生性肾小球肾炎;③急性关节炎或关节痛;④肾脏受累:蛋白尿>0.3g/24h 或血尿、红细胞管型。

其中皮肤紫癜为诊断必要条件,仅有皮肤紫癜时为"单纯型",伴有次要条件中的 1 条即可诊断为"腹型""关节型""肾型",次要条件中有 2 个或 2 个以上时为"混合型"过敏性紫癜。

单纯型应与特发性血小板减少性紫癜进行鉴别,后者血小板减少,有出血倾向,紫癜不可触及,瘀斑明显;腹型应与外科急腹症鉴别,虽然腹痛范围广泛但缺乏明确的压痛特别是反跳痛;肾型或混合型应与系统性红斑狼疮、系统性血管炎等进行鉴别。

【预防和治疗】

积极寻找致病因素,如防治上呼吸道感染、去除感染病灶(如扁桃体炎、龋齿等)、避免服用可疑药物等。

本病大多数具有自限性,休息和外用糖皮质激素即可。关节痛明显时可给予非甾体抗炎药。腹型紫癜、肾型紫癜等需积极治疗,可系统给予糖皮质激素或联合免疫抑制剂。

第二节 │ 皮肤小血管炎

皮肤小血管炎(cutaneous small vessel vasculitis,CSVV)是指单纯累及真皮小血管的单器官血管炎,曾用名包括过敏性血管炎、白细胞碎裂性血管炎、变应性血管炎等,一般无系统累及。但皮肤小血管炎的表现并非特异,一些系统性血管炎也可以出现相似的症状,此时应诊断为系统性血管炎的皮肤表现。

【病因和发病机制】

病因不明,大多为特发性的。可能的诱因有感染、药物、肿瘤、化学物质(杀虫剂、除草剂、石油产品)等。发病机制与小血管内的免疫复合物沉积有关,属Ⅲ型超敏反应。

【临床表现】

好发于下肢和臀部,尤以小腿和踝部为甚,亦可见于上肢和躯干,常对称分布。皮损呈多形性,可表现为红斑、丘疹、紫癜、水疱、血疱、糜烂、溃疡、坏死和表浅小结节等,但以紫癜、溃疡、坏死和小结节为主要特征(图22-2),皮损消退处留有色素沉着或萎缩性瘢痕。自觉轻度瘙痒或烧灼感,部分有疼痛,尤其是在溃疡和结节处。可伴有低至中度发热、倦怠和关节酸痛等全身症状。多数患者在去除诱因后能缓解。少数患者在初期表现为皮肤小血管炎,后期可累及肾、胃肠道、肺及中枢神经系统,出现相应表现,这些患者应归为系统性血管炎。

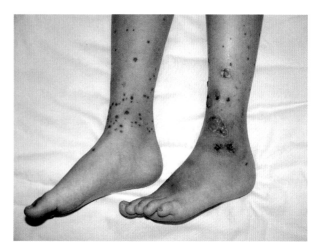

图 22-2　皮肤小血管炎

【组织病理学】

与 IgA 血管炎相似,但有血栓形成,特别是中性粒细胞浸润和核尘的程度更明显。直接免疫荧光显示早期皮损处血管壁有 IgG、IgM 和 C3 沉积。

【其他辅助检查】

发病初期有血沉增快,部分患者类风湿因子低滴度阳性和补体水平降低,严重者还可有贫血、血小板减少。

【诊断和鉴别诊断】

根据临床表现结合组织病理学特征可以确诊。本病应与 IgA 血管炎进行鉴别。

【预防和治疗】

寻找并去除可能的致病原因。大部分皮肤小血管炎具有自限性,仅需休息、支持治疗和外用糖皮质激素。如皮损范围广泛、症状较重者可短期系统给予糖皮质激素,反应不佳者可加用秋水仙碱、沙利度胺或氨苯砜,顽固病例可用免疫抑制药物。坏死明显或出现血栓者须联用抗凝药物。

第三节 ｜ 青斑性血管病

青斑性血管病(livedoid vasculopathy)又称青斑性血管炎(livedoid vasculitis)、白色萎缩(atrophie blanche)、节段透明性血管炎(segmental hyalinizing vasculitis)、伴夏季/冬季溃疡的网状青斑(livedo reticularis with summer/winter ulceration)等,是病因不明的血管病,主要累及双小腿特别是踝关节周围皮肤,表现为复发性疼痛性溃疡伴有网状青斑,反复发作后遗留白色萎缩性瘢痕。

【病因和发病机制】

病因未明,但与血栓形成相关,本病可有血小板功能异常、抗磷脂抗体、高同型半胱氨酸、抗凝血酶Ⅲ缺乏、蛋白 C 和蛋白 S 缺乏等多种病理生理异常,此外部分患者有亚甲基四氢叶酸还原酶、莱顿第五因子、凝血酶原 G20210A 基因突变。

【临床表现】

好发于中青年女性。多对称发生于小腿,特别是踝关节周围,表现为紫红色斑疹、丘疹,继而形成

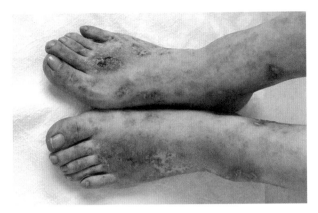

图 22-3 青斑性血管病

血痂和疼痛性、不规则、浅表性溃疡,溃疡周围绕以紫红斑,少数可出现为穿凿性溃疡。部分可伴有网状青斑。溃疡愈合后形成瓷白色萎缩性瘢痕,周围毛细血管扩张(图 22-3)。

【组织病理学】

真皮浅层小血管管壁纤维素样坏死,管腔内血栓形成,可伴有红细胞外渗,血管周围炎症常不显著。

【诊断和鉴别诊断】

根据典型临床表现,结合组织病理学特征可诊断。

本病应与皮肤型结节性多动脉炎鉴别,后者可出现十分类似于青斑性血管病的临床和病理改变,主要区别在于皮肤型结节性多动脉炎除了浅层血管病变外,还能在真皮深层和脂肪间隔看到中等大小的血管炎,此外皮肤型结节性多动脉炎常有外周神经损害。

【预防和治疗】

以抗血小板、抗凝和纤溶治疗为主,如阿司匹林、己酮可可碱、利伐沙班、达那唑等,辅以系统或外用抗炎药物。PUVA 对部分患者有效。

第四节 | 结节性红斑

结节性红斑(erythema nodosum)是发生于皮下脂肪小叶间隔的炎症性疾病,典型表现为小腿伸侧的红色结节和斑块。

【病因和发病机制】

病因未明,但与感染密切相关,特别是溶血性链球菌,其他可能的病原微生物有病毒、衣原体、真菌等;药物(如溴剂、碘剂、磺胺类及口服避孕药等)也可能与本病有关,某些系统性疾病(如白塞病、炎症性肠病、结节病等或恶性肿瘤)常伴发结节性红斑。发病机制不明,目前认为是对致病微生物、药物等变应原的迟发型超敏反应。

【临床表现】

中青年好发,女性多见。发疹前数天可出现上呼吸道感染等前驱症状,伴低至中度发热、关节肌肉疼痛、乏力等。多发生于小腿伸侧,亦可发生于大腿、上肢伸侧甚至面部。皮损为红色结节,直径 1~5cm 或更大,数个至数十个,散在对称分布,不融合(图 22-4)。皮损局部温度升高,自觉疼痛和压痛,数天后皮损变平,呈青色,这个临床过程有诊断价值。皮损经 3~6 周自行消退,不留痕迹,但可再发。部分患者皮损持久不退,持续 1~2 年亦不破溃,称为"慢性结节性红斑"或"迁延性结节性红斑"。

【组织病理学】

间隔性脂膜炎为其特征,表现为脂肪小叶间隔内水肿,红细胞外渗,血管周围中性粒细胞、淋巴细胞浸润,晚期小叶间隔纤维化,间隔周围可见到由噬脂细胞和异物巨细胞构成的肉芽肿。

【诊断和鉴别诊断】

根据典型临床表现、发病前有感染史或服药史,结合组织病理学特征可确诊。本病应与硬红斑进行鉴别。

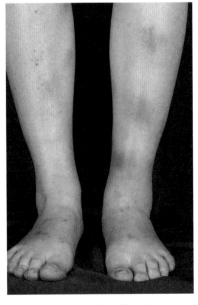

图 22-4 结节性红斑

【预防和治疗】

　　寻找并去除病因是治疗与防止复发的关键,有链球菌等感染者应选用敏感抗生素。急性期应卧床休息。可选用羟氯喹、沙利度胺、秋水仙碱、碘化钾等药物,疼痛明显者可加用非甾体抗炎药,重症者可给予糖皮质激素。生物制剂(如 TNF-α 抑制剂)或可作为炎症性肠病相关的结节性红斑的一种治疗选择。

(刘彤云)

第二十三章 | 嗜中性皮肤病

本章数字资源

本章思维导图

嗜中性皮肤病（neutrophilic dermatoses）是一组以中性粒细胞异常活化为特征的皮肤病,临床表现多样,组织病理学特征为大量中性粒细胞浸润,但没有感染证据。常见的嗜中性皮肤病包括白塞病、急性发热性嗜中性皮病和坏疽性脓皮病。

第一节 | 白塞病

白塞病（Behcet disease）,又称口-眼-生殖器综合征,是以反复发作的口、眼、生殖器和皮肤损害为特征的细小血管炎,病情严重时可累及中、大血管,出现多系统、多脏器损害。

【病因和发病机制】

病因不明。可能与遗传有关,部分患者携带 *HLA-B51* 等位基因突变,地中海地区部分家族性发病者呈常染色体显性遗传模式。本病与环境因素也密切相关,如日本是白塞病高发地区,但居住在美国的日本裔却很少患病。感染等因素被认为有诱发作用。

本病发病机制未明。部分患者血清中存在自身抗体,如抗心磷脂抗体和抗内皮细胞抗体,细胞因子的种类和数量可异常,中性粒细胞趋化增高,病变处血管壁(特别是细静脉)有 IgM、IgG 和 C3 沉积,但均缺乏特异性。

【临床表现】

本病多见于地中海、中东、日本和中国等地区。好发于中青年,重症者多为男性。本病主要累及口腔、生殖器、皮肤、眼和关节,并出现相应表现。重症患者可累及消化、神经、血液等系统。

1. **口腔溃疡** 发生率 98%,多为首发症状,是诊断的必要条件。好发于唇、舌、牙龈、颊黏膜等处。溃疡单发或多发,直径 2~10mm 或更大,圆形或不规则形,边界清晰(图 23-1A)。自觉疼痛。溃疡为自限性,1~2 周愈合,愈后不留瘢痕,但反复发作,每年发作 3 次以上。

2. **生殖器溃疡** 发生率约 80%。多见于外生殖器、肛周、会阴等处。较口腔溃疡深而大,数目少,反复发作次数也显著少于口腔溃疡。疼痛剧烈,愈合较慢(图 23-1B)。

3. **皮肤损害** 发生率 60%~80%,皮损类型多样,常见有:①结节性红斑样:与结节性红斑不同之处是持续时间长,新皮损不断出现,此起彼伏,同一患者可见不同时期损害;②毛囊炎样:好发于胸背、下肢,皮损为无菌性脓疱、丘疹,周围红晕,数量不一,反复出现(图 23-1C);③针刺反应阳性:用生理盐水皮内注射、无菌针头皮内刺入及静脉穿刺等,均可于 24~48 小时后在受刺部位出现直径 2mm 以上的红色丘疹或脓疱,有诊断价值。

4. **眼损害** 发生率约 50%,男性易受累,且症状重、预后差。24 岁以前发病者累及眼部的危险性高,35 岁以后明显降低。眼球各部位均可受累,其中葡萄膜炎最常见,可出现视力下降甚至失明。

5. **其他系统表现** 约 40% 伴有关节肿痛,亦可累及消化道、周围神经与中枢神经系统、骨髓、心脏、肾脏、肺脏、附睾和大血管等。

【组织病理学】

基本病变为血管炎,大小血管均可累及,早期类似白细胞碎裂性血管炎,晚期为以淋巴细胞浸润为主的血管炎。

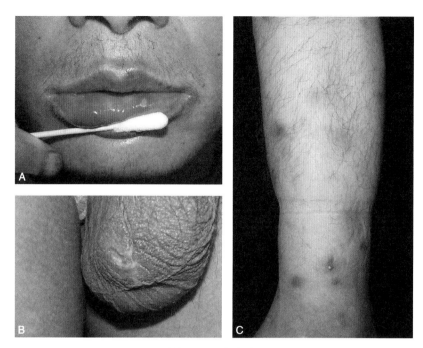

图 23-1 白塞病
A. 口腔溃疡；B. 生殖器溃疡；C. 毛囊炎样损害。

【其他辅助检查】

可有贫血、白细胞数增多、血沉加快、γ 球蛋白升高，部分患者 HLA-B51/B5 抗原阳性、C 反应蛋白及类风湿因子阳性，有些患者可检出抗口腔黏膜抗体。

【诊断和鉴别诊断】

国际白塞病协作组提出的诊断标准为：复发性口腔溃疡，每年至少发作 3 次，同时存在以下 4 项中的 2 项即可诊断：①复发性生殖器溃疡；②眼部损害（葡萄膜炎、玻璃体病变或视网膜血管炎）；③皮肤损害（结节性红斑、假性毛囊炎、丘疹脓疱样损害或未接受糖皮质激素治疗者青春期后出现痤疮样结节）；④针刺反应阳性。

需注意的是有 2% 的患者为"特殊类型"，即无口腔溃疡而有其他典型症状，主要表现为肠道、中或大血管、神经系统及骨髓受累。

本病应与口腔单纯疱疹、天疱疮、炎症性肠病等进行鉴别。

【预防和治疗】

口腔与外阴溃疡、皮肤损害和眼前部受累首选外用糖皮质激素、口服秋水仙碱，还可用沙利度胺、硫唑嘌呤等；葡萄膜炎和"特殊类型"需给予糖皮质激素联合免疫抑制剂治疗。重症和复发者可选用生物制剂（如 TNF-α 抑制剂）。

第二节 | 急性发热性嗜中性皮病

急性发热性嗜中性皮病（acute febrile neutrophilic dermatosis）又称 Sweet 病，以四肢、颈面部突然出现疼痛性红色结节或斑块，伴发热和外周血中性粒细胞增多为特征。

【病因和发病机制】

病因和发病机制未明。多数与感染密切相关，发病前有上呼吸道感染史。部分患者与肿瘤（尤其是血液系统肿瘤）有关。多种药物（如粒细胞集落刺激因子）可诱发本病。此外，炎症性肠病、妊娠、疫苗接种也可能参与本病发生。本病的发病机制可能是机体对细菌等抗原物质产生的超敏反应。

【临床表现】

好发于中年女性。多发于四肢和颈面部,躯干及口腔黏膜亦可累及,两侧分布,但不对称。皮损初起为红色浸润性斑块或结节,渐扩大增多,颜色变深,隆起成边缘清楚的环状,表面呈粗颗粒或乳头状。由于有明显的水肿,表面可出现假水疱(图 23-2),部分患者可出现散在的水疱、脓疱或溃疡,针刺反应也可呈阳性。口腔黏膜损害表现为浅糜烂和溃疡,自觉疼痛和触痛,伴有骨髓源性肿瘤的患者有更高的黏膜损害发生率。大部分患者可出现发热(以中度热为多),部分患者可出现皮肤外器官受累如关节痛、眼部受累甚至肾脏受累。皮损经 1~2 个月后可自行消退,但易复发。

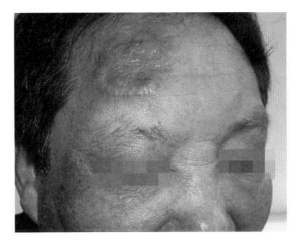

图 23-2　**急性发热性嗜中性皮病**

【组织病理学】

真皮浅层显著水肿,血管周围或真皮浅层有较致密中性粒细胞为主的浸润,可见核碎裂。晚期皮损的浸润细胞中淋巴细胞及组织细胞比例增高。

【其他辅助检查】

外周血白细胞增多,中性粒细胞比例升高,或白细胞总数不增多而仅有中性粒细胞比例升高,血沉增快,C 反应蛋白升高。部分患者血清中可检测到抗中性粒细胞胞质抗体。

【诊断和鉴别诊断】

诊断可参考以下标准。

1. **主要标准**　①急性发作的疼痛性红色斑块或结节;②组织病理学特征为真皮中致密的中性粒细胞浸润,但无白细胞碎裂性血管炎证据。

2. **次要标准**　①发热>38℃;②伴有潜在的血液系统或实体肿瘤、炎症性疾病、妊娠、上呼吸道和胃肠道感染或疫苗接种史;③对系统糖皮质激素或碘化钾治疗反应好;④发病初有以下 3 项实验室检查异常:血沉>20mm/h,C 反应蛋白升高,白细胞总数>$8.0×10^9$/L,中性粒细胞比例>70%。

符合两项主要标准加上两项次要标准可以诊断。

本病应与多形红斑、荨麻疹、结节性红斑、白塞病和坏疽性脓皮病等进行鉴别。

【预防和治疗】

去除诱因(如感染、肿瘤、药物等)。糖皮质激素为首选药物,以有效控制发热为剂量标准,可联合沙利度胺、氨苯砜、碘化钾和秋水仙碱治疗。

第三节 | 坏疽性脓皮病

坏疽性脓皮病(pyoderma gangrenosum,PG)是以皮肤炎症和溃疡为主要表现的非感染性嗜中性皮病,常伴系统疾病。

【病因和发病机制】

病因不明。目前认为发病机制与中性粒细胞功能异常、遗传和固有免疫系统异常有关。约50%的 PG 伴有系统性疾病,其中炎症性肠病最多(占 20%~30%),其次是关节炎(约 10%)、骨髓源性肿瘤(占 5%)和其他肿瘤(占 5%)。

【临床表现】

PG 的临床表现多样,可分为 4 个亚型(溃疡型、大疱型、脓疱型及增殖型)。其共同临床特征是从初发炎性丘疹、脓疱、水疱和结节,迅速进展为大片糜烂和溃疡,疼痛剧烈,皮损易由外伤诱发,伴或不伴发热。

1. 溃疡型　最常见,又称经典型。下肢和躯干最常受累。初起为炎性丘疹、脓疱和水疱,随后向四周扩展,中心坏死形成溃疡,边缘呈潜行性(图 23-3),溃疡基底化脓坏死,常深达皮下脂肪层。溃疡愈合后形成萎缩性筛状瘢痕。

2. 大疱型　少见,多为高龄患者,常伴发于血液系统疾病。上肢和面部最易受累。表现为快速发生的大疱和血疱,很快破溃形成浅表性溃疡。

3. 脓疱型　常伴发于炎症性肠病。好发于四肢伸侧,表现为快速进展的疼痛性脓疱,周围绕以红斑。

4. 增殖型　又名浅表肉芽肿性脓皮病,好发于躯干,多为单发、缓慢进展的结节,疣状增生的斑块和溃疡。此型较少伴随系统疾病,对治疗反应一般较好。

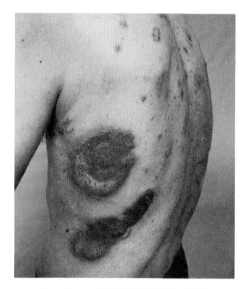

图 23-3　**坏疽性脓皮病(溃疡型)**

【组织病理学】

溃疡边缘中性粒细胞浸润,但缺乏特异性。活检不仅对诊断有帮助,对鉴别引起皮肤溃疡的其他疾病也更为重要,如皮肤恶性肿瘤(鳞状细胞癌等)、血管炎、感染等。

【诊断和鉴别诊断】

PG 为排他性诊断,其临床、组织病理学特征和实验室检查均不具特异性。应与缺血性溃疡、血管炎、感染、肿瘤、外伤等进行鉴别。

溃疡型(经典型)PG 的诊断标准:

1. 主要标准(必须同时满足)　①迅速进展的疼痛性皮肤溃疡,具有不规则、紫红色、潜行性扩展的边缘(每日扩展 1~2cm 或 1 个月内扩大 50%);②已排除皮肤溃疡的其他原因(有皮肤病理和实验室检查依据)。

2. 次要标准(必须具备 2 项)　①病史中有同形反应或临床发现筛状瘢痕;②与 PG 有关的系统性疾病;③组织病理学表现为无菌性皮肤中性粒细胞浸润、混合型炎症、淋巴细胞性血管炎;④系统使用糖皮质激素后迅速缓解。

【预防和治疗】

创面护理、镇痛等支持治疗。由于 PG 易被轻微外伤诱发,需避免清创手术。一般可外用强效糖皮质激素或钙调磷酸酶抑制剂;皮损严重者,系统使用糖皮质激素和环孢素是一线治疗方案,生物制剂(如 TNF-α 抑制剂)作为二线治疗。

(乔建军)

第二十四章 | 皮肤附属器疾病

皮肤附属器疾病（diseases of skin appendages）是指一组原因相对明确、发病机制较为复杂的皮肤病，包括与毛囊皮脂腺单位相关的痤疮、脂溢性皮炎，与面部血管、神经及毛囊皮脂腺单位相关的玫瑰痤疮，与毛囊毛发相关的斑秃、雄激素性秃发，以及与汗腺或甲有关的疾病等。

第一节 | 痤 疮

痤疮（acne）是一种好发于青春期并主要累及面部毛囊皮脂腺单位的慢性炎症性皮肤病，临床主要表现为粉刺、丘疹、脓疱、囊肿或结节。

【病因和发病机制】

痤疮发病机制仍未完全阐明。遗传、雄激素诱导的皮脂腺过度分泌脂质、毛囊皮脂腺导管角化异常、痤疮丙酸杆菌等毛囊微生物增殖及炎症和免疫反应等与之相关，遗传因素在痤疮尤其是重度痤疮发生中起到了重要作用。

青春期后体内雄激素水平增高或性激素水平失衡，使皮脂腺增大及皮脂分泌增加，被认为是痤疮发生的前提条件，但脂质成分改变（如过氧化鲨烯、蜡脂、游离脂肪酸的含量增加，不饱和脂肪酸比例增加及亚油酸含量降低等）也是导致痤疮发生的重要因素。皮脂为痤疮丙酸杆菌等毛囊微生物的生长提供油脂及厌氧环境，微生物通过固有免疫和获得性免疫参与了痤疮的发生发展。毛囊皮脂腺导管角化异常、炎症反应是痤疮的主要病理特征，炎症使毛囊壁损伤破裂，各种毛囊内容物溢入真皮，引起毛囊皮脂腺单位周围炎症，进而导致从炎性丘疹到囊肿性损害的系列临床表现。

【临床表现】

多发于15～30岁青年男女，皮损好发于面颊、额部及下颌，其次是胸部、背部及肩部，多为对称性分布，常伴毛孔粗大和皮脂溢出。主要表现为粉刺、炎性丘疹、脓疱、结节、囊肿及瘢痕等。

皮损初起多为与毛囊一致的圆锥形丘疹，如白头粉刺（闭合性粉刺）及黑头粉刺（开放性粉刺），前者为黄色皮脂角质栓，而后者系脂栓被氧化所致。皮损加重后可形成炎性丘疹（图24-1A），顶端可有小脓疱，可消退或继续发展为大小不等的红色结节或囊肿，挤压时有波动感，甚至可形成脓肿，破溃后形成窦道和瘢痕（图24-1B、C）。本病一般自觉症状轻微，炎症明显时可有疼痛。痤疮病程慢性，时轻时重，易复发，皮损消退后可遗留炎症性红斑、色素沉着、肥厚性或萎缩性瘢痕。

痤疮分级是治疗决策及评价的重要依据。依据皮损性质将痤疮分为3度、4级：①Ⅰ级（轻度）：仅有粉刺；②Ⅱ级（轻至中度）：除粉刺外还有炎性丘疹；③Ⅲ级（中度）：除有粉刺、炎性丘疹外还有脓疱；④Ⅳ级（重度）：除有粉刺、炎性丘疹及脓疱外还有结节、囊肿或瘢痕。

痤疮除上述Ⅰ～Ⅳ级表现外，尚有许多特殊类型。聚合性痤疮（acne conglobata）属较严重类型，表现为严重结节、囊肿、窦道及瘢痕，好发于青年男性；暴发性痤疮（fulminant acne）指少数患者病情突然加重，并出现发热、关节痛、贫血等全身症状；化学诱导性痤疮可由药物或非药物因素导致。药物性痤疮（drug-induced acne）的相关药物包括糖皮质激素、神经精神类药物、小分子靶向药物等，以炎性皮损为主要表现，非药物因素包括矿物油类、卤素化合物、化妆品等，以粉刺多见。

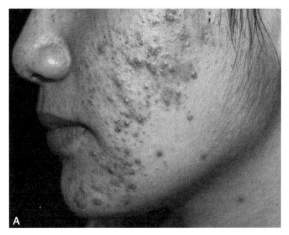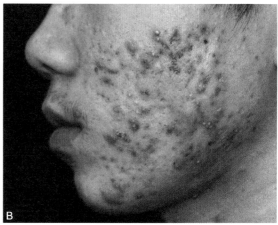

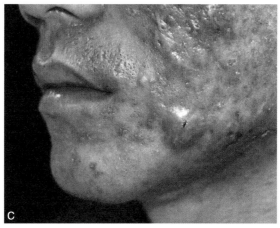

图 24-1 **痤疮**
A. 粉刺、丘疹;B. 脓疱、结节;C. 囊肿、瘢痕。

【诊断和鉴别诊断】

根据青年男女,发生在颜面、前胸和背部,临床表现为粉刺、丘疹、脓疱、结节及囊肿,对称分布等特点可以诊断。

本病应注意与玫瑰痤疮、颜面播散性粟粒性狼疮等进行鉴别。

【预防和治疗】

治疗原则主要为去脂、溶解角质、杀菌、抗炎及调节激素水平。

1. **一般治疗** 选择清水或温和的洁面产品,去除皮肤表面多余油脂、皮屑和细菌混合物,但不能过度清洗,可外用温和滋润的保湿产品,注意控油保湿。谨慎使用粉底、隔离、防晒剂及彩妆等化妆品,以避免化妆品性痤疮发生。忌用手挤压、搔抓皮损。适当限制可能诱发或加重痤疮的高血糖负荷饮食及奶制品的摄入,避免熬夜。

2. **局部治疗** 轻者仅以局部治疗。外用维 A 酸类药物具有改善毛囊皮脂腺导管角化、溶解微粉刺和粉刺、抗炎、预防和改善痤疮炎症后色素沉着和痤疮瘢痕等作用。过氧化苯甲酰具有杀灭痤疮丙酸杆菌、抗炎及溶解粉刺等作用,可作为炎性痤疮的首选外用抗菌药物。可外用杀灭痤疮丙酸杆菌的抗生素,但易诱导耐药,故不推荐单独或长期使用。壬二酸对炎症及粉刺均有治疗作用,还可减轻炎症后色素沉着。二硫化硒具有抑制真菌、寄生虫及细菌的作用,可降低皮肤游离脂肪酸含量。不同浓度的硫黄和水杨酸等药物具有抑制痤疮丙酸杆菌、抗炎或轻微剥脱作用。

3. **系统治疗** 抗生素首选四环素类药物,不能耐受或有禁忌证时可选择大环内酯类药物。异维 A 酸有抑制皮脂腺脂质分泌、调节毛囊皮脂腺导管角化、改善毛囊厌氧环境、抗炎和预防瘢痕形成等作用,适用于结节囊肿型痤疮、痤疮伴严重皮脂溢出、其他方法疗效不佳的中重度痤疮、有瘢痕或瘢痕形成倾向的痤疮以及暴发性痤疮和聚合性痤疮。抗雄激素药物适用于伴有高雄激素表现的女性患者。聚合性痤疮和暴发性痤疮可选择中小剂量泼尼松短期使用,对严重的结节或囊肿性痤疮可选用皮损内糖皮质激素注射。

4. **物理与化学治疗**　光动力疗法具有抑制皮脂分泌、杀灭痤疮丙酸杆菌、改善皮脂腺导管角化等作用,可作为中重度痤疮在系统治疗失败时或不耐受患者的替代方案。蓝光具有杀灭痤疮丙酸杆菌及抗炎作用,红光具有组织修复作用,可作为中度痤疮的辅助治疗。强脉冲光和脉冲染料激光可用于治疗痤疮后炎性红斑,非剥脱和剥脱性点阵激光可用于治疗痤疮瘢痕。化学剥脱术可用于轻中度痤疮、痤疮后炎性红斑及色素沉着的辅助治疗,常用剥脱剂包括乙醇酸、水杨酸、水杨酸和乙醇酸的复配产品、杏仁酸和水杨酸的复配产品等。

第二节 │ 脂溢性皮炎

脂溢性皮炎(seborrheic dermatitis)是一种常见于头面、胸背等皮脂溢出部位的慢性、复发性、炎症性皮肤病。

【病因和发病机制】

尚未完全阐明,可能与马拉色菌定植、脂质增加、皮肤屏障功能受损、免疫反应及个体易感性相关。在遗传性皮脂溢出的基础上,马拉色菌等微生物寄生繁殖可水解皮脂中的甘油三酯,产生的游离脂肪酸进一步刺激皮肤产生炎症反应。精神因素、维生素 B 族缺乏、刺激性饮食、嗜酒等均可不同程度地影响本病的发生和发展。

【临床表现】

好发于皮脂溢出部位,颜面部好发于眉弓、鼻唇沟及胡须区域,常扩展至发际边及耳后,以红斑及油腻性脱屑为临床特点(图24-2)。头皮损害主要有两种类型:①鳞屑型:常呈红斑并有小片糠秕状脱屑,头发稀疏或脱落。②结痂型:多见于肥胖者,头皮厚积片状、黏着油腻性痂,痂下炎症明显,间有糜烂、渗出。躯干部皮损散发,毗邻者融合形成多环形或地图状等,覆有油腻性鳞屑,有时伴有轻度渗出;搔抓可继发感染,甚至发展成红皮病。如出现泛发及严重的脂溢性皮炎,应排查 HIV 感染的可能。伴有不同程度瘙痒。本病慢性经过,可反复发作。

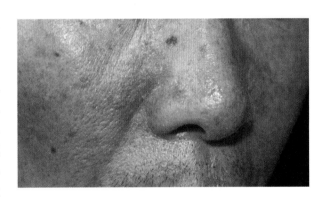

图 24-2　**脂溢性皮炎**

【诊断和鉴别诊断】

根据典型临床表现,本病不难诊断。本病需与银屑病、玫瑰痤疮、体癣、玫瑰糠疹、系统性红斑狼疮、落叶型天疱疮等进行鉴别。

【预防和治疗】

1. **一般治疗**　生活规律,睡眠充足,调节饮食,限制多脂及多糖饮食,忌饮酒和辛辣刺激性食物。避免过度清洁和摩擦,加强控油与保湿。

2. **局部治疗**　治疗原则为去脂、消炎、杀菌、止痒。外用抗真菌剂可减少皮损中的马拉色菌且具有抗炎作用,钙调磷酸酶抑制剂适用于中重度患者,中效糖皮质激素可短期用于炎症较重皮损,水杨酸具有抑菌、角质剥脱和抗炎作用。头部皮损可用含酮康唑、二硫化硒或水杨酸的洗发水。

3. **系统治疗**　瘙痒剧烈时可予以止痒镇静剂;可补充维生素 B 族或锌剂;真菌感染或泛发性损

害可用伊曲康唑,细菌感染时用四环素类或大环内酯类药物;范围较大、炎症明显,甚至有红皮病倾向且无禁忌证时,可短期使用中小剂量糖皮质激素。

第三节 │ 玫瑰痤疮

玫瑰痤疮(rosacea),旧称酒渣鼻,是一种好发于面中部,主要累及面部血管、神经及毛囊皮脂腺单位的慢性复发性炎症性疾病,好发于 20～50 岁女性。

【病因和发病机制】

病因和发病机制尚未完全阐明,通常认为玫瑰痤疮是在一定遗传背景基础上、由多因素诱导的以固有免疫和神经血管舒缩功能异常为主的慢性炎症性疾病。

玫瑰痤疮患者具有遗传易感性,与发病相关的基因包括 *HLA-DRA* 和 *BTNL2* 等。在玫瑰痤疮的发病过程中,外界刺激可通过直接刺激感觉神经元、激活瞬时受体电位香草酸受体(TRPV)和瞬时受体点位锚定蛋白亚家族成员(如 TRPA1)等促进神经肽释放,引起神经源性炎症,诱发脉管舒缩调节紊乱。在玫瑰痤疮皮损中,Toll 样受体 -2(TLR-2)、抗菌肽等固有免疫相关分子高表达,肥大细胞、巨噬细胞、中性粒细胞等数量增加,外界刺激亦可通过上述分子或细胞活化 LL-37,加重局部炎症反应和诱导血管生成。此外,表皮紧密连接蛋白表达下降,角质层含水量下降,皮脂含量减少等导致的皮肤屏障功能障碍在本病发病过程中也发挥重要作用。毛囊蠕形螨、痤疮丙酸杆菌、幽门螺杆菌、小肠细菌过度生长等微生态紊乱也可能在一定程度上参与发病。

【临床表现】

玫瑰痤疮的临床表现包括主要表现和次要表现,主要表现包括阵发性潮红、持续性红斑(图 24-3A)、丘疹、脓疱(图 24-3B)、毛细血管扩张、增生肥大(图 24-3C)等。次要表现包括皮肤敏感症状、水肿、皮肤干燥、眼部表现等。既往将玫瑰痤疮分为红斑毛细血管扩张型、丘疹脓疱型、增生肥大型和眼型 4 种亚型,但不同型别之间可合并存在或相互转换,因此建议根据不同皮损表现对疾病进行评估及分型。

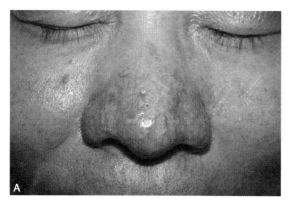
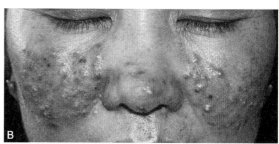
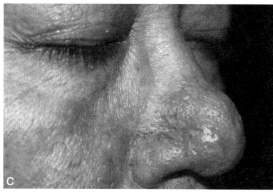

图 24-3 **玫瑰痤疮**
A.红斑;B.丘疹脓疱;C.增生肥大。

【诊断和鉴别诊断】

根据好发年龄、皮损特点、好发部位等进行诊断。目前国际通用标准为2017年美国国家玫瑰痤疮协会专家委员会（NRSEC）提出的诊断标准,面中部可能周期性加重的持续性红斑及增生肥大改变为玫瑰痤疮的2个诊断性特征,符合1条即可诊断为玫瑰痤疮;阵发性潮红、丘疹和/或脓疱、毛细血管扩张和部分眼部表现(睑缘毛细血管扩张、睑缘炎、角膜炎、结膜炎和角膜巩膜炎等)为玫瑰痤疮的主要特征,符合2条及2条以上主要特征可提示玫瑰痤疮。国内专家结合研究现状,将面颊、口周不同部位诊断标准进行了区分,在《中国玫瑰痤疮诊疗指南（2021版）》中提出了中国的诊断标准。

玫瑰痤疮的临床表现多样,需与寻常痤疮、特应性皮炎、接触性皮炎/光敏性接触性皮炎、面部脂溢性皮炎、系统性红斑狼疮、红斑型天疱疮、银屑病、面部播散性粟粒性狼疮等进行鉴别。

【预防和治疗】

1. **一般治疗** 避免过度清洁,加强保湿及防晒。避免过热过冷及精神紧张等因素的不良刺激,忌饮酒及进食辛辣食物。

2. **局部治疗** 外用抗生素(包括甲硝唑、克林霉素、红霉素、伊维菌素等)具有抗毛囊蠕形螨及抗炎作用,对丘疹、脓疱有较好疗效,对红斑和毛细血管扩张效果欠佳。过氧化苯甲酰具有抗微生物作用,但有红斑、鳞屑及局部瘙痒等常见不良反应,应点涂于丘疹脓疱等炎性皮损。壬二酸能改善炎性皮损,用药初期可能有轻微且短暂的瘙痒、灼热和刺痛感。α肾上腺素受体激动剂(如酒石酸溴莫尼定凝胶、盐酸羟甲唑啉乳膏等)可收缩血管,改善血管扩张导致的红斑。水杨酸具有角质促成、角质溶解、抗菌等作用,对玫瑰痤疮的丘疹和脓疱有效。对于单纯以增生肥大损害为主的玫瑰痤疮,药物治疗很难奏效,可酌情选用手术治疗。

3. **系统治疗** 抗生素是丘疹脓疱型皮损的一线治疗,常用多西环素或米诺环素,不耐受或禁用者可选用大环内酯类抗生素。异维A酸是增生肥大型皮损的首选系统治疗。甲硝唑具有抗毛囊蠕形螨及抗炎作用,可作为玫瑰痤疮的二线用药,此外还可以根据病情选用羟氯喹、β肾上腺素受体拮抗剂、抗焦虑药等。

4. **物理与化学治疗** 红光、黄光、强脉冲光、染料激光等对红斑、毛细血管扩张有治疗效果;CO_2激光或Er激光可用于早中期增生型皮损。对于皮肤屏障受损、潮红明显、高敏感状态皮肤,须谨慎采用光电治疗。

第四节 | 斑 秃

斑秃（alopecia areata, AA）是一种常见的炎症性非瘢痕性脱发。

【病因和发病机制】

斑秃病因尚不完全清楚,目前认为斑秃是由遗传因素与环境因素共同作用所致的毛囊特异性自身免疫性疾病。遗传因素在本病发病中具有重要作用,约1/3的患者有阳性家族史,同卵双生子共同患病率约55%。

斑秃患者体内存在针对毛囊自身抗原的免疫反应。生长期毛囊周围出现以Th1为主的炎症细胞浸润,活化的$CD8^+T$细胞释放$IFN-\gamma$与毛囊表面受体结合,通过JAK信号通路释放炎症因子、干扰毛囊周期。部分斑秃患者可并发自身免疫性疾病,如自身免疫性甲状腺疾病及红斑狼疮等。

【临床表现】

本病发生于任何年龄,以青壮年多见。典型表现为突然出现的圆形或椭圆形、直径1~10cm、数目不等、边界清晰的脱发区,患处皮肤光滑,无炎症、鳞屑和瘢痕(图24-4A、B)。按病期可分为进展期、稳定期及恢复期。进展期脱发区边缘头发松动,很易拔出,拉发试验（pull test）阳性,即患者5天

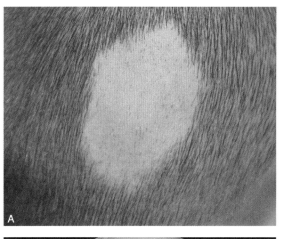

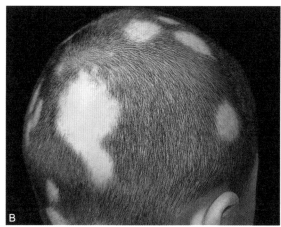

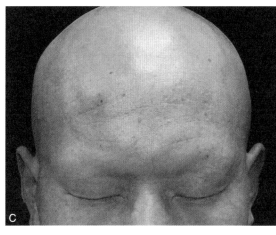

图 24-4　斑秃
A. 典型皮损；B. 多发性皮损；C. 普秃。

内不洗发，以拇指和示指拉起一束头发，大约五六十根，轻轻顺毛干向发梢方向滑动，计数拉下的毛发数，大于 6 根为阳性。皮肤镜检查可见毛干近端萎缩，呈上粗下细的"惊叹号样"。稳定期时脱发区边缘头发不再松动，3～4 个月后进入恢复期。恢复期有新毛发长出，最初出现细软色浅的绒毛，逐渐增粗，颜色变深，最后完全恢复正常。

斑秃多数能自行缓解，但也可能再次发病。脱发愈广泛，病程愈长，再生机会愈少。头皮边缘部位（特别是枕部）毛发较难再生。斑秃继续发展出现头发全部脱失，称为全秃（alopecia），严重者眉毛、睫毛、腋毛、阴毛和全身毳毛全部脱落，称为普秃（alopecia universalis）（图 24-4C）。全秃和普秃病程迁延，再生难度很大。甲受累概率为 2%～44%，与病情严重程度相关，对于预测病情有一定帮助。

【诊断和鉴别诊断】

诊断要点是头发呈斑状脱发，头皮正常，无自觉症状。

本病应与假性斑秃、拔毛癖、头癣、系统性红斑狼疮、梅毒性秃发等进行鉴别。

【预防和治疗】

1. **一般治疗**　避免精神紧张，缓解精神压力，保持健康的生活方式和充足的睡眠，均衡饮食，适当参加体育锻炼。

2. **局部治疗**　外用糖皮质激素是治疗轻中度斑秃的主要方法，常用强效或超强效外用糖皮质激素。脱发面积较小的稳定期成人患者，还可皮损内注射糖皮质激素。重度斑秃（脱发面积≥50%）可以外用接触致敏剂二苯环丙烯酮，主要通过诱导发生接触性皮炎而导致病变部位毛发再生。外用米诺地尔适用于稳定期及脱发面积较小的斑秃患者，常需与其他治疗联合应用。PUVA、NB-UVB、308nm 准分子光、低能量激光等均对斑秃具有一定治疗效果。

3. **系统治疗**　对于急性进展期、脱发面积较大的中重度成人斑秃患者，可酌情系统使用糖皮质激素,常规治疗无效者可用小分子药物 JAKs 抑制剂(如巴瑞替尼等)治疗。根据中医辨证论治理论,中药或中成药对部分患者有效。

第五节 ｜ 雄激素性秃发

雄激素性秃发(androgenetic alopecia,AGA)是一种常见的非瘢痕性脱发,可分为男性型 AGA 和女性型 AGA。

【病因和发病机制】

本病有遗传易感性,遗传学研究已经发现多个易感基因。雄激素信号通路在 AGA 发病中发挥重要作用。AGA 脱发区头皮毛囊Ⅱ型 5α- 还原酶活性明显高于非脱发区,组织中的 5α- 还原酶能使睾酮转化为生物活性更强的 5α- 二氢睾酮(DHT),后者与毛囊细胞上的雄激素受体结合后发挥生物学作用,使毛囊周期缩短、毛囊逐渐微小化,原本粗黑的毛发逐渐变成浅色毳毛,最终毛囊萎缩消失,毳毛脱落,形成前额部、冠状区至头顶部脱发。另有研究认为女性型 AGA 可能与性激素结合蛋白水平下降以及游离循环睾酮增高有关。

【临床表现】

AGA 是一种非瘢痕性脱发,常在青春期发病,表现为进行性头发直径减小、头发密度降低和脱落,直至出现不同程度的脱发区域和毛发分布模式,通常伴头皮油脂分泌增多。

男性型 AGA 早期表现为前额和双鬓角发际线后移,两侧头发开始变纤细而稀疏,逐渐向头顶延伸,额部发际向后退缩,头顶头发也逐渐开始脱落(图 24-5A);随病情进展,前额变高形成"高额",呈 V 字形秃发,进而与顶部秃发融合成片,仅枕及两颞保留剩余头发,形成特征性"马蹄形"图案。脱发区域皮肤光滑,可见纤细毳毛。女性型 AGA 多为头顶部毛发变稀疏,但前额发际线并不后移(图 24-5B)。多无自觉症状。脱发进程多较慢,但存在较大的个体差异。

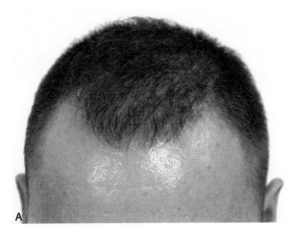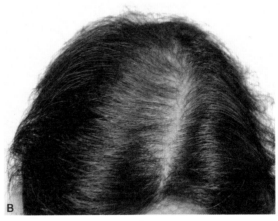

图 24-5　**雄激素性秃发**
A. 男性型秃发;B. 女性型秃发。

【诊断和鉴别诊断】

根据家族史和典型临床表现可以诊断。

AGA 应与其他原因引起的脱发,如弥漫性斑秃、女性绝经期后前额纤维化秃发、营养不良、化疗药物、内分泌疾病(甲状腺功能减退或亢进、副甲状腺或垂体功能低下)以及缺铁性贫血等进行鉴别。雄激素性秃发还应与各种休止期秃发相鉴别,后者与全身疾病或生理状态改变相关,一般在头发脱落超过 25% 时才会引起患者重视。应注意排查各种原因,如严重感染、高热、大型手术后及长期精神压力引起的脱发等。

【预防和治疗】

AGA 是慢性疾病,呈进行性加重,应早发现、早诊断、早治疗。

1. **局部治疗** 米诺地尔具有扩张头皮血管、改善头皮微环境、促进毛囊生长的作用,一般男性推荐使用 5% 浓度,女性推荐 2% 浓度,常见不良反应为接触性皮炎和多毛。毛发移植是将后枕部、对雄激素不敏感的毛囊提取分离出来,移植到毛发脱落或稀疏的部位,主要分为毛囊单位移植术(follicular unit transplantation,FUT)和毛囊单位钻取术(follicular unit extraction,FUE)。

2. **系统治疗** 非那雄胺可抑制Ⅱ型 5α- 还原酶,抑制睾酮还原为 DHT,是男性型 AGA 的一线治疗。疗程在 6~12 个月或以上,如需维持疗效需较长时间。环丙孕酮、螺内酯适用于女性患者,尤其是并发痤疮、多毛的患者,长期使用应警惕血栓、乳腺癌等风险。

3. **物理和化学治疗** 低能量激光、富血小板血浆、微针导入药物等治疗可辅助药物取得更好的疗效。重症 AGA 患者亦可用发片、假发等进行遮盖。

（蒋 献）

本章数字资源

本章思维导图

第二十五章 色素性皮肤病

正常皮肤的颜色主要由两个因素决定：一方面为皮肤内色素的含量，即皮肤黑素（melanin）、胡萝卜素（carotene）以及皮肤血液中氧化及还原血红蛋白的含量；另一方面为皮肤解剖学差异，主要是皮肤的厚薄，特别是角质层和颗粒层的厚薄。色素性皮肤病是黑素细胞、黑素生成或分布异常导致的皮肤病，根据临床表现，可分为色素增加和色素减退两大类。

第一节 | 白癜风

白癜风（vitiligo）是一种常见的后天性、局限性或泛发性皮肤黏膜色素脱失性疾病。各种族均可患病，男女患病率大致相当，深肤色人群比浅肤色人群发病率更高。

【病因和发病机制】

目前尚不完全清楚，发病机制研究主要有以下学说。

1. **遗传学说** 本病在世界范围内发病率为 0.5%～2%，我国人群患病率为 0.56%，其中 9.8% 的患者有家族史。遗传学研究揭示本病属于多基因疾病范畴，部分易感基因位于自身免疫学通路。

2. **自身免疫** 主要证据有：①患者或亲属常伴发其他自身免疫性疾病（如甲状腺疾病、自身免疫性多腺体综合征等），患者血清中可检测到相应抗体；②40%～80% 的患者血清中存在抗黑素细胞相关抗原的自身抗体，活动期及家族史阳性患者抗体阳性率更高；③活动期白斑边缘有淋巴细胞为主的单个核细胞聚集，特别是黑素细胞特异性的毒性 CD8$^+$T 淋巴细胞浸润，此外 IFN-γ、Treg 细胞、Th17 细胞、CXCL10、诱导型 HSP70 及机体固有免疫也与发病有关；④多数患者内服和外用糖皮质激素有效。

3. **氧化应激** 皮损区存在氧化还原失衡，皮损区 H_2O_2 含量升高，过氧化氢酶（catalase，CAT）、谷胱甘肽 -S- 转移酶（glutathione-S-transferase，GST）等抗氧化酶水平降低，可影响黑素细胞代谢、增殖和分化，引起线粒体功能异常和细胞凋亡。

4. **黑素细胞自毁学说** 有研究认为本病发生系表皮黑素细胞功能亢进，促使其耗损而早衰引起，这可解释白癜风多发于曝光和肤色较深的部位。此外黑素细胞合成黑素的中间产物（如多巴、5,6- 二羟吲哚、酚化合物等）过量或积聚可损伤易感人群的黑素细胞，职业暴露于上述化学物质亦可诱发白癜风。

5. **神经化学因子学说** 认为发病与神经精神、过度劳累、焦虑有关，部分白斑损害对称或沿神经节段分布，可能与黑素细胞周围的神经化学递质儿茶酚胺类（去甲肾上腺素、多巴胺等）增加，使黑素细胞受损及黑素合成受阻有关。

综上所述，本病发生是在遗传背景下由多种内外因素促发自身免疫、氧化应激、黑素细胞自毁及神经精神等多方面功能障碍，导致酪氨酸酶系统抑制和黑素细胞破坏，最终使患处色素脱失。

【临床表现】

白癜风为后天发生，无性别差异，任何年龄均可发病，以儿童及青壮年多见，约 50% 的患者在 30 岁前发病。任何部位均可受累，暴露、摩擦及皱褶部常见，头面部受累区域可见毛发变白。典型皮损为乳白色或瓷白色色素脱失斑（图 25-1），边界清晰，无萎缩、硬化及肥厚等改变，皮损大小不等，为圆形、椭圆形、不规则形或线状白斑，可单发、散发或泛发，也可完全或部分沿某一皮肤节段单侧发病。常无自觉症状，进展期可有短时瘙痒。病程慢性迁延，长短不定，多数患者在春末夏初、暴晒、疲劳及

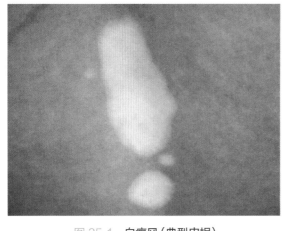

图 25-1 白癜风(典型皮损)

精神压力下加重,少数自行稳定或好转。进展期白斑扩大、增多,边缘呈浅白色或灰白色,边界模糊,形成"三色白癜风",易发生同形反应;稳定期白斑停止发展,呈乳白色或瓷白色,边界清晰,可见色素岛或边缘色素加深。

根据皮损范围和分布将本病分为节段型、非节段型、混合型及未定类型 4 型。

(1)节段型白癜风:沿某一皮神经节段单侧分布,完全或部分匹配皮肤节段(图 25-2A),少数呈双侧或同侧多节段分布;该类型具有儿童易发、早期毛囊受累及白发形成、病情在进展后期相对稳定的特点。

(2)非节段型白癜风:包括散发型、泛发型、面肢端型和黏膜型。散发型指白斑≥2 片,面积为 1～3 级(白斑面积≤50% 体表面积,图 25-2B);泛发型为白斑面积 4 级(＞50%);面肢端型指白斑主要局限于头面、手足,尤其好发于指(趾)远端及面部腔口周围,可发展为散发型、泛发型;黏膜型指白斑分布于 2 个或 2 个以上黏膜部位。

(3)混合型白癜风:指节段型和非节段型并存。

(4)未定类型白癜风:指单片皮损,面积小于 1% 体表面积,就诊时尚不能确定为节段型或非节段型。

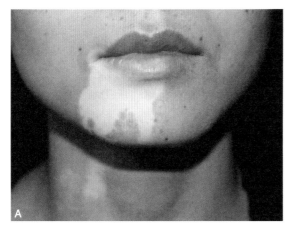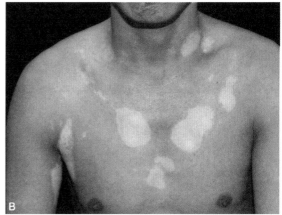

图 25-2 白癜风
A. 节段型;B. 散发型。

【皮肤影像学检查】

Wood 灯检查显示,进展期皮损呈灰白色荧光,边界不清;稳定期呈高亮的蓝白色荧光,边界清晰,可见色素岛或边缘色素沉着。RCM 检查显示,进展期皮损表皮 - 真皮交界处色素环失去完整性,与周边正常皮肤边界不清,周围可见高折光性细胞;稳定期表皮 - 真皮交界处色素环完全缺失,边界清晰,无炎症细胞浸润。

【组织病理学】

对临床不典型的白癜风可借助皮损组织病理学检查明确诊断。典型白斑处表皮黑素细胞消失或减少,表皮黑素颗粒缺乏,多巴或 Melan-A 染色阴性;进展期皮损边缘真皮可见淋巴细胞浸润。

【其他辅助检查】

临床诊断为白癜风的患者可进一步检测抗甲状腺球蛋白抗体(TGAb)等甲状腺相关自身抗体。对提示有自身免疫性疾病或综合征的患者,应进行相应的自身抗体检测。

【诊断和鉴别诊断】

根据后天性发病和典型临床表现,本病易于诊断。

需与单纯糠疹、花斑糠疹、贫血痣、无色素痣、炎症后色素减退进行鉴别。

【预防和治疗】

本病为慢性疾病,治疗周期长,疗效不一,治疗目的包括控制疾病发展、促进黑素细胞再生和黑素形成。治疗前应首先明确白癜风的型别和分期,进而选择治疗方案。

1. **局部治疗** 外用糖皮质激素制剂适用于皮损面积小于体表面积 3% 者,进展期疗效较好,幼小儿童宜选用弱效至中效,年长儿童及成人宜选中效至强效。钙调磷酸酶抑制剂适用于成人及儿童,尤其面部、黏膜及薄嫩部位,外用小分子靶向药物(如 JAKs 抑制剂,芦可替尼)可用于 12 岁及以上的非节段型白癜风的局部治疗。此外还可外用维生素 D₃ 衍生物、氮芥乙醇等药物。NB-UVB 和 308nm 准分子光适用于各型(黏膜型除外)、各期白癜风的治疗。移植疗法适用于稳定期节段型和未定类型患者,可将自体表皮或黑素细胞移植到脱色区,以达复色目的。白斑面积大于 95% 体表面积的患者,对各种复色治疗抵抗,可在患者同意下行脱色或遮盖治疗。

2. **系统治疗** 系统应用糖皮质激素仅适用于进展期患者,可口服或肌内注射,使病情尽快控制。小分子靶向药物(如 JAKs 抑制剂)可能具有潜在疗效,有待于进一步临床研究。

第二节 | 黄褐斑

黄褐斑(melasma)是一种慢性、获得性面部色素增加性皮肤病,又名肝斑、妊娠斑。

【病因和发病机制】

多种原因可致黄褐斑,如紫外线照射、化妆品、妊娠、内分泌紊乱、种族及遗传等。妊娠期雌、孕激素作用使色素生成增加。黑素代谢障碍、表皮通透屏障功能受损、炎症反应是主要发病机制,长期紫外线照射后表皮屏障受损,Toll 样受体 -2(Toll-like receptor 2,TLR-2)、Toll 样受体 -4(Toll-like receptor 4,TLR-4)等表达上调,炎症细胞因子释放增多,使酪氨酸酶活性增加,促进黑素合成及转运。

【临床表现】

好发于中青年女性,男性也可患病。皮损常对称分布于颜面颧部及颊部而呈蝴蝶形,亦可累及前额、鼻、口周或颏部。皮损为大小不一、边缘清楚的黄褐色或褐色斑片,日晒后色素加深(图25-3);常在春夏季加重,秋冬季减轻。无自觉症状。病程不定,可持续数月或数年。

【皮肤影像学检查】

RCM 显示表皮和表皮 - 真皮交界处可见圆形或椭圆形黑素颗粒,部分真皮浅层可见散在、折光强的噬黑素细胞。

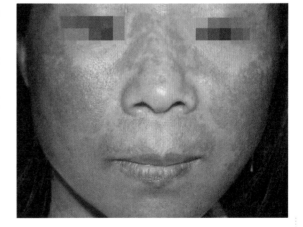

图 25-3 **黄褐斑**

【组织病理学】

表皮基底层、棘层黑素形成活跃,黑素增加,但无黑素细胞增殖;真皮上部可见游离黑素颗粒,或被噬黑素细胞所吞噬,有时在血管和毛囊周围可见少量淋巴细胞浸润。

【诊断和鉴别诊断】

根据典型的临床表现即可诊断。

需与颧部褐青色痣、雀斑、艾迪生病、Civatte 皮肤异色病、光化性扁平苔藓、太田痣等面部色素性疾病鉴别。

【预防和治疗】

首先应寻找病因,并做相应处理。严格避免面部日光照射,在春夏季节外出时面部应外用遮光剂。

1. 局部治疗 氢醌霜、氨甲环酸、壬二酸霜和复方熊果苷乳膏等可抑制酪氨酸酶活性,减少色素产生;维A酸能够影响黑素代谢,有一定疗效;氢醌、维A酸及糖皮质激素局部联合使用可提高疗效(又被称作 Kligman 三联配方)。稳定期用乙醇酸进行化学剥脱后加用脱色剂可取得良好效果。皮秒激光或Q开关大光斑低能量模式可用于治疗稳定期黄褐斑,但应注意不良反应,不推荐光电治疗作为首选治疗及临床长期维持手段。

2. 系统治疗 氨甲环酸具有肯定疗效,剂量为 250~500mg,每日 1~2 次,常用药 1~2 个月开始起效,建议连用 3~6 个月。其他可能有效的药物包括维生素 C、维生素 E 和谷胱甘肽等。根据中医辨证论治理论,中药或中成药对部分患者有效。

第三节 | 雀 斑

雀斑(freckle)是一种常见于面部的褐色点状色素斑。

【病因和发病机制】

家族聚集的患者可能与常染色体显性遗传有关,致病基因定位于 4q32-q34。部分雀斑和 Leopard 综合征以及 Carney 综合征有关。

【临床表现】

3~5 岁左右发病,女性居多。好发于面部,以鼻部及面颊为著,前臂、手背、颈与肩部也可发生,受遮盖和黏膜部位不受累及。典型皮损为淡褐色至褐色、针尖至米粒大小色素沉着斑点,圆形、卵圆形或略呈不规则形,对称、散在分布,互不融合,数目多少不一(图 25-4)。无自觉症状。受紫外线照射影响,常春夏季加重,秋冬季减轻。

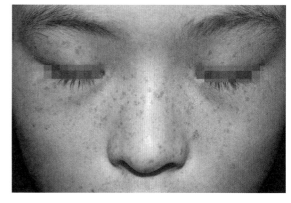

图 25-4 **雀斑**

【组织病理学】

表皮基底层黑素细胞胞体较大,树枝状突起明显,但黑素细胞数目未见增多,在基底层细胞内黑素小体增加,黑素颗粒数量亦增多。

【预防和治疗】

避免日晒,外出时使用遮光剂。

以局部治疗为主,外用过氧化氢溶液、氢醌霜或维A酸类药物可获暂时疗效。局部腐蚀、化学剥脱(如三氯醋酸溶液或苯酚点涂)、液氮冷冻均可使雀斑剥脱,但部分可形成瘢痕或色素紊乱,已很少使用。多种激光如Q开关波长 694nm 的红宝石激光、波长 755nm 的翠绿宝石激光、脉冲染料激光(波长 510nm)或强脉冲光治疗有较好疗效,术后应注意避光。

第四节 | 太田痣

太田痣(nevus of Ota),又称眼上腭部褐青色痣(nevus fuscoceruleus ophthalmomaxillaris),是一种临床较常见的色素性疾病,好发于东方人及黑种人。日本患病率较高,我国部分地区为 0.16%。

【病因和发病机制】

可能与遗传有关,属常染色体显性遗传。在胚胎发育期间,黑素细胞由神经嵴向表皮移行时发生障碍而滞留在真皮内。也有人认为本病是一种与蓝痣类似的错构瘤或痣样损害,并非黑素细胞残留。部分患者的真皮黑素细胞中存在雌激素、孕激素、雄激素受体,与青春期太田痣的发生和加重有关。

【临床表现】

约 50% 的患者在出生时即发病,另一发病高峰在青春期。多数单侧发病,损害发生于一侧面部,特别是三叉神经第一、二支分布区域,表现为眼周、颞部、颧部、前额及鼻部的蓝灰色、灰褐色斑点或斑片,边界不清,呈网状或弥漫性(图 25-5)。损害颜色随年龄增长而加深、扩大。同侧巩膜色素斑常见,偶见鼻、口腔和颅内色素斑。少数呈双侧发病,也可与鲜红斑痣及伊藤痣伴发。本病持久存在,无自愈倾向,极少发生恶变。

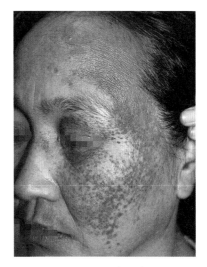

图 25-5　太田痣

【皮肤影像学检查】

RCM 显示表皮、表皮 - 真皮交界处色素颗粒增加,部分患者真皮浅、中层有散在条索状或团块状色素颗粒沉积。

【组织病理学】

真皮乳头和网状层上部可见梭形或树突状黑素细胞聚集,含大量色素颗粒。依据黑素细胞的分布可分为浅在型(黑素细胞位于真皮浅层)、深在型(黑素细胞位于真皮深层)和弥漫型(黑素细胞位于真皮全层)。

【诊断和鉴别诊断】

根据损害的发生部位及典型色素改变即可诊断。

需与颧部褐青色痣、蓝痣及咖啡斑、获得性真皮黑素细胞增多症等进行鉴别。

【预防和治疗】

太田痣严重影响患者容貌及心理健康,应积极给予治疗。

常用的治疗方法包括 Q 开关波长为 694nm 的红宝石激光、波长 755nm 的翠绿宝石激光及波长 532nm 和 1 064nm 的 Nd∶YAG 激光,每 3~4 个月 1 次,往往需要多次治疗。

(鲁　严)

第二十六章 | 遗传性皮肤病

遗传性皮肤病（genodermatosis）是一组由于遗传物质改变而导致的皮肤黏膜病变。根据遗传性皮肤病发病过程中遗传因素的作用模式,可分为:①单基因遗传性皮肤病:由单个基因突变引起,在家系中的传递方式遵循孟德尔分离定律,包括常染色体显性遗传（autosomal dominant inheritance, AD）、常染色体隐性遗传（autosomal recessive inheritance, AR）和性连锁遗传（sex-linked inheritance）;②多基因遗传性皮肤病:又称复杂疾病,是由遗传因素和环境因素共同作用引起的遗传病,常具有一定的家族聚集倾向,但在家系中的传递方式不遵循孟德尔分离定律,遗传因素往往涉及两对或两对以上等位基因,后者存在共显性、微效性和累加性等特点;③其他:包括染色体病、线粒体病等。

已经确定的遗传性皮肤病超过 300 种。研究方法包括遗传流行病学研究、分离分析、连锁分析、突变筛查和全基因组外显子测序等,上述研究对于个体基因诊断、遗传咨询以及基因治疗方案研发非常重要。

第一节 | 鱼鳞病

鱼鳞病（ichthyosis）是一组以皮肤干燥并伴有鱼鳞样鳞屑为特征的角化障碍性遗传性皮肤病。临床上可分为寻常型鱼鳞病（ichthyosis vulgaris）、X-连锁鱼鳞病（X-linked ichthyosis）、板层状鱼鳞病（lamellar ichthyosis）、先天性大疱性鱼鳞病样红皮病（congenital bullous ichthyosiform erythroderma）和先天性非大疱性鱼鳞病样红皮病（congenital non-bullous ichthyosiform erythroderma）等多种类型。

【病因和发病机制】

不同临床类型可能具有不同的发病机制,部分至今尚不明确。

1. **寻常型鱼鳞病** 发病与表皮中丝聚合蛋白（filaggrin）减少甚至缺乏以及丝聚合蛋白原（profilaggrin）合成转录后调控异常有关,其致病基因定位于 1q21.3。

2. **X-连锁鱼鳞病** 发病与类固醇硫酸酯酶（STS）的基因缺失或突变有关,导致角质层类固醇硫酸酯增多,影响角质层细胞正常脱落而形成鳞屑。

3. **板层状鱼鳞病** 发病主要与谷氨酰胺转移酶1（TGM1）双等位基因突变有关（包括错义、缺失、插入突变等）,此外 ALOXE5 和 ALOX12B 等基因突变也可引起类似表现。

4. **先天性大疱性鱼鳞病样红皮病** 发病主要与角蛋白 1（K1）和角蛋白 10（K10）基因突变有关,影响角蛋白中间丝即张力细丝的正常排列与功能,进而导致角化异常及表皮松解。

5. **先天性非大疱性鱼鳞病样红皮病** 基因突变可发生于多个致病基因,如 TGM1 基因、12-R 脂氧合酶（ALOX12B）基因、脂氧合酶 3（ALOXE3）基因和鳞蛋白（CIE）基因等。

【临床表现】

1. **寻常型鱼鳞病** 本型最常见,系常染色体显性遗传。幼年起病,皮损冬重夏轻。好发于四肢伸侧及背部,屈侧及皱褶处甚少累及。轻者仅表现为冬季皮肤干燥,表面有细碎糠秕样鳞屑,典型皮损是淡褐色至深褐色菱形或多角形鳞屑,鳞屑中央固着,周边微翘起,如鱼鳞状（图 26-1A）,常伴掌跖角化和毛周角化。通常无自觉症状。

2. **X-连锁鱼鳞病** 较少见,系 X 连锁隐性遗传。只发生于男性,一般出生时或生后不久即发病。表现与寻常型鱼鳞病相似,但病情较重,皮肤干燥粗糙伴有黑棕色鳞屑,不随年龄而改善。皮损可泛

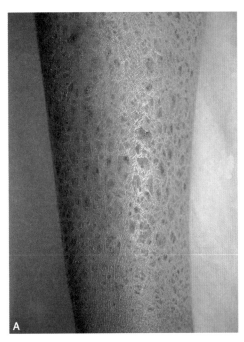
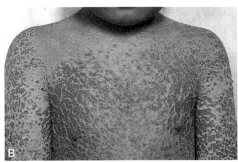
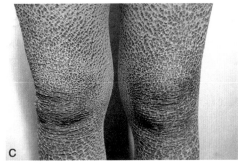

图 26-1　鱼鳞病
A. 寻常型；B、C. 板层状。

发或局限，面部两侧、颈、头皮受累最严重，躯干腹侧亦可累及。一般无掌跖角化过度，可伴有角膜点状浑浊、隐睾等。

3. **板层状鱼鳞病**　系常染色体隐性遗传。生后即全身覆有一层广泛的火棉胶样膜，2 周后该膜脱落，代之棕灰色四方形鳞屑（板层状），遍及整个体表犹如铠甲，以肢体屈侧、皱褶部位和外阴为重（图 26-1B、C）。1/3 患者可有眼睑、唇外翻，面部皮肤外观紧绷，常伴掌跖角化、皲裂。

4. **先天性大疱性鱼鳞病样红皮病**　又称表皮松解性角化过度鱼鳞病，系常染色体显性遗传。出生时或出生后不久出现大疱，随后全身可见角化性、疣状或峭状的厚层鳞屑，主要累及屈侧，皮肤皱褶处更明显，呈"豪猪"样外观，常继发感染，严重时可伴发败血症、电解质紊乱而导致死亡。

5. **先天性非大疱性鱼鳞病样红皮病**　系常染色体隐性遗传。出生时全身皮肤紧张、潮红，覆有细碎鳞屑。面部可累及，可见睑外翻，皮损大多数在青春期后趋于好转。常伴掌跖角化，部分可伴有斑秃和甲营养不良。

【组织病理学】

寻常型鱼鳞病表现为中度板层状角化过度，伴颗粒层减少或缺如，皮脂腺和汗腺缩小并减少。X- 连锁鱼鳞病表现为致密的角化过度，颗粒层正常或增厚，表皮突显著，血管周围有淋巴细胞浸润。板层状鱼鳞病表现为明显的角化过度，轻度棘层肥厚，颗粒层正常或轻度增厚，表皮可呈乳头瘤状增生伴银屑病样表现。先天性大疱性鱼鳞病样红皮病表现为角化过度和棘层肥厚，颗粒层内含有粗大颗粒，颗粒层及棘层上部有网状空泡化，表皮内可见水疱，真皮浅层少许炎症细胞浸润。先天性非大疱性鱼鳞病样红皮病表现为角化过度，伴有轻度角化不全和棘层肥厚，真皮浅层淋巴细胞浸润。

【诊断和鉴别诊断】

根据家族史、临床表现，结合组织病理学特征一般可以确诊。

应除外由淋巴瘤、多发性骨髓瘤、结节病、麻风或甲状腺疾病等引起的获得性鱼鳞病。后者一般发病较晚，在其他表现出现数周或数月后才表现出来，常累及躯干和四肢，屈侧很少受累，原发病治疗后皮损可改善。

【预防和治疗】

本病以局部治疗为主，以温和、保湿、轻度剥脱为原则。

可外用尿素霜、α-羟基酸或丙二醇溶液,增加皮肤水合程度。维A酸外用制剂或钙泊三醇软膏等可改善角化,减少鳞屑,与糖皮质激素联用可增加疗效。对于X-连锁鱼鳞病,外用胆固醇霜可取得较好疗效。严重患者在冬季可口服维生素A或维A酸类药物,能明显缓解病情。有报道外用辛伐他汀/胆固醇霜可改善部分X-连锁鱼鳞病患者皮损。

第二节 │ 毛周角化病

毛周角化病(perifollicular keratosis),又称毛发苔藓(lichen pilaris)或毛发角化病(keratosis pilaris),是一种慢性毛囊角化性皮肤病。

【病因和发病机制】

病因和发病机制未明。毛周角化病发病率较高,可能与常染色体显性遗传及代谢障碍有关。青春期时皮损明显,甲状腺功能减退、Cushing综合征及糖皮质激素治疗者发病率高且皮损严重,提示内分泌因素可影响发病。

【临床表现】

常始发于儿童期,青春期皮损明显加重,成年后缓解。好发于上臂(图26-2A)及大腿伸侧,也可见于臀部、肩胛、面部、小腿等处(图26-2B),对称分布,偶见泛发性分布。受累部位皮肤有特殊粗糙感,皮损为针尖至粟粒大小的毛囊性丘疹,肤色,不融合,顶端有淡褐色角质栓,内含卷曲毛发,剥去角质栓后遗留漏斗状小凹陷,但很快形成新角质栓。皮损炎症程度不一,出现红斑者易导致炎症后色素沉着。通常无自觉症状,有时微痒。皮损冬重夏轻,但一般不会完全缓解。

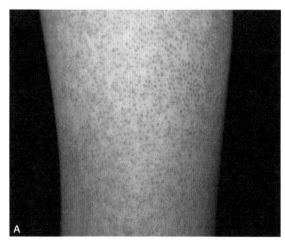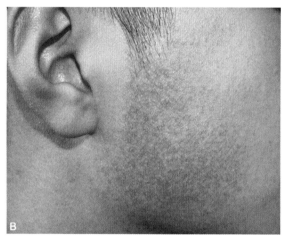

图 26-2 **毛周角化病**
A. 上臂伸外侧;B. 面部。

【组织病理学】

毛囊口扩大,内有角质栓,偶见扭曲的毛发,毛囊周围轻度单核细胞浸润。

【诊断和鉴别诊断】

根据好发年龄及部位,以及伴有角质栓的毛囊性丘疹较易诊断。

本病应与小棘苔藓、毛发红糠疹、维生素A缺乏症进行鉴别。

【预防和治疗】

本病对全身健康无影响,可无需治疗。

皮损较重或有治疗需者,可外用维A酸软膏、水杨酸软膏、尿素霜或乳酸铵洗剂,以软化或溶解角质,改善症状。病情严重者可口服维生素A、维生素E或维A酸类药物治疗。

第三节 ｜ 遗传性掌跖角化病

遗传性掌跖角化病（hereditary palmoplantar keratoderma）以弥漫性或局限性的掌跖皮肤增厚和角化过度为临床特征，有多种不同类型，为常染色体显性遗传或常染色体隐性遗传。

【病因和发病机制】

病因不明。弥漫性非表皮松解性掌跖角化病的致病基因位于 12q13.13、编码角蛋白 1 的区域内，表皮松解性掌跖角化病的致病基因位于 17q21.2、编码角蛋白 9 的区域内，但某些轻型患者的致病基因同非表皮松解型。点状掌跖角化病系位于 15q23 的 *AAGAB* 基因突变所致。

【临床表现】

本病有许多不同的临床类型，常见的有：

1. **弥漫性掌跖角化病**（diffuse palmoplantar keratoderma） 包括弥漫性表皮松解性掌跖角化病和弥漫性非表皮松解性掌跖角化病。常在婴儿期发病，持续终身，青春期后可有缓解。初起可为局灶性，6 个月至 1 岁后呈掌跖部弥漫性分布，皮损为边界清晰的淡黄色坚硬角化斑块，蜡样外观，边缘常呈淡红色，掌跖可单独或同时受累（图 26-3A、B）。通常无自觉症状，有时可伴有瘙痒、触痛或疼痛性皲裂，冬季尤重。常伴掌跖多汗和甲板增厚浑浊。

2. **点状掌跖角化病**（punctate palmoplantar keratoderma） 儿童期不常见，青少年期或 20 岁以后多发。典型皮损为掌跖部散发角质丘疹，多数呈圆形或卵圆形，皮色或黄色，一般直径仅 2～3mm，可达 10mm，散在分布或排列成片状或线状，丘疹脱落后，呈现火山口样小凹陷（图 26-3C）。少数患者可累及手足背及肘膝部，不伴发多汗，偶可见甲营养不良。

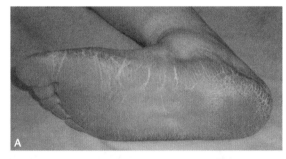
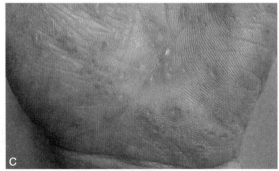
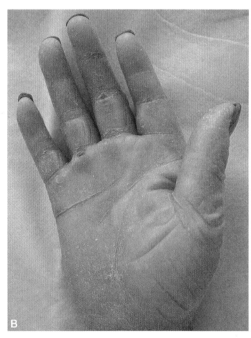

图 26-3　**遗传性掌跖角化病**
A、B. 弥漫性；C. 点状。

【组织病理学】

弥漫性掌跖角化病表现为明显角化过度、棘层和颗粒层增厚，真皮浅层有轻度炎症细胞浸润，偶有汗腺和汗管萎缩。但弥漫性表皮松解性掌跖角化病还有表皮松解性角化过度。点状掌跖角化病表现为角质层明显增厚且异常致密，角质栓向下延伸，颗粒层增厚，棘层轻度增厚，表皮突延长，真皮内无炎症细胞浸润。

【诊断和鉴别诊断】

根据发病年龄、家族史以及临床表现等特点，一般可明确诊断。

本病应与获得性掌跖角化病、症状性掌跖角化病进行鉴别，后者可见于角化型手足癣、慢性湿疹、银屑病、毛发红糠疹或毛囊角化病。点状掌跖角化病还应与砷剂角化症、病毒疣、汗孔角化病和持久性豆状角化症鉴别。

【预防和治疗】

本病主要采用局部治疗以改善症状。可外用尿素霜、维A酸霜或用水杨酸软膏封包软化角质后，继之用糖皮质激素制剂，以提高治疗效果。钙泊三醇软膏外用亦有一定疗效。严重者亦可口服异维A酸或阿维A酯。

第四节 | 遗传性大疱性表皮松解症

遗传性大疱性表皮松解症（epidermolysis bullosa，EB）是可由轻微物理性损伤引起、以水疱形成为特征的一组罕见的遗传性疾病。根据水疱的发生部位可分为三大类：①单纯型大疱性表皮松解症（epidermolysis bullosa simplex，EBS），水疱在表皮内；②交界型大疱性表皮松解症（junctional epidermolysis bullosa，JEB），水疱在透明层；③营养不良型大疱性表皮松解症（dystrophic epidermolysis bullosa，DEB），水疱在致密板下方。

【病因和发病机制】

编码表皮和基底膜带结构蛋白成分的基因突变，使这些蛋白合成障碍或结构异常，导致不同解剖部位水疱的产生。EBS由角蛋白5（K5）和/或角蛋白14（K14）编码基因突变所致，这些角蛋白主要位于基底细胞层。JEB由BP180（即BPAG2，又称XVII型胶原）或板层素5编码基因突变所致，BP180和板层素5均位于表皮-真皮连接的透明层。DEB由VII型胶原（COL7A1）编码基因突变所致，VII型胶原位于致密板下。

【临床表现】

各型遗传性大疱性表皮松解症的共同特点是皮肤在受到轻微摩擦或碰撞后出现水疱或血疱，肢端及四肢关节的伸侧尤其容易发生（图26-4）；严重者可累及任何部位，愈合后可形成瘢痕；肢端皮损反复发作可使指（趾）甲萎缩或甲缺如，可见粟丘疹和头皮萎缩性秃发。

1. EBS 大多为常染色体显性遗传，是最轻型。水疱发生在表皮基底细胞层，相对表浅，见于肢端及四肢关节伸侧，愈后一般不留瘢痕，黏膜及指甲损害少。常在2岁内发现摩擦部位易出水疱，尼氏征阴性。

2. JEB 为常染色体隐性遗传。出生后即有广泛的水疱、大疱、糜烂和结痂，愈后出现萎缩性瘢痕，可致并指（趾）畸形，可有牙釉质发育不良、甲营养不良或无甲；预后差，大多数患者在2岁内死亡。

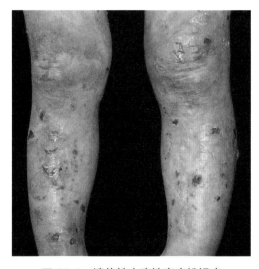

图 26-4　遗传性大疱性表皮松解症

3. DEB 为常染色体显性遗传或常染色体隐性遗传。病情多较重，常在出生时即出现水疱，且位置较深，愈后留明显瘢痕，可发生于体表的任何部位，常以肢端最为严重。肢端反复发生的水疱及瘢痕可使指（趾）间的皮肤粘连、指骨萎缩形成爪形手，也可累及黏膜，口咽黏膜的反复溃破、结痂可致患者张口、吞咽困难，预后不佳。常染色体隐性遗传DEB患者皮肤肿瘤发生率增高。

【组织病理学】

光镜检查难以区分水疱是位于表皮内还是表皮下，组织病理不能作为诊断手段；透射电镜检查是诊断 EB 的常规方法，可见 EBS 水疱位于表皮内，JEB 水疱位于透明层内，DEB 水疱在致密板下方。

【诊断和鉴别诊断】

根据家族史、各型的临床特征、免疫组化及透射电镜检查等特点，一般可以确诊。

如果无家族史，需与获得性大疱性表皮松解症、大疱性类天疱疮、天疱疮进行鉴别。

【预防和治疗】

本病无特效疗法，仅能对症及支持治疗。应注意保护皮肤，防止摩擦和压迫。非粘连性合成敷料、无菌纱布湿敷或广谱抗生素软膏外用可防止感染，必要时可抽疱处理。重症患儿应加强支持疗法。成人患者可口服维生素 E。近年来，有外用庆大霉素软膏治疗 JEB 取得良好效果和以 HSV 为载体的外用凝胶对 DEB 进行基因治疗的报道。

第五节 ｜ 家族性良性慢性天疱疮

家族性良性慢性天疱疮（familial benign chronic pemphigus）又称 Hailey-Hailey 病，以持续性、复发性大疱与水疱、糜烂为特征性损害，是一种少见的常染色体显性遗传病。

【病因和发病机制】

致病基因为编码新型钙离子泵基因 ATP2C1，该基因突变影响表皮角质形成细胞间桥粒相互作用，导致细胞黏附障碍，摩擦或感染后发生棘层松解。

【临床表现】

通常 20～30 岁发病，好发于对称性间擦部位，如颈项、腋窝（图 26-5A）和腹股沟（图 26-5B），少数发生在肛周、乳房下、肘窝和躯干。常表现为红斑基础上松弛性水疱，尼氏征阳性，疱壁薄、易破，形成糜烂和结痂，或因反复发作形成颗粒状赘生物。自觉瘙痒、疼痛，有腥臭味。少数可有黏膜受累。夏季因日晒、多汗加重，引起活动性疼痛。数月愈合，不留瘢痕，可留色素沉着。反复发作，多无全身症状。

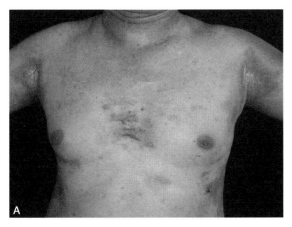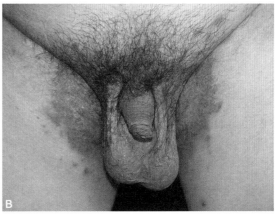

图 26-5　**家族性良性慢性天疱疮**
A. 腋窝；B. 腹股沟。

【组织病理学】

早期可见基底层上裂隙，以后形成水疱或大疱，真皮乳头伸长衬以单层基底细胞，向上突入疱腔形成"绒毛"，疱腔内可见单个或成群的棘层松解细胞，似"倒塌的砖墙"，基底细胞层附着于真皮，直接免疫荧光检查阴性，电镜检查示棘层松解细胞张力细丝与桥粒分离。

【诊断和鉴别诊断】

依据家族史、临床特征以及组织病理、免疫病理检查，本病不难诊断。

本病应与增殖型天疱疮、毛囊角化病进行鉴别。

【预防和治疗】

本病治疗困难。应避免诱因,减少复发或加剧。外用抗生素、抗真菌药以及糖皮质激素制剂对部分患者有效。可酌情口服米诺环素、四环素、青霉素或红霉素,氨苯砜对部分患者有效,严重或顽固患者可系统应用糖皮质激素或免疫抑制剂。

(韩建文)

第二十七章 营养与代谢障碍性皮肤病

当人体营养代谢出现障碍时,各系统可出现不同程度损害(包括皮肤损害),因此皮肤损害也可为这类疾病的诊断提供重要依据。近年来随着人们生活水平不断提高,营养缺乏性皮肤病已明显减少。

第一节 肠病性肢端皮炎

肠病性肢端皮炎(acrodermatitis enteropathica)是一种与锌缺乏相关的遗传性代谢障碍性皮肤病。

【病因和发病机制】

本病是一种常染色体隐性遗传性疾病,常与锌缺乏有关。目前机制不清,可能与肠道转运蛋白、锌结合蛋白缺乏或缺陷有关。

【临床表现】

平均发病年龄为 9 月龄,断奶前后发病者居多。起病隐匿,临床表现复杂多样。

1. **皮肤损害** 多累及腔口周围(如口、眼、鼻、肛门、女阴等)和骨突起部位(如肘、膝、踝、指关节及枕骨等)。早期皮损为红斑基础上的群集水疱或大疱,尼氏征阴性,可因继发感染变为脓疱,形成糜烂面后出现干燥、结痂、鳞屑,可逐渐融合成边界清晰的鳞屑性暗红斑,类似银屑病,周围有红晕(图 27-1),愈后无瘢痕和萎缩。

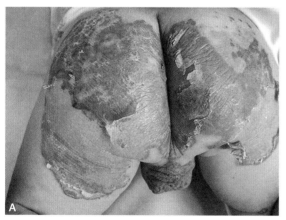
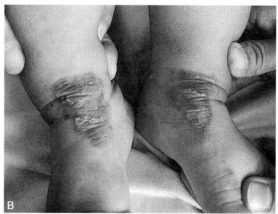

图 27-1 **肠病性肢端皮炎**
A. 臀部;B. 踝部。

2. **腹泻** 发生率 90%,表现为水样便或泡沫样便,恶臭,每天 3~8 次,还可出现畏食、腹胀、呕吐等胃肠道症状。严重者可出现营养不良、发育迟缓、性成熟受阻等。

3. **毛发和甲损害** 可见头发、眉毛和睫毛脱落,表现为弥漫性或片状脱发,严重者可呈普秃,与皮损同时或稍后出现,患儿毛发细软,色黄无光泽;甲板肥厚、萎缩、变形甚至脱落,亦可发生甲沟炎。

【诊断和鉴别诊断】

依据典型临床表现,结合血清锌水平降低(正常值 9.18~19.89μmol/L)可诊断;碱性磷酸酶(AKP)

是含锌的酶,其水平可随血锌缺乏而降低,因此肝功能正常者 AKP 活性降低可作为机体缺锌的佐证。

本病应与尿布皮炎、念珠菌性间擦疹、大疱性表皮松解症、掌跖脓疱病等进行鉴别。

【预防和治疗】

母乳喂养,补充维生素,纠正水、电解质紊乱。二碘羟基喹啉可增加锌的吸收和生物利用率,症状改善后逐步减量。各种锌制剂(如硫酸锌、醋酸锌、葡萄糖酸锌、柠檬酸锌和氨基酸螯合氯化锌)均可治疗本病,口服硫酸锌,一般用药 24 小时后显效,腹泻减轻,2～3 周皮损消退,3～4 周可取得满意疗效,也可使用氯化锌静脉给药。

第二节 | 原发性皮肤淀粉样变

原发性皮肤淀粉样变(primary cutaneous amyloidosis)是指淀粉样蛋白沉积于皮肤而不累及其他器官的一种慢性代谢障碍性皮肤病。

【病因和发病机制】

病因不明,细胞和组织合成或衍化为淀粉样蛋白并沉积于真皮层,导致本病发生。

【临床表现】

根据临床特点分型,以下两型最常见。

1. **苔藓状淀粉样变**(lichen amyloidosis) 多累及中年人,两性均可受累,男性多见。好发于双侧胫前,也可发生于臂外侧和腰背部。早期为针尖大小褐色斑点,后逐渐增大形成半球形、圆锥形或多角形硬丘疹,直径约 2mm,正常皮色、淡红色或褐色,表面多光滑发亮,有时可见鳞屑、角化过度或粗糙(图 27-2A);早期散在分布,后期密集成片不融合,小腿和上背部皮损可沿皮纹方向呈念珠状排列。剧烈瘙痒。

2. **斑状淀粉样变**(macular amyloidosis) 多对称发生于中老年妇女肩胛间区,也可累及躯干和四肢。皮损为褐色、灰色或蓝色色素沉着,由直径 1～3mm 的点状色素斑融合而成,呈网状或波纹状(图 27-2B)。一般无自觉症状或仅有轻度瘙痒。

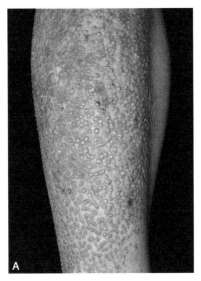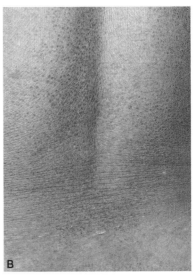

图 27-2 原发性皮肤淀粉样变
A. 苔藓状;B. 斑状。

上述两种皮损可同时存在或相互转变,称为混合型或双相型皮肤淀粉样变。

【组织病理学】

真皮乳头处及真皮上部局灶性无定形淀粉样蛋白团块沉积。

【诊断和鉴别诊断】

根据典型皮损,结合组织病理学特征可确诊。

本病应与慢性单纯性苔藓、肥厚性扁平苔藓、类脂质蛋白沉积、结节性痒疹等进行鉴别。

【预防和治疗】

本病需结合患者症状进行个体化治疗。

1. 局部治疗　糖皮质激素封包或皮损内注射可缓解症状,但停药后易复发。外用维 A 酸、卡泊三醇、他克莫司可缓解皮损。部分患者可根据病情采用光疗及激光治疗,有一定疗效。

2. 系统治疗　瘙痒明显者可口服抗组胺药或采用经皮神经刺激。皮损泛发、瘙痒严重且抗组胺药控制不良者可采用普鲁卡因静脉封闭。阿维 A 酯、沙利度胺、环磷酰胺对部分患者有效,环孢素及秋水仙碱也有成功治疗本病的报道。

第三节 │ 黄瘤病

黄瘤病(xanthomatosis)是含有脂质的组织细胞和巨噬细胞局限性聚集于皮肤或肌腱,表现为黄色斑片、丘疹或结节的一组代谢障碍性皮肤病,常伴高脂蛋白血症。

【病因和发病机制】

脂蛋白代谢障碍、含量增高或结构异常时,可在组织中沉积,被组织细胞吞噬后形成黄瘤细胞,导致本病发生。可分为原发性黄瘤病和继发性黄瘤病,前者又可分为家族性和非家族性。家族性者常有不同程度的血脂代谢障碍及系统表现;非家族性者常为散发,一般无血脂代谢障碍及系统表现。继发性黄瘤病指由其他疾病(如糖尿病、骨髓瘤和淋巴瘤等)引起血脂代谢障碍和血脂增高所致的黄瘤病。

【临床表现】

根据发病部位和形态特点可分为以下类型。

1. 结节性黄瘤(xanthoma tuberosum)　可发生于任何年龄。好发于四肢伸侧和易摩擦部位。皮损为黄色或深褐色扁平或隆起的圆形坚实结节,直径可达 5cm,单发或多发,可融合,后期皮损可纤维化而变得更坚硬。发生于跟腱或指(趾)肌腱处者称为腱黄瘤(图 27-3A)。患者多合并胆固醇和 / 或甘油三酯代谢异常、高脂蛋白血症,可伴发动脉粥样硬化性心血管疾病。

2. 扁平黄瘤(plane xanthoma)　皮损为稍隆起的扁平斑块,淡黄色至淡棕色,局限或泛发,可达 5cm。发生于上眼睑内眦处称为睑黄瘤(图 27-3B),发生于手掌者称为掌纹黄瘤,泛发于躯干、颈部和上臂等处者称为泛发性扁平黄瘤,发生于间擦部位者称为间擦性黄瘤。

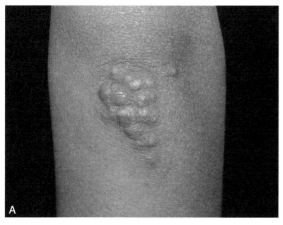
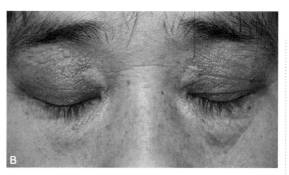

图 27-3　**黄瘤病**
A. 结节性;B. 睑黄瘤。

3. 发疹性黄瘤（eruptive xanthoma） 多累及高甘油三酯血症、高血浆极低密度脂蛋白（VLDL）血症或高乳糜微粒血症者的肢体伸侧和臀部等处。皮损为直径 1～4cm 的橘黄或棕黄色质软丘疹，分批或骤然发生，急性期炎症明显，皮损周围有红晕。可伴瘙痒或压痛。数周后皮损可自行消退。

【组织病理学】

各型黄瘤的组织病理学特征基本相同，真皮中可见泡沫细胞，早期损害有炎症细胞，退行期皮损则有成纤维细胞增生。发疹性黄瘤炎症较明显，存在较多淋巴细胞、中性粒细胞和组织细胞，特征性的泡沫细胞则相对较少。

【诊断和鉴别诊断】

根据典型皮损结合组织病理学特征进行诊断，注意可能存在的系统性脂质代谢紊乱，应明确是否伴有高脂蛋白血症、肝胆疾病及其他系统性疾病。

本病应与各种组织细胞增生症、朗格汉斯细胞增生症、幼年黄色肉芽肿、进行性结节性组织细胞瘤等进行鉴别。

【预防和治疗】

预后良好。伴发高脂蛋白血症者应给予低脂饮食，同时服用降脂药物。皮损较少时可用电灼、激光或冷冻，皮损较大者行手术切除。

（粟玉珍）

第二十八章 | 皮肤肿瘤

皮肤起源于外胚层及中胚层,组织结构比较复杂,在多种致病因素作用下,各种细胞、组织均可异常增生形成肿瘤,因此皮肤肿瘤种类较多。皮肤肿瘤可分为良性及恶性两大类。尚有一类增生性皮肤病可能演变为恶性,称为癌前期皮肤病变。

第一节 | 痣细胞痣

痣细胞痣(nevocytic nevus)又称色素痣或黑素细胞痣,是黑素细胞起源的良性皮肤肿瘤。痣细胞的发展过程通常要经过发生、成熟及衰老等几个阶段,伴随年龄增长逐渐由表皮移入真皮,根据痣细胞在皮肤内位置的不同,分为交界痣、复合痣及皮内痣三型。

【临床表现】

痣细胞痣可分为先天性和后天性,可发生于皮肤任何部位。皮损为扁平或略隆起的斑疹或斑丘疹,也可为乳头瘤状、疣状、结节或有蒂的损害,表面光滑,可有或无毛发,数目不等。依据痣细胞深度,痣细胞痣可分为交界痣(图 28-1A)、复合痣和皮内痣(图 28-1B)。皮肤镜检查交界痣可见网格状

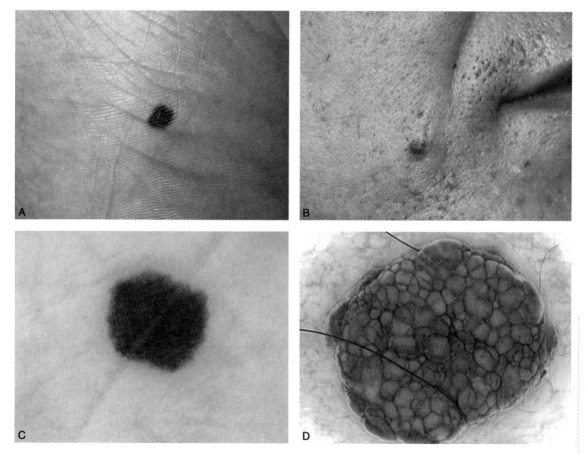

图 28-1 **痣细胞痣**
A. 交界痣;B. 皮内痣;C. 交界痣皮肤镜表现;D. 皮内痣皮肤镜表现。

色素(图 28-1C),皮内痣可见境界清晰的鹅卵石样结构(图 28-1D)。因痣细胞内色素含量不同,皮损可呈棕色、褐色、蓝黑色或黑色,无色素皮损多呈皮色。本病进展缓慢,多无自觉症状。

【组织病理学】

痣细胞倾向于巢状排列,大致分为:①透明痣细胞:类似正常黑素细胞,但稍大,一般位于表皮 - 真皮交界处;②上皮样痣细胞:一般位于真皮上部,可含少量色素;③淋巴细胞样痣细胞:一般位于真皮中部,较小,浅表处痣细胞可含色素;④纤维样痣细胞:位于真皮下部,呈长梭形,一般含有黑素。

交界痣痣细胞位于表皮 - 真皮交界处,皮内痣痣细胞位于真皮内,复合痣痣细胞位于表皮 - 真皮交界处和真皮内。

【预防和治疗】

一般不需治疗,发生在掌跖、腰围、腋窝、腹股沟和肩部等易摩擦或受伤部位的痣细胞痣可考虑手术切除。有恶变倾向者应及早切除,同时做组织病理学检查。

第二节 | 皮脂腺痣

皮脂腺痣(sebaceous nevus)又称先天性皮脂腺增生,以不成熟毛囊及皮脂腺、顶泌汗腺增生为特征,见于约 0.3% 的新生儿,男女发病率相当。

【临床表现】

皮损通常出生时即存在,伴随终身。皮损好发于头面部,通常呈圆形、卵圆形或带状斑块,边缘不齐,常为单个,偶可多发,头皮皮损上无毛发生长。皮损形态大小随年龄增长而改变:儿童期皮损为稍隆起的斑块,呈黄色或褐色,有蜡样光泽;青春期由于激素变化对皮脂腺的影响,皮损增厚呈疣状、结节状或分瓣状;老年期皮损多呈疣状,质地坚实,呈棕褐色(图 28-2)。10%～40% 的患者可并发其他皮肤肿瘤,良性肿瘤以毛母细胞瘤和乳头状汗管囊腺瘤最常见,恶性肿瘤以基底细胞癌常见。极少数患者同时具有"神经皮肤综合征"的表现,出现智力低下、抽搐、眼发育异常、骨骼畸形等改变。

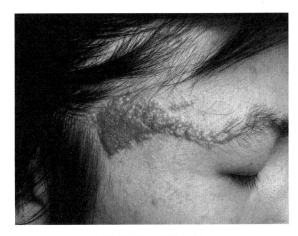

图 28-2 皮脂腺痣

【组织病理学】

皮脂腺痣的病理表现随患者年龄增长而不同。儿童期表现为不完全分化的毛囊结构,常见类似胚胎期毛囊的未分化细胞索;青春期患者的皮损中,可见大量成熟或近于成熟的皮脂腺,表皮呈疣状或乳头瘤样增生;老年患者的皮损有时可见皮脂腺呈肿瘤样增生。

【预防和治疗】

本病可采用激光、电灼或手术切除等方法治疗。皮损较大者,可行皮肤软组织扩张术后再手术切除。一般在青春期前治疗,且治疗需彻底,否则可复发。

第三节 | 血管瘤与脉管畸形

血管瘤(hemangioma)和脉管畸形(vascular malformation)以往统称为"血管瘤",但血管瘤是血管内皮细胞异常增殖,而脉管畸形为血管或淋巴管管腔扩张,二者存在根本性差异。

一、血管瘤

血管瘤是血管内皮细胞异常增殖的血管源性肿瘤,根据瘤体临床表现、组织学特点、发生消退特征等分为婴儿血管瘤(infantile hemangioma,IH)、先天性血管瘤、血管内皮瘤等。本部分主要介绍婴儿血管瘤,后者指以胚胎期血管内皮细胞异常增生为特点,发生在皮肤和软组织的良性肿瘤。

【临床表现】

最初皮损表现为充血性、擦伤样或毛细血管扩张性斑片。生后 3 个月为早期增殖期,瘤体迅速增殖,明显隆起于皮肤表面,形成草莓样斑块或肿瘤(图 28-3),之后增殖变缓,6~9 个月为晚期增殖期,少数增殖期会持续至 1 岁之后,90% 患儿的瘤体在 4 岁之前可消退。未经治疗的瘤体消退后可残存皮肤及皮下组织退行性改变,包括瘢痕、萎缩、色素减退、毛细血管扩张和皮肤松弛等。

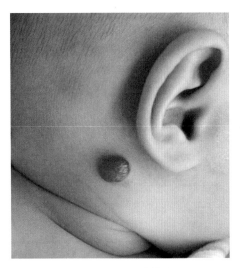

图 28-3 婴儿血管瘤

【诊断和鉴别诊断】

婴儿血管瘤根据病史、临床表现、影像学检查容易诊断。某些早期浅表性婴儿血管瘤应与毛细血管静脉畸形鉴别;深在性婴儿血管瘤应与静脉畸形、淋巴管畸形等进行鉴别。B 超检查可了解瘤体范围及血供情况,位于头面、骶尾部及重要器官周围的瘤体需做 CT/MRI 检查,了解是否累及周围组织器官。

【预防和治疗】

1. **局部治疗** 浅表性婴儿血管瘤可用 β 受体拮抗剂类。脉冲染料激光可用于浅表性婴儿血管瘤增殖期、消退期后毛细血管扩张性红斑及血管瘤溃疡等。局部注射、栓塞、手术等可用于上述治疗无效者。

2. **系统治疗** 适用于高风险婴儿血管瘤(快速增殖或严重影响重要器官功能),或局部治疗无效者。一线治疗为口服普萘洛尔,有禁忌证者可使用糖皮质激素。

二、脉管畸形

脉管畸形指脉管系统的发育畸形,血管内皮细胞无异常增殖。分为毛细血管畸形、静脉畸形、动脉畸形、动静脉瘘、动静脉畸形、淋巴管畸形、混合脉管畸形及相关的综合征等。

【临床表现】

1. **毛细血管畸形**(capillary malformation) 又称鲜红斑痣或葡萄酒色斑,是最常见的先天性毛细血管畸形,出生时即可存在。好发于颜面、颈部,也可发生于其他部位。皮损为淡红或暗红色斑疹或斑片,形状不规则,压之部分或完全褪色,可随年龄增长而颜色变深,亦可高出皮面,发生结节状皮损(图 28-4A)。可伴有其他畸形:①Sturge-Weber 综合征:合并软脑膜及蛛网膜血管畸形、癫痫、对侧脑瘫,结膜、虹膜及脉络膜血管畸形可继发青光眼或视网膜脱离;②Klippel-Trenaunay 综合征(骨肥大静脉曲张综合征):合并软组织及骨肥大、静脉曲张及动静脉瘘等。

2. **静脉畸形**(venous malformation) 是静脉先天畸形,出生时即存在或生后逐渐发生。可发生于身体任何部位,亦可累及黏膜。皮损为柔软的皮下肿块,圆形或不规则形,高出皮面呈结节或分叶状,边界不甚清楚,皮损可呈鲜红、暗红及紫蓝色,常可压缩(图 28-4B),单个或多个。皮损随年龄增长逐渐进展,可表现为面积增大、逐渐隆起于皮肤表面、出现疼痛症状等。可伴有 Maffucci 综合征及蓝色橡皮疱样痣综合征,前者有软骨发育不良和骨化不全,骨脆弱引起畸形,此外还有骨软骨瘤和软骨肉瘤;后者血管畸形除累及皮肤外,常累及肠道,可引起慢性出血和贫血,其他器官也可有血管畸形病变。

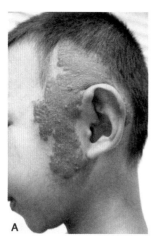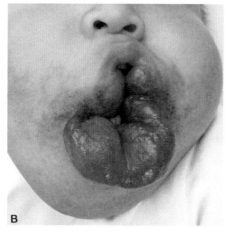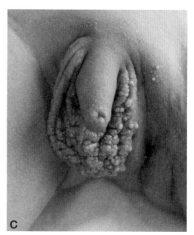

图 28-4　**血管畸形**
A. 鲜红斑痣；B. 静脉畸形；C. 淋巴管畸形。

3. **淋巴管畸形**（lymphatic malformation，LM）　是一种常见的儿童先天性脉管畸形。根据囊腔的大小分为巨囊型、微囊型和混合型。巨囊型淋巴管畸形囊腔≥2cm³，可以为单囊或多囊；微囊型则一般为多个体积＜2cm³ 的囊腔构成；两者兼有的称为混合型。淋巴管畸形可以发生在全身任何部位，其中以富含淋巴系统的区域最多见，如颈部、腋下、外阴、腹膜后及纵隔处等。巨囊型淋巴管畸形的囊腔内含有水样透明或琥珀色样淋巴液体，有明显波动感；如果有多个囊腔，彼此之间可能相通或不相通。微囊型淋巴管畸形在皮肤黏膜上可以表现为多个充满液体的小囊样结构，或呈蛙卵样外观（图 28-4C），正常皮色，如出现囊内出血，可呈暗紫红色。淋巴管畸形多数认为是良性病变过程，生长缓慢，但一般不会自行消退。外伤、感染、囊内出血或不当治疗后可以突然增大。一些重要器官部位，如气管前、纵隔、盆腔，淋巴管畸形持续增殖，可能导致毁形性损害、器官功能障碍，甚至危及生命。

【组织病理学】

毛细血管畸形的组织病理学特征包括真皮中上部毛细血管扩张，皮损隆起或呈结节状者真皮深层及皮下组织亦可出现血管扩张，但血管内皮细胞不增生。静脉畸形主要表现为真皮下部和皮下组织内不规则腔隙，充以红细胞及纤维样物质，腔壁为单层内皮细胞；较大血管腔隙可见外膜细胞增生，管壁增厚。淋巴管畸形的组织病理学特征包括淋巴管内皮细胞组成薄壁、形态不规则及大小各异的淋巴管腔，内充满淋巴液，周围可见中性粒细胞、成纤维细胞、脂肪细胞和肌细胞等。

【预防和治疗】

毛细血管畸形可用脉冲染料激光或光动力治疗，局部束缚是静脉畸形长期管理的基础方法，可采用外用或口服西罗莫司、局部注射、栓塞、介入或手术等。淋巴管畸形的治疗方法有外用或口服西罗莫司、激光、硬化剂注射和手术切除等。

第四节 │ 瘢痕疙瘩

瘢痕疙瘩（keloid）为皮肤内结缔组织过度增生所引起的良性皮肤肿瘤。患者多具有瘢痕体质，部分患者有家族史，继发于外伤或自发形成。

【临床表现】

好发于前胸、上背部、颈、肩、耳、下腹部、下肢等部位。皮损初起为小而硬的红色丘疹，逐渐增大，呈圆形、卵圆形或不规则形瘢痕，高出皮面，往往超过原损伤部位，向外伸展，表面光滑发亮，可呈蟹足样外观（图 28-5）。早期皮损潮红而有触痛，呈橡皮样硬度，表面可有毛细血管扩张；静止期皮损颜色

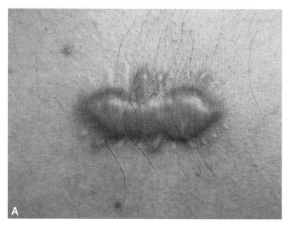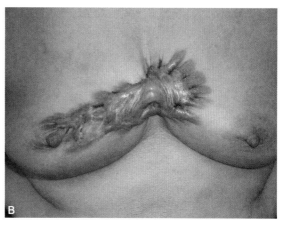

图 28-5 瘢痕疙瘩
A. 单发；B. 蟹足样外观。

变淡，质地坚硬。可无自觉症状，亦可伴有明显的瘙痒或疼痛感。继发于烧伤、烫伤者可形成大面积皮损，严重者可影响受累肢体功能。

【组织病理学】

病变位于真皮，增生粗大的胶原纤维交织排列，边界不清，病变后期纤维组织可呈玻璃样变，真皮乳头因受压而变平，弹力纤维稀少；邻近附属器萎缩或消失，被推向外周。

【鉴别诊断】

主要应与肥厚性 / 增生性瘢痕（hypertrophic scar）相鉴别，后者多于创伤后发生，皮损不超出原皮损范围，生长数月后停止发展，无蟹足状改变，病理上不易出现粗大玻璃样变的胶原纤维。

【预防和治疗】

应预防创伤、感染，一旦发生则尽早处理，有利于缩短病程，减少后期发生严重增生和挛缩的可能。

瘢痕疙瘩可局部外用抗瘢痕药物，也可皮损局部注射（糖皮质激素 + 氟尿嘧啶 / 博来霉素、肉毒毒素等）或联合光电疗法。若需手术治疗者，单纯手术切除复发率很高，术后需联合浅层 X 线放射治疗、局部注射、同位素敷贴等。

第五节 │ 脂溢性角化病

脂溢性角化病（seborrheic keratosis，SK）又称老年疣，为老年人最常见的良性表皮增生性肿瘤，瘤细胞主要来源于角质形成细胞。可能与日晒、慢性炎症刺激等有关。

【临床表现】

皮损可在除手掌、足底、黏膜以外的身体任何部位出现，多数出现在面部和躯干。本病皮损具有多形性，但通常表现为椭圆形、略高出皮面、棕褐色至黑色、界限分明的斑块，直径一般<3cm。早期损害为小而扁平、境界清楚的斑片，表面光滑或呈乳头瘤状，淡黄褐或紫褐色，以后逐渐增大（图 28-6A）。皮肤镜检查可见脑回样结构、粉刺样开口和粟丘疹，有助于诊断（图 28-6B）。

【组织病理学】

本病有棘层肥厚型、角化过度型、网状型（腺样型）、刺激型（激惹型）、菌落型（巢状型）和色素型（黑素棘皮瘤）等类型，各型均有角化过度、棘层肥厚和乳头瘤样增生，增生的瘤组织由鳞状细胞和基底样细胞组成，其特点是肿瘤边界平坦，且与两侧正常表皮位于同一平面上。

【预防和治疗】

一般无需治疗。必要时可用冷冻、激光或电烧灼疗法；或手术切除或切削并行组织病理学检查。

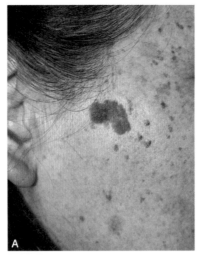
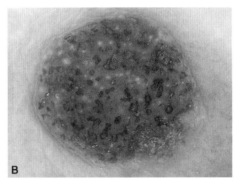

图 28-6 脂溢性角化病
A. 面部皮损;B. 皮肤镜表现。

第六节 | 汗管瘤

汗管瘤(syringoma)为外泌汗腺末端导管分化的一种良性附属器肿瘤。

【临床表现】

多累及青年女性,在青春期可加重,部分患者有家族史。皮损可发生于全身任何部位,多见于眼周,特别是对称分布于眼睑周围。亦见于前额、两颊、颈部、腹部和女阴,偶见单侧分布者。皮损呈粟粒大小的肤色、淡黄色或褐黄色半球形或扁平丘疹,直径约 1~3mm,通常呈多发,密集而不融合(图 28-7)。严重者可泛发,也称为发疹性汗管瘤或汗管囊瘤。常无自觉症状,发生于女阴者常伴剧痒。病程慢性,很少自行消退。

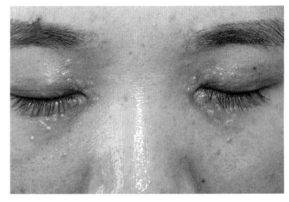

图 28-7 汗管瘤

【组织病理学】

局限于真皮浅层的较多小导管及小囊腔,腔内含无定形物质,管壁由两层上皮细胞组成。近表皮处可见囊样导管腔,管腔内充满角蛋白,囊壁衬以含透明角质颗粒的细胞。

【预防和治疗】

本病属良性肿瘤,一般无需治疗。

必要时可采用激光、电灼或冷冻治疗,单个皮损也可手术切除。

第七节 | 粟丘疹

粟丘疹(milium)为起源于表皮或毛囊、汗腺等附属器上皮的良性肿瘤或潴留性囊肿。

【临床表现】

本病可分原发性及继发性两种。前者常见于新生儿,可影响 40%~50% 的新生儿,由未发育的皮脂腺或毳毛漏斗部下端的上皮所形成,好发于颜面部,尤其是眼睑、颊及额部;继发者多分布于原发病变周围,常继发于外伤、日光照射、皮肤病或药物治疗(如长期使用糖皮质激素)。典型皮损均为黄白色、坚实性粟粒样丘疹,表面光滑,顶部尖圆,无融合,直径 1～2mm,可挤压出坚实的角质样球状颗粒(图 28-8)。一般无自觉症状。皮损发展缓慢,可持续多年,偶可自然脱落消失,脱落后无瘢痕形成。

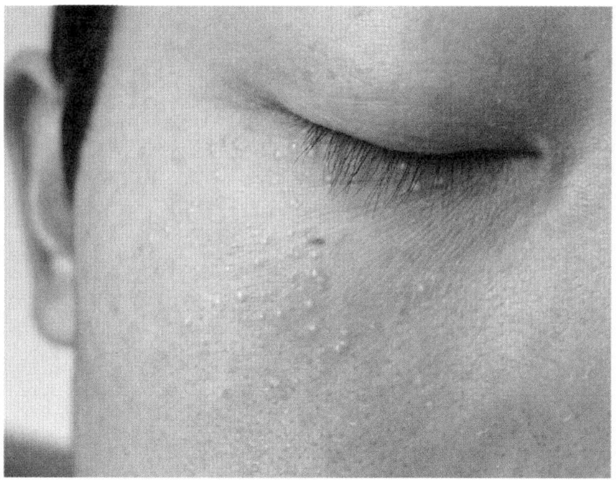

【组织病理学】

与表皮囊肿相似,仅大小不同,表现为含颗粒层的复层鳞状上皮囊壁和呈同心圆状排列的角蛋白性囊内容物。

【预防和治疗】

通常可在数月内消退,无需特殊治疗。

对于成人粟丘疹,局部消毒后可用针挑破表皮,剔出黄白色小颗粒。或可外用水杨酸、维 A 酸等角质剥脱剂,激光消融和电干燥法也可以作为治疗选择。

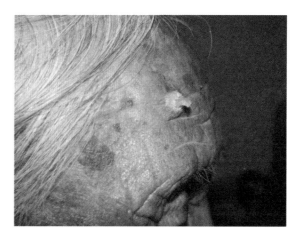

图 28-8　粟丘疹

第八节 ｜ 皮　角

皮角(cutaneous horn)是一种临床形态学描述,多在脂溢性角化病、寻常疣、光线性角化病、鳞状细胞癌、外毛根鞘瘤、疣状痣等原发病皮损上发生。

【临床表现】

本病多累及中老年人,男性多见,好发于面部(图 28-9)、头皮、颈部、前臂和手背等曝光处,也可见于眼睑、龟头等处。皮损多为单发,少数亦可多发,表现为高度角化过度、凸起于皮面的质硬增生物,表面多粗糙,呈淡黄、褐色或褐黑色,其高度常大于横径,小者如黄豆,大者可如羊角状或分支呈鹿角状,可呈笔直、弯曲或扭曲状。病程缓慢,无明显自觉症状。如基底部出现潮红、出血及浸润,应注意恶变可能。

【组织病理学】

主要表现为高度角化过度,间有角化不全,表皮可呈山峰状隆起,其基底部改变与原发皮肤病关系密切;有时仅见良性表皮增生,但也可见恶变者。

图 28-9　皮角

【诊断和鉴别诊断】

根据皮损形态和发病部位可以诊断,因一部分皮角在恶性肿瘤如鳞癌等基础上发生,故临床有可疑表现时应行组织病理学检查。

【预防和治疗】

治疗主要为手术切除,即使采取其他方法除去的皮损也应做病理学检查,如病理提示恶变则需进一步处理。

第九节 | 皮肤纤维瘤

皮肤纤维瘤(dermatofibroma),又称结节性表皮下纤维化、纤维组织细胞瘤、组织细胞瘤或硬化性血管瘤等。目前多数学者倾向于认为本病可能是由微小皮肤损伤所引发的成纤维细胞反应性增生,而不是真正的肿瘤。

【临床表现】

好发于成年女性的四肢,特别是小腿伸侧。典型皮损为缓慢生长的圆形或卵圆形坚实结节,表面平滑或粗糙,常为单个,偶可多发,直径数毫米至1cm,颜色棕红、黄褐至黑褐色不等,触诊质硬,可发现皮损与皮下脂肪组织粘连,轻捏皮损时肿瘤常部分下陷,为"酒窝征"(图28-10)。一般无自觉症状。皮损常持久存在,少数亦可自行消退。泛发性皮肤纤维瘤好发于成人,较少见,部分可能与某些系统性疾病(如SLE和HIV感染)相关,皮损与单发者相同,但泛发而对称,无簇集倾向,成批发生。

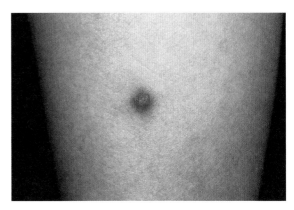

图28-10 **皮肤纤维瘤**

【组织病理学】

病变主要位于真皮中下部,可分为纤维型和细胞型两种。前者主要由幼稚的胶原纤维交织状排列,其中可见胞核细长的成纤维细胞;后者由大量成纤维细胞组成,细胞圆形或卵圆形,胞质丰富,胞质内可含脂质而呈泡沫状,或含有含铁血黄素,仅有少量胶原纤维。除上述两型外,部分病变内可见毛细血管及内皮细胞增生,局部可见灶状出血,称硬化性血管瘤。

【诊断和鉴别诊断】

本病易于诊断,应与皮肤隆突性纤维肉瘤、皮肤肌纤维瘤等进行鉴别。

【预防和治疗】

一般不需治疗,必要时手术切除并进行组织病理学检查。

第十节 | 光线性角化病

光线性角化病(actinic keratosis),又称日光性角化病、老年性角化病,是长期日光暴露所引起的一种癌前期病变。电离辐射、热辐射、沥青及煤焦油产物等亦可引发本病,患者遗传易感性也起一定作用。

【临床表现】

多累及经常日晒的中老年人,男性较女性多见,白色人种发病率较高。好发于头、面(图28-11A)、颈、躯干上部、四肢(图28-11B)等日光暴露部位。皮损初发为淡褐色或灰白色的圆形、不规则形角化性丘疹,直径0.5～1cm,边界清晰。呈单发或多发,表面覆盖干燥粘连性鳞屑,厚薄不等,不易剥离,周围有红晕,偶见角化明显、增厚呈疣状。无自觉症状或轻痒,也可伴有疼痛。皮损发生部位多有明显日光损伤,表现为干燥、萎缩和毛细血管扩张,也常伴发老年性雀斑样痣。部分患者随年龄增长,发生皮肤鳞状细胞癌和皮肤基底细胞癌的风险增加,但通常不易转移。

【组织病理学】

可分为肥厚型(角化过度型)、萎缩型、苔藓型、Bowen型、棘层松解型和色素型等6型。表皮有广泛性角化过度伴境界明显的角化不全,基底层非典型细胞常呈芽状增生,伸向真皮上部,真皮呈明显

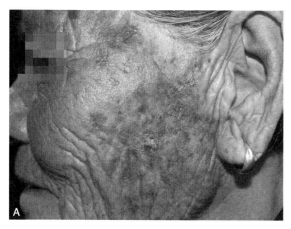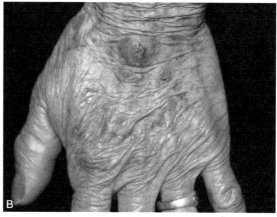

图 28-11　光线性角化病
A. 面部；B. 手背。

的弹力纤维变性，并有较多的淋巴细胞浸润。异常表皮与邻近正常表皮相互交替存在，界限清楚，为本病的共同组织病理学特点。

【诊断和鉴别诊断】

本病易于诊断。

应与脂溢性角化病、盘状红斑狼疮、Bowen 病、扁平苔藓等进行鉴别。

【预防和治疗】

皮损单一或数目少者可应用液氮冷冻、电烧灼、激光、手术等治疗。多发性或大面积皮损可行光动力疗法，或局部外用维 A 酸、氟尿嘧啶、咪喹莫特，口服阿维 A 亦有较好疗效。

第十一节 ｜ Bowen 病

Bowen 病（Bowen disease）亦称原位鳞状细胞癌，是表皮内鳞状细胞癌。发病可能与长期接触砷剂、慢性日光损伤及免疫功能抑制有关，也可能与病毒（尤其是高危型 HPV）感染有关。

【临床表现】

本病可见于任何年龄，中老年人较多。好发于日光暴露部位，躯干及四肢近端也可发生，亦可累及口腔、鼻、咽、外阴和肛门等部位黏膜。皮损为孤立性、边界清晰的暗红色斑片或斑块，圆形、匍行形或不规则形，大小为数毫米至十余厘米，缓慢增大，表面常有鳞屑、结痂和渗出，除去鳞屑和结痂可露出暗红色颗粒状或肉芽状湿润面，很少出血或不出血；少数亦呈多发性，可散在、密集或互相融合，有时亦可呈不规则隆起或结节状，如形成溃疡则提示侵袭性生长（图28-12）。无明显自觉症状，偶有瘙痒或疼痛感。约 5% 的患者可演变为侵袭性鳞状细胞癌。

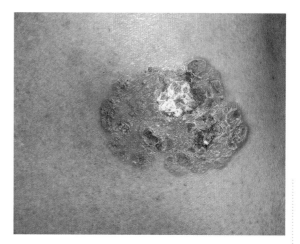

图 28-12　Bowen 病

【组织病理学】

表皮细胞排列不规则，伴角化过度、角化不全、棘层肥厚，表皮突增宽，真皮乳头被压缩成细带状，表皮各层可见少数角化性细胞和非典型性细胞，表皮基底膜带完整，若破坏则提示为浸润癌；真皮上部炎症细胞浸润。

【诊断和鉴别诊断】

中老年人边界清晰的孤立皮损应考虑本病可能,主要位于日光暴露部位,病程缓慢,病理活检可确诊。

本病应与浅表型基底细胞癌、斑块状银屑病、肥厚性汗孔角化病、乳房/乳房外 Paget 病、慢性单纯性苔藓等进行鉴别。

【预防和治疗】

最有效的治疗为手术切除。较小皮损可采用电烧灼、冷冻或激光治疗,亦可外用咪喹莫特或氟尿嘧啶。较大的皮损光动力疗法亦有一定疗效。分布广泛的较多皮损可采用放射疗法。

第十二节 | Paget 病

Paget 病(Paget disease)又名湿疹样癌,为临床上表现为湿疹样皮损,组织病理以表皮内有大而淡染的异常细胞(Paget 细胞)为特点的一种特殊型皮肤肿瘤。多认为是起源于乳腺导管及顶泌汗腺导管开口部的原位癌,并从该处向下沿乳腺导管及腺上皮扩展,最终可侵入结缔组织;向上则扩展到表皮内而形成 Paget 病皮损。

【临床表现】

本病可分为乳房 Paget 病(mammary Paget disease)和乳房外 Paget 病(extramammary Paget disease)。

1. 乳房 Paget 病 主要累及女性,好发于单侧乳房和乳晕部,平均发病年龄为 55 岁。罕见于男性乳房。皮损初发为鳞屑性红斑或斑块,常伴湿疹样变,呈表浅糜烂、渗出或结痂,浸润明显,缓慢向周围扩大,可形成溃疡和乳头回缩(图 28-13A)。常伴发乳腺癌,可有腋窝淋巴结转移。

2. 乳房外 Paget 病 可累及两性,女性外阴和男性阴茎阴囊是最常见的受累部位。肛周、腋窝、脐部、眼睑及外耳道亦可出现。部分病例合并直肠、尿路、宫颈或卵巢恶性肿瘤。可能会伴发瘙痒和烧灼感,或无症状。典型的皮损为缓慢延伸的红色斑块,边界清晰,表面常糜烂,呈湿疹样外观(图 28-13B)。

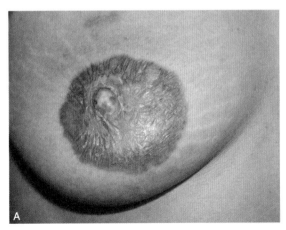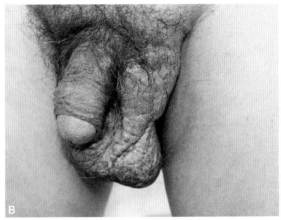

图 28-13 Paget 病
A. 乳房;B. 外阴。

【组织病理学】

表皮内单个或呈巢状排列的 Paget 细胞,胞体大,圆形或椭圆形,无细胞间桥,细胞内含一个大的胞核,胞质丰富而淡染,甚至呈空泡状,PAS 反应阳性,耐淀粉酶,Paget 细胞增多时可将周围细胞挤压成网状,还可将表皮基底膜带挤压成细线状,真皮内伴慢性炎症细胞浸润。

【诊断和鉴别诊断】

中老年人单侧乳房或顶泌汗腺分布区发生湿疹样斑片,基底有浸润,病程缓慢,持久存在,如按湿疹治疗无效,均应怀疑本病,病理活检可确诊。

本病应与湿疹、Bowen 病、基底细胞癌、念珠菌病等进行鉴别。

【预防和治疗】

乳房 Paget 病治疗决策主要需考虑是否伴发乳房可触及肿块或影像学异常,应根据肿瘤分期指导治疗,可根据情况选择保乳治疗(局部切除 + 乳腺放疗)或乳房切除术。乳房外 Paget 病应进行广泛深切除,以免复发,但术后复发常见,需密切随访。对于不能耐受手术或皮损较大的患者可采用光动力治疗。

第十三节 | 基底细胞癌

基底细胞癌(basal cell carcinoma,BCC)又称基底细胞上皮瘤,为发生于皮肤基底细胞层的肿瘤,分化较好,生长缓慢,有局部破坏性,但极少转移。本病发病与长期日晒密切相关,此外大剂量 X 线照射、烧伤、瘢痕等与本病发生发展亦可能有关。

【临床表现】

本病好发于老年人的日光暴露部位,特别是颜面部。皮损常单发,但亦有散发或多发,可伴发光线性角化病、黑子及毛细血管扩张。临床上可分为多种类型。

1. **结节型** 最常见。皮损初起为灰白色或蜡样小结节,质硬(图 28-14A),缓慢增大并出现溃疡,绕以珍珠状向内卷曲的隆起边缘,称侵蚀性溃疡(rodent ulcer)(图 28-14B)。囊肿型是结节型的一个变异型,为透明、圆顶状、蓝灰色囊肿性结节,易与汗腺囊瘤混淆。偶见结节型皮损呈侵袭性扩大,或向深部生长,破坏眼、鼻,甚至穿通颅骨,侵及硬脑膜,造成患者死亡。

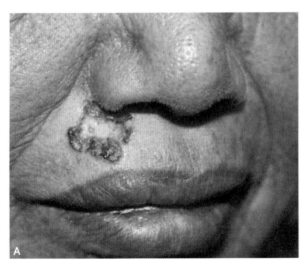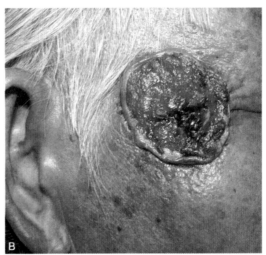

图 28-14 **基底细胞癌**
A. 结节型损害;B. 侵蚀性溃疡。

2. **表浅型** 常发生于躯干部。皮损为一个或数个轻度浸润性红色鳞屑性斑片,可向周围缓慢扩大,边界清晰,常绕以细线状珍珠状边缘,表面可见小片表浅性溃疡和结痂。

3. **硬斑病型** 罕见,常单发于头面部。皮损为扁平或轻度萎缩的黄白色蜡样硬化性斑块,无隆起性边缘、溃疡及结痂,类似局限性硬皮病。病程进展缓慢。

4. **色素型** 皮损呈褐色或深黑色,边缘部分色泽较深,中央呈点状或网状,易误诊为恶性黑素瘤。

5. **Pinkus 纤维上皮瘤型** 好发于背部。为一个或数个高起性结节,触之呈中等硬度,表面光滑,类似纤维瘤。

【组织病理学】

系起源于表皮或皮肤附属器的多潜能基底样细胞,可向不同方向分化。BCC 的共同特点有:①瘤细胞团位于真皮内与表皮相连;②瘤细胞似表皮基底细胞,但不同之处是瘤细胞核大,卵圆形或长形,胞质相对少,细胞境界不清,无细胞间桥,周边细胞呈栅栏状排列,边界清晰;③瘤细胞的核大小、形态及染色均较一致,无间变;④瘤细胞团周围结缔组织增生,围绕瘤团排列成平行束,其中有许多幼稚成纤维细胞,并可见黏蛋白变性。由于黏蛋白在标本固定与脱水过程中发生收缩,因而瘤细胞团周围出现裂隙,此虽为人工现象,但为本病的典型表现而有助于与其他肿瘤鉴别。

根据组织病理学特征不同可分为以下类型。①结节型:其病理改变如上所述;②色素型:有较多色素;③硬斑病型:结缔组织明显增生,瘤细胞被挤压呈束条状排列;④表浅型:瘤细胞团呈花蕾状或不规则团块状附着于表皮;⑤角化型:瘤细胞团块中央可见角化性区域;⑥囊肿型:瘤细胞团中央大片坏死出现囊腔;⑦腺样型:瘤细胞排列成细长索条,互相交织呈腺体样或花边样;⑧Pinkus 纤维上皮瘤型:瘤细胞排列成细长分枝的束条状,互相吻合,交织成网,周围结缔组织基质明显增生;⑨微小结节型:多个小团块样肿瘤细胞向真皮浸润生长,累及范围大,可见神经周围浸润;⑩基底鳞癌:兼具基底细胞癌和鳞状细胞癌的组织学特点。

【诊断和鉴别诊断】

根据临床及病理表现不难诊断。

本病应与鳞状细胞癌、Bowen 病、Paget 病、光线性角化病、黑素瘤、脂溢性角化病等进行鉴别。

【预防和治疗】

应根据年龄、皮损大小和部位加以综合考虑。理想疗法是手术切除或切除后植皮,建议应用 Mohs 外科切除术。不能手术的患者可应用光动力疗法、放射疗法、电烧灼、激光、冷冻等治疗。局部外用维 A 酸、咪喹莫特、氟尿嘧啶等有一定疗效。晚期 BCC 可考虑使用 Hedgehog 信号通路抑制剂如索立德吉治疗。

第十四节 | 鳞状细胞癌

鳞状细胞癌(squamous cell carcinoma,SCC)简称鳞癌,又称棘细胞癌,是发生于鳞状上皮细胞的肿瘤。

【病因和发病机制】

各种原因引起的基因突变导致的鳞状上皮细胞恶性增殖是基本病因,其中最常见的为 *TP53* 突变。危险因素包括:①紫外线照射、放射线或热辐射损伤;②化学致癌物:如砷、多环芳香族碳氢化合物、煤焦油、木馏油、石蜡、蒽、烟草焦油、铬酸盐等;③病毒感染:特别是人乳头瘤病毒 16、18、30 和 33 型感染;④某些慢性皮肤病:如慢性不愈合伤口、慢性骨髓炎、盘状红斑狼疮、汗孔角化病(尤其是线状)等均可诱发或继发;⑤遗传因素:某些遗传性皮肤病如着色性干皮病、白化病等患者并发本病概率较高;⑥免疫抑制:如器官移植、HIV 感染等。

【临床表现】

本病好发于老年人的日光暴露部位皮肤。皮损初起常为小而硬的红色结节,境界不清,易演变为疣状或乳头瘤状,表面可有鳞屑,中央易发生溃疡,溃疡表面呈颗粒状,易坏死、出血,溃疡边缘较宽,高起呈菜花状,质地坚实,伴恶臭(图 28-15)。部分肿瘤可呈凹陷性,进行性扩大并出现溃疡,进一步侵犯其下方筋膜、肌肉和骨骼。鳞状细胞癌可以

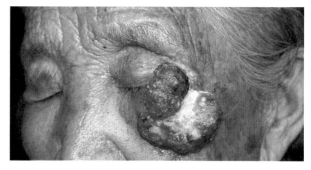

图 28-15 **鳞状细胞癌**

发生淋巴结转移。皮损较大（直径≥2cm）、继发于放射性皮炎、焦油角化病、瘢痕者转移概率远高于继发于日光损伤者，发生于口唇、耳廓、阴茎、女阴和肛门处的皮损也易发生转移，而同时存在免疫抑制及淋巴细胞增殖性疾病患者更易发生转移。

【组织病理学】

不规则肿瘤细胞团块构成癌巢，侵入真皮网状层或更深，瘤细胞团由不同比例的非典型（间变）鳞状细胞和正常鳞状细胞构成。非典型鳞状细胞的特点是细胞大小和形状不一，核不规则，染色深，出现核分裂，细胞间桥消失，个别细胞出现角化不良和角珠。

【诊断和鉴别诊断】

本病根据临床表现，结合组织病理学特征可作出诊断。应用抗前角蛋白和抗角蛋白抗体进行免疫过氧化酶染色，或在电镜下观察到张力细丝也可协助诊断。

本病应与角化棘皮瘤、基底细胞癌及其他恶性皮肤肿瘤鉴别，主要根据组织病理学特征。

【预防和治疗】

治疗应彻底，以免发生转移。可根据肿瘤的大小、组织分化程度、患者的年龄和身体状态等选择治疗方法，以手术切除为主，还可应用光动力疗法、维A酸、干扰素、电烧灼等治疗，放射疗法仅对部分患者有效。已经转移或晚期患者可试用顺铂、多柔比星或博来霉素等进行化疗，以及考虑维A酸类药物、免疫治疗（如PD-1抑制剂）或靶向治疗（如人表皮生长因子受体单克隆抗体）。

手术治疗包括标准切除加术后切缘评估和Mohs显微描记手术，可配合治疗性区域淋巴结清扫。对于较小原位鳞癌或分化好且直径<1cm的鳞癌，也可以采用刮除联合电干燥法。如存在手术禁忌，可以考虑放射治疗，但目前疗效不肯定。转移性鳞癌通常需要积极进行局部手术、淋巴结清扫和术后放化疗。

第十五节 | 蕈样肉芽肿

原发性皮肤T细胞淋巴瘤（cutaneous T cell lymphoma，CTCL）属结外非霍奇金淋巴瘤，是T淋巴细胞（特别是记忆性T辅助细胞亚群）起源的一种皮肤原发淋巴瘤。蕈样肉芽肿（mycosis fungoides，MF）是CTCL最常见的一种类型。本病呈慢性进行性经过，可累及淋巴结和内脏。遗传、感染和环境因素可能与本病发生发展有关。

【临床表现】

可分为斑片期、斑块期和肿瘤期，但各期表现可重叠。

1. **斑片期** 皮损无特异性，类似于慢性单纯性苔藓样变、湿疹、慢性接触性皮炎、脂溢性皮炎、特应性皮炎、副银屑病等（图28-16A），多伴有剧烈顽固性瘙痒。

2. **斑块期** 可由斑片期发展而来或直接在正常皮肤上发生。皮损呈形态不规则、边界清晰、略高起的浸润性斑块，颜色暗红至紫色，可自行消退，亦可融合形成大的斑块，边缘呈环状、弓形或匐行性（图28-16B），颜面受累时皮肤褶皱加深形成"狮面"。

3. **肿瘤期** 皮损呈褐红色隆起性结节，大小、形状各异，易早期破溃，形成深在性卵圆形溃疡，基底被覆坏死性灰白色物质，溃疡边缘卷曲（图28-16C）；此期往往可见斑片、斑块及肿瘤同时存在。继发感染可伴疼痛及恶臭。患者常在数年内死亡。偶可见开始即表现为肿瘤而未经斑片期或斑块期皮损者，称暴发型皮肤T细胞淋巴瘤，预后差。

除皮肤外，淋巴结最常受累，其他依次为脾脏、肺脏、肝脏、骨髓、肾脏、舌、会厌、心脏、胰腺和甲状腺，内脏受累往往在尸检时才能发现。

【组织病理学】

多数患者组织病理有诊断价值，表现为表皮内亲表皮现象及Pautrier微脓肿。真皮上部出现带状多形性细胞浸润，包括正常淋巴细胞、组织细胞、嗜酸性粒细胞、浆细胞。有些单一核细胞是异型T淋

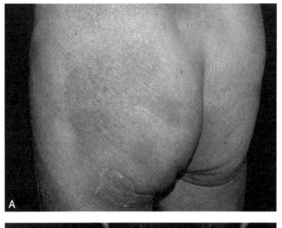
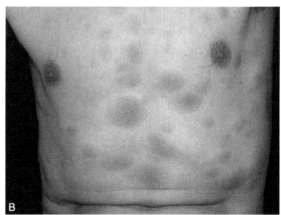
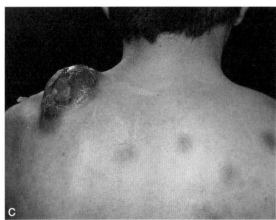

图 28-16　**蕈样肉芽肿**
A. 斑片期；B 斑块期；C. 肿瘤期。

巴细胞,后者核大而深染,外形呈特征性脑回状,而且附属器上皮(特别是毛囊)也可见散在的单一核细胞浸润。在肿瘤期,异型 T 淋巴细胞浸润,可达皮下脂肪层。

皮损组织中可检测到 T 细胞受体(T cell receptor,TCR)基因重排(TCRβ 和 / 或 TCRγ 基因的单克隆亚群),可作为 MF 的辅助诊断依据,但早期阳性率低。

【诊断】

斑片期皮损及组织病理均无特异性,往往难以作出诊断。斑块期及肿瘤期根据临床表现,结合组织病理学特征可作出诊断。国际皮肤淋巴瘤学会(International Society of Cutaneous Lymphomas,ISCL)和欧洲癌症研究与治疗组织(European Organization for Research and Treatment of Cancer,EORTC)的皮肤淋巴瘤小组提出了早期蕈样肉芽肿的诊断方法,当总分大于或等于 4 分时,即可诊断为蕈样肉芽肿(表 28-1)。

表 28-1　**早期蕈样肉芽肿诊断标准**

	标准	评分标准
临床特征	主要标准:存在持续性和 / 或进行性发展的斑片和斑块 次要标准: ● 非暴露部位的病变 ● 病变的大小、形状各异 ● 皮肤异色病	符合主要标准 ● 同时符合 1 项次要标准 1 分 ● 同时符合 2 项或 3 项次要标准 2 分
组织病理学	主要标准:浅表淋巴细胞浸润 次要标准: ● 不伴海绵形成的亲表皮现象 ● 淋巴细胞异型性	符合主要标准 ● 同时符合 1 项次要标准 1 分 ● 同时符合 2 项次要标准 2 分

续表

标准		评分标准
分子生物学	克隆性 TCR 基因重排	基因重排阳性 1 分
免疫病理学	• 少于 50% 的 T 细胞表达 CD2、CD3 或 CD5	满足任意 1 项或 1 项以上者 1 分
	• 少于 10% 的 T 细胞表达 CD7	
	• 表皮细胞和真皮细胞在 CD2、CD3、CD5 或 CD7 的表达上存在不一致	

【预防和治疗】

根据不同分期、患者的年龄和全身情况选择不同的治疗方法。

1. 局部治疗　主要包括外用糖皮质激素类、维 A 酸类及局部细胞毒性药物(氮芥类),光疗和放射疗法。

2. 系统治疗　包括生物免疫调节剂(如干扰素等)。出现皮肤外转移的患者常需要系统性化疗(如环磷酰胺、苯丁酸氮芥、甲氨蝶呤或维 A 酸等)、组蛋白去乙酰化酶抑制剂、靶向治疗等治疗,应积极与血液科开展多学科会诊。

第十六节 ｜ 黑素瘤

黑素瘤(melanoma)又称恶性黑素瘤,是来源于黑素细胞、恶性程度较高的恶性肿瘤。多发生于皮肤,亦可见于皮肤黏膜交界处、眼脉络膜和软脑膜等处。

【病因和发病机制】

遗传学研究显示黑素瘤存在 CDKN2a、CDK4、MC1R、BAP1 等易感基因多态性或突变,家族聚集性发病常见于多发性肿瘤灶患者。某些环境因素(如使用日光浴床、居住在热带或赤道附近、间歇性强烈阳光照射、长期慢性阳光暴露等)可促发黑素瘤,外伤和病毒感染也可能与本病的发生发展相关。

【临床表现】

好发于 60 岁以上男性人群,白色人种发病率较高,其中 3%～10% 有家族史,亚洲人发病率较低,我国每年新诊断病例约 2 万例。按照其生长模式,本病可分为 4 种临床亚型。

1. 肢端雀斑痣样黑素瘤(acral lentiginous melanoma)　为我国常见类型,占亚洲人黑素瘤的 50%。多由肢端雀斑样痣发展而来,好发于掌跖、甲及甲周区。皮损表现为色素不均匀、边界不规则的斑片,若位于甲母质,甲板及甲床可呈纵行带状色素条纹(图 28-17A),可有近端甲襞受累(Hutchinson 征)。此型进展快,常在短期内增大,并发生溃疡和转移,存活率仅 11%～15%。

2. 恶性雀斑痣样黑素瘤(malignant lentiginous melanoma)　好发于老年人的日光暴露部位,常由恶性雀斑样痣发展而来。皮损为淡褐色或褐色不均匀的色素性斑片,伴有暗褐色或黑色小斑点,边缘不规则,逐渐向周围扩大(图 28-17B)。此型生长慢、转移晚,最初仅局限于局部淋巴结转移。

3. 结节性黑素瘤(nodular melanoma)　好发于头颈及躯干部、足底、外阴、下肢等处。皮损初起为蓝黑或暗褐色隆起性结节,沿水平和垂直方向迅速增大成乳头瘤状、蕈样,可形成溃疡。

4. 浅表扩散性黑素瘤(superficial spreading melanoma)　由浅表黑素瘤发展而来,好发于躯干和四肢。皮损比恶性雀斑样痣小,直径很少超过 2.5cm,呈不规则斑片,部分呈弓形,棕黄色、褐色或黑色,亦可呈淡红色、蓝色和灰色。皮损如出现丘疹、结节、硬化、溃疡,则提示预后不良。

此外本病还可累及鼻腔、口腔(图 28-17C)、肛管黏膜等,常导致破溃,并引起出血、疼痛、阻塞等表现。

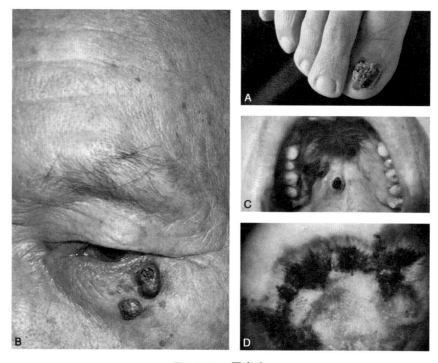

图 28-17　**黑素瘤**
A. 肢端雀斑痣样黑素瘤；B. 恶性雀斑痣样黑素瘤；C. 口腔转移灶；D. 皮肤镜表现。

皮肤镜检查可提高黑素瘤的临床诊断率,可表现为不对称、色素不均匀、不规则条纹 / 小点 / 球、污斑及蓝白幕等(图 28-17D)。

【组织病理学】

表皮和真皮内可见较多分散或巢状分布的黑素瘤细胞,沿水平和垂直方向扩展,深达真皮和皮下。黑素瘤细胞呈异型性,细胞大小、形态不一,胞核大,可见到核分裂及明显核仁,胞质内可含有色素颗粒,对多巴和酪氨酸酶呈强阳性反应。黑素瘤细胞形态可呈多样性,以梭形细胞和上皮样细胞为主。抗 S-100 蛋白及抗 HMB-45 单抗进行免疫过氧化酶染色,可有助于诊断。与预后相关的主要因素是黑素瘤细胞的浸润深度(Clark 分级)或厚度(Breslow 厚度)。

不同亚型的组织病理学特征如下。

1. **肢端雀斑痣样黑素瘤**　瘤细胞多在交界处,部分已浸润至真皮,细胞可呈梭形或 Paget 样。

2. **恶性雀斑痣样黑素瘤**　基底层见异型的黑素细胞,多呈梭形,部分已侵入真皮,部分沿毛囊向下侵犯外毛根鞘,真皮浅层嗜碱性变性,且有带状细胞浸润。

3. **结节性黑素瘤**　瘤细胞侵犯真皮形成结节状,但很少累及周边表皮,肿瘤旁表皮受累一般不超过 3 个皮突。

4. **浅表扩散性黑素瘤**　病变在原有基础上已侵入真皮,瘤细胞可呈上皮样、梭形或痣细胞样混合存在,但表皮内瘤细胞仍呈 Paget 样。

【诊断和鉴别诊断】

本病根据临床表现,结合组织病理学特征可以确诊。

需与多种疾病进行鉴别,特别是交界痣和混合痣,此外还有色素性基底细胞癌、脂溢性角化病、化脓性肉芽肿、Kaposi 肉瘤以及甲下外伤性血肿等。

【预防和治疗】

手术切除为原发性恶性黑素瘤的理想疗法,肿瘤厚度是决定手术切缘的重要依据。对于肿瘤较厚及合并高危因素患者,可采用术中淋巴结定位联合前哨淋巴结活检,对于明确淋巴结转移患者可行区域淋巴结清扫。已转移患者可采用化疗或联合化疗及干扰素治疗,肢端恶性黑素瘤可采用局部灌注化疗。放射疗法对缓解内脏及中枢神经系统转移灶的压迫症状有一定疗效,亦可缓解骨转移所致的疼痛。

近年来,对于复发、转移以及高危患者的免疫治疗及靶向治疗取得了明显进展。免疫治疗主要指PD-1 抑制剂和 CTLA-4 单抗,靶向治疗主要包括 BRAF 抑制剂、MEK 抑制剂和 KIT 抑制剂等。

（陈　翔　马　琳　晋红中）

第二十九章 | 性传播疾病

第一节 | 概　论

性传播疾病（sexually transmitted disease，STD）指主要通过性接触、类似性行为及间接性接触传染的一组疾病，不仅可引起泌尿生殖器官病变，而且可通过淋巴系统侵犯泌尿生殖器官所属的淋巴结，甚至通过血行播散侵犯全身各重要组织和器官。STD 严重危害患者身心健康，给患者个人、家庭和社会带来极大负面影响。

我国 2013 年新修订的《性病防治管理办法》规定的 STD 主要包括梅毒、淋病、生殖道衣原体感染、尖锐湿疣、生殖器疱疹和艾滋病 6 种疾病。此外广义 STD 还包括软下疳、性病性淋巴肉芽肿、非淋菌性生殖支原体尿道炎（宫颈炎）、生殖系统念珠菌病、阴道毛滴虫病、细菌性阴道病、阴虱病、疥疮、传染性软疣、乙型肝炎、阿米巴病和股癣等疾病。

【病因】

引起 STD 的病原微生物及其临床特征见表 29-1。

表 29-1　常见 STD 的病原微生物及其临床特征

病名	病原微生物	临床主要特征
淋病	淋病奈瑟球菌	尿道炎、宫颈炎、肛门直肠炎、咽炎、结膜炎、附睾炎
梅毒	梅毒螺旋体	一期硬下疳、二期梅毒疹、扁平湿疣、三期树胶肿
尖锐湿疣	人乳头瘤病毒	乳头状、菜花状赘生物
生殖道衣原体感染	沙眼衣原体	轻微尿道炎、急慢性宫颈炎
生殖道生殖支原体感染	生殖支原体	尿道炎、宫颈炎
生殖器疱疹	单纯疱疹病毒	外生殖器簇集性小水疱、浅溃疡，易反复发作
软下疳	杜克雷嗜血杆菌	外生殖器多发性疼痛性溃疡
性病性淋巴肉芽肿	沙眼衣原体	生殖器初疮、腹股沟综合征
艾滋病	人类免疫缺陷病毒	细胞免疫缺陷、各种条件致病微生物感染、恶性肿瘤
腹股沟肉芽肿	肉芽肿荚膜杆菌	外生殖器、腹股沟肉芽肿
生殖器念珠菌病	念珠菌	女性外阴阴道炎、男性龟头包皮炎
阴道毛滴虫病	阴道毛滴虫	外阴及阴道瘙痒、泡沫状脓性分泌物
细菌性阴道病	加特纳菌、厌氧菌	阴道糊状分泌物，无阴道黏膜炎症
阴虱病	阴虱	抓痕和血痂、黑褐色阴虱和铁锈色虱卵
疥疮	疥螨	指缝、下腹、大腿等部位丘疹、丘疱疹及外生殖器结节，瘙痒剧烈
传染性软疣	传染性软疣病毒	半球形丘疹，蜡样光泽，顶有脐凹，可挤出乳酪样物

【流行病学】

1. **流行状况**　STD 是在全世界范围内流行的一组常见传染病，近 20 年来逐渐呈现出流行范围扩大、发病年龄跨度增大、无症状或轻微症状患者增多以及耐药菌株数增多的趋势,已成为全世界必须共同面对的公共健康问题。尤其是艾滋病全球肆虐,给世界各国,特别是发展中国家和经济落后地区带来沉重负担。

相关监测数据表明我国STD的发病率逐年增高,其构成比亦发生变化,淋病总体上呈波动趋势,而梅毒呈波动上升趋势。中国疾病预防控制中心报告显示,2023年度我国梅毒、淋病和艾滋病的发病人数分别为530 116例、103 613例和58 903例,发病率分别为37.60/10万、7.35/10万和4.18/10万。梅毒和淋病报告发病人数分别居全国甲、乙类法定传染病第3位和第4位,艾滋病报告死亡人数为22 137例,病死率为1.57/10万。

2. 传播途径　STD常见传播途径如下。

(1)性接触传播:异性或同性性交是最主要传播方式,其他类似性行为(口交、肛交、手淫、接吻、触摸等)可增加感染概率。

(2)间接接触传播:通过接触被污染的衣服、公用物品或共用卫生器具等传染。

(3)血液和血液制品传播:输入受性病病原微生物污染的血液或血液制品以及静脉成瘾者共用注射用具。

(4)母婴垂直传播:患病的母亲通过胎盘感染胎儿或分娩时胎儿通过产道感染,婴儿通过母乳喂养感染。

(5)医源性传播:被污染的医疗器械经体格检查、注射、手术等方式感染他人,以及医务人员在医疗操作过程中因防护不当而自身感染。

(6)器官移植、人工授精等也可能成为传播途径。

【诊断和鉴别诊断】

根据病史、临床表现及实验室检查结果综合分析,作出诊断。

不同STD之间应相互鉴别,而且还应与多种非性传播疾病鉴别。

【病征管理】

STD病征管理(syndromic management)是将患者的临床表现进行归纳,每一类相关的症状和体征即为一种病征,包括男性尿道分泌物、女性阴道分泌物异常、外生殖器溃疡、外生殖器新生物、女性下腹痛、腹股沟淋巴结肿大、阴囊肿胀和新生儿结膜炎八大病征。每种病征的处理应设计相应的流程图,对患者进行诊断、治疗、健康教育、咨询及性伴侣通知等综合处理,治疗时针对所有可能引起该病征的病原微生物制订处理方案。对STD实施病征管理意义重大,患者可及早得到有效治疗,避免进一步蔓延传播。其优点是简单、方便、快捷,不需要复杂的实验室检查,特别适合于基层医疗单位,缺点是可能造成过度治疗和误诊、漏诊,多数无症状者得不到治疗等。

【防治】

STD既是医学问题又是社会问题,医学知识的普及、人们防病意识的提高和有效的防治措施等综合治理具有十分重要的作用。目前以宣传教育为主、标本兼治、综合治理的防治策略与政府领导、多部门合作、全社会参与的防治局面正在形成。

1. 完善法律保障　我国政府历来对STD的防治高度重视。

2. 重视宣传教育　关键在于经常性和持久性,针对不同人群采取形式多样、有针对性内容的宣传活动,如专题报道、专家访谈、现场咨询、电话热线、公益广告、电影、广播、板报、小册子、戏剧等形式,加深人们对STD危害性的认识并获知正确的预防方法。

3. 规范疫情报告　建立健全性病检测系统,规范和指导各级医疗机构的实验室检查。准确地掌握STD流行情况,预测流行趋势,掌握流行规律,相应地调整卫生资源的分配。

4. 加强行为干预　规范性病医疗市场,对感染者进行正规治疗,在全社会尤其是高危场所积极推广使用安全套,提高人们对安全套的认识和接受程度,对高危人群进行教育和咨询,促进安全性行为。避免交叉感染、酗酒或劳累,配偶及性伴侣同时接受诊治。

第二节 | 梅 毒

梅毒(syphilis)是由梅毒螺旋体(*Treponema pallidum*,TP)引起的一种慢性传染病,主要通过性接触、母婴垂直传播和血液传播。本病危害性极大,可侵犯全身各组织器官或通过胎盘传播引起死产、流产、早产和胎传梅毒。

【病因和发病机制】

TP 通常不易着色,故又称苍白螺旋体,由 8～14 个整齐规则、固定不变、折光性强的螺旋构成,长 4～14μm,宽 0.2μm,可以旋转、蛇行、伸缩 3 种方式运动。TP 人工培养困难,一般接种于家兔睾丸进行保存及传代。TP 以横断分裂方式繁殖,增代时间为 30～33 小时。TP 系厌氧微生物,离开人体不易生存,煮沸、干燥、日光、肥皂水和普通消毒剂均可迅速将其杀灭,但其耐寒力强,4℃可存活 3 天,-78℃保存数年仍具有传染性。

TP 表面的黏多糖酶可能与其致病性有关,TP 对皮肤、主动脉、眼、胎盘、脐带等富含黏多糖的组织有较高亲和力,可借助其黏多糖酶吸附到上述组织细胞表面,分解黏多糖造成组织血管塌陷、血供受阻,继而导致管腔闭塞性动脉内膜炎、动脉周围炎,出现坏死、溃疡等病变。

TP 含有很多抗原物质,多数为非特异性(如心磷脂),仅少数为特异性(如 TP 抗原)。非特异性抗体(如心磷脂抗体)在早期梅毒患者经充分治疗后滴度可逐渐下降直至完全消失,当病情复发或再感染后可由阴转阳或滴度逐渐上升,少数患者可出现血清固定反应(serofast reaction),即规范治疗后非梅毒螺旋体抗体可持续存在很长一段时间。特异性抗体(即抗 TP 抗体)对机体无保护作用,在血清中可长期甚至终身存在。

【传播途径】

梅毒的唯一传染源是梅毒患者,患者的皮损、血液、精液、乳汁和唾液中均有 TP 存在。其常见传播途径有以下几种。

1. 性接触传染　约 95% 的患者通过性接触由皮肤黏膜微小破损传染。未治疗患者在感染后 1～2 年内具有强传染性,随着病期延长,传染性越来越小,感染 4 年以上患者基本无传染性。

2. 母婴垂直传播　妊娠 4 个月后,TP 可通过胎盘及脐静脉由母体传染给胎儿,可引起死产、流产、早产或胎传梅毒,其传染性随病期延长而逐渐减弱,未经治疗的一期、早期潜伏和晚期潜伏梅毒孕妇垂直传播的概率分别为 70%～100%、40%、10%。分娩过程中新生儿通过产道时也可于头部、肩部擦伤处发生接触性感染。

3. 其他途径　冷藏 3 天以内的梅毒患者血液仍具有传染性,输入此种血液可发生感染;少数患者可经医源性途径、接吻、握手、哺乳或接触污染衣物、用具而感染。

【梅毒的临床分型与分期】

根据传播途径的不同,可分为获得性(后天性)梅毒和胎传(先天性)梅毒;根据病程的不同又可分为早期梅毒和晚期梅毒。

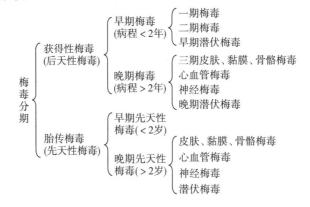

【临床表现】

（一）获得性梅毒

1. 一期梅毒（primary syphilis）　主要表现为硬下疳、腹股沟或皮损近卫淋巴结肿大，一般无全身症状。

（1）硬下疳（chancre）：由 TP 在侵入部位引起，好发于外生殖器（90%），男性多见于阴茎冠状沟、龟头、包皮及系带，女性多见于大小阴唇、阴唇系带、会阴及宫颈，发生于生殖器外者少见，后者易被漏诊或误诊。典型的硬下疳初起为小红斑，迅速发展为无痛性炎性丘疹，数天内丘疹扩大形成硬结，表面发生坏死，形成单个直径为 1～2cm、圆形或椭圆形无痛性溃疡，边界清晰，周边水肿并隆起，基底呈肉红色，触之具有软骨样硬度，表面有浆液性分泌物（图 29-1），内含大量的 TP，传染性极强。未经治疗的硬下疳可持续 3～4 周或更长时间，治疗者在 1～2 周后消退，消退后遗留暗红色表浅性瘢痕或色素沉着。有些患者损害表现为生殖器黏膜糜烂或多发性溃疡，合并细菌感染时损害出现脓性分泌物或疼痛。

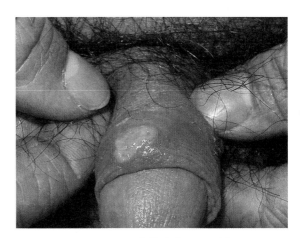

图 29-1　一期梅毒（示硬下疳）

（2）腹股沟或皮损近卫淋巴结肿大：发生于硬下疳出现 1～2 周后。可为单侧或双侧，无痛，相互孤立而不粘连，质中，不化脓破溃，其表面皮肤无红、肿、热，可有轻度压痛，消退常需要数月。淋巴结穿刺检查可见大量 TP。

2. 二期梅毒（secondary syphilis）　一期梅毒未经治疗或治疗不彻底，TP 由淋巴系统进入血液循环形成菌血症播散全身，引起皮肤黏膜及系统性损害，称二期梅毒。常发生于硬下疳消退 3～4 周后（感染 9～12 周后），少数可与硬下疳同时出现。

（1）皮肤黏膜损害

1）梅毒疹：皮损内含有大量 TP，传染性强，不经治疗一般持续数周可自行消退。皮损通常缺乏特异性，可表现为红斑、丘疹、斑丘疹、斑块、结节、脓疱或溃疡等，常以一种类型皮损为主，大多数泛发，不痒或轻微瘙痒。斑疹性梅毒疹表现为淡红色或黄红色斑疹，直径 0.2～1cm。丘疹性梅毒疹表现为红色丘疹、斑丘疹，表面可脱屑或结痂（图 29-2A）。表现为红色斑块或结节的梅毒疹常误诊为皮肤淋巴瘤。脓疱性梅毒疹多见于体质衰弱者，表现为潮红基底上的脓疱，可伴发溃疡或瘢痕形成。掌跖部位梅毒疹表现为绿豆至黄豆大小、铜红色、浸润性斑疹或斑丘疹，常有领圈样脱屑，互不融合，具有一定特征性（图 29-2B）。

2）扁平湿疣（condyloma latum）：好发于肛周、外生殖器、会阴、腹股沟及股内侧等部位。损害表现为肉色或粉红色扁平丘疹或斑块，表面糜烂湿润或轻度结痂（图 29-2C），单个或多个，内含大量 TP，传染性强。

3）梅毒性秃发（syphilitic alopecia）：由 TP 侵犯毛囊，造成毛发区血供不足所致。表现为局限性或弥漫性脱发，呈虫蚀状，头发稀疏，长短不齐，可累及长毛和短毛；秃发非永久性，及时治疗后毛发可以再生。

4）黏膜损害：多见于口腔、舌、咽、喉或生殖器黏膜。损害表现为一处或多处边界清晰的红斑、水肿、糜烂，表面可覆有灰白色膜状物。少数患者表现为外生殖器硬性水肿。

（2）其他系统损害

1）骨关节损害：TP 侵犯骨骼系统，可引起骨膜炎、关节炎、骨炎、骨髓炎、腱鞘炎或滑囊炎。骨膜炎最常见，多发生于长骨，表现为骨膜轻度增厚、压痛明显且夜间加重；关节炎常见于肩、肘、膝、髋及踝等处，且多为对称性，表现为关节腔积液、关节肿胀、压痛、酸痛，症状昼轻夜重。

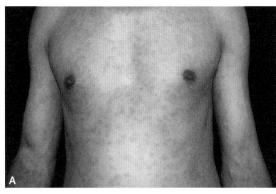
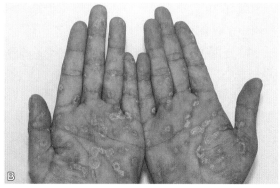
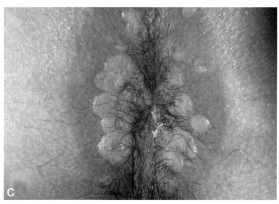

图 29-2 **二期梅毒**
A. 躯干梅毒疹;B. 掌跖部梅毒疹;C. 肛周扁平湿疣。

2)眼损害:包括虹膜炎、虹膜睫状体炎、脉络膜炎、视网膜炎、视神经炎、角膜炎、基质性角膜炎及葡萄膜炎,均可引起视力损害。

3)神经损害:主要有无症状神经梅毒、梅毒性脑膜炎、脑血管梅毒。无症状神经梅毒仅有脑脊液异常;梅毒性脑膜炎可引起高颅内压症状、脑神经麻痹等;脑血管梅毒常与梅毒性脑膜炎并存,主要侵犯脑动脉造成管壁增厚、狭窄,导致血供不足。

4)全身淋巴结肿大:发生率为 50%～80%,表现为全身淋巴结无痛性肿大。

5)内脏梅毒:少见,可引起肝炎、胆管周围炎、肾病和胃肠道病变等。

二期早发梅毒未经治疗或治疗不当,经 2～3 个月皮损可自行消退。患者免疫力降低可导致二期复发梅毒,皮损通常数目少,形态奇特,常呈环状、弓形或弧形。

3. 三期梅毒(tertiary syphilis) 早期梅毒未经治疗或治疗不充分,经过 3～4 年(最早 2 年,最晚 20 年),40% 的患者发生三期梅毒。

(1)皮肤黏膜损害:主要为结节性梅毒疹和梅毒性树胶肿,近关节结节少见。

1)结节性梅毒疹(nodular syphilid):好发于头面、肩背及四肢伸侧。皮损为直径 0.2～1cm,呈簇集排列的铜红色浸润性结节,表面可脱屑或坏死溃疡。新旧皮损此起彼伏,迁延数年,呈簇集状、环状、匐行奇异状分布或融合,无自觉症状。

2)梅毒性树胶肿(syphilitic gumma):又称为梅毒瘤,是三期梅毒的标志,也是破坏性最强的一种皮损。好发于小腿,少数发生于骨骼、口腔、上呼吸道黏膜及内脏。小腿皮损初起常为单发的无痛性皮下结节,逐渐增大和发生溃疡,形成直径 2～10cm 的穿凿状溃疡,呈肾形或马蹄形,边界清晰,边缘锐利,溃疡面有黏稠树胶状分泌物,愈后形成萎缩性瘢痕。黏膜损害也表现为坏死、溃疡,并在不同部位出现相应临床表现(如口腔黏膜损害导致发音及进食困难,眼部黏膜损害导致眼痛、视力障碍、阿-罗瞳孔甚至失明等)。

(2)其他系统损害

1)骨梅毒(osseous syphilis):发生率仅次于皮肤黏膜损害。最常见的是长骨骨膜炎,表现为骨骼疼痛、骨膜增生,胫骨受累后形成佩刀胫;骨髓炎、骨炎及关节炎可导致病理性骨折、骨穿孔、关节畸形等。

2）眼梅毒(ocular syphilis):表现类似于二期梅毒眼损害。

3）心血管梅毒(cardiovascular syphilis):发生率为10%,多在感染10～20年后发生。表现为单纯性主动脉炎、主动脉瓣关闭不全、冠状动脉狭窄或阻塞、主动脉瘤及心肌树胶肿等。

4）神经梅毒(neurosyphilis):发生率为10%,多在感染3～20年后发生。主要类型有无症状神经梅毒、脑膜梅毒、实质性神经梅毒(脊髓痨、麻痹性痴呆)、脑(脊髓)膜血管型神经梅毒和树胶肿性神经梅毒等。

(二) 先天性梅毒

先天性梅毒分为早期先天性梅毒、晚期先天性梅毒和先天潜伏梅毒,特点是不发生硬下疳,早期病变较获得性梅毒重,骨骼及感觉器官受累多而心血管受累少。

1. **早期先天性梅毒**(early congenital syphilis)　患儿常早产,发育营养差、消瘦、脱水、皮肤松弛,貌似老人,哭声低弱嘶哑,躁动不安。

(1)皮肤黏膜损害:多在出生3周后出现,少数出生时即有,皮损与二期获得性梅毒相似。口周及肛周常形成皲裂,愈后遗留放射状瘢痕,具有特征性。

(2)其他系统损害:梅毒性鼻炎(syphilitic rhinitis)多在出生后1～2个月内发生,初期为鼻黏膜卡他症状,病情加剧后鼻黏膜可出现溃疡,排出血性黏稠分泌物,堵塞鼻孔造成呼吸、吸吮困难,严重者可导致鼻中隔穿孔、鼻梁塌陷,形成鞍鼻。骨梅毒较常见,可表现为骨软骨炎、骨髓炎、骨膜炎及梅毒性指炎等,引起肢体疼痛、活动受限,状如肢体麻痹,称梅毒性假瘫。此外常有全身淋巴结肿大、肝脾大、肾病综合征、脑膜炎、血液系统损害等表现。

2. **晚期先天性梅毒**(late congenital syphilis)　一般5～8岁发病,13～14岁才相继出现多种表现,以角膜炎、骨损害和神经系统损害常见,心血管梅毒罕见。

(1)皮肤黏膜损害:发病率低,以树胶肿多见,好发于硬腭、鼻中隔黏膜,可引起上腭、鼻中隔穿孔和鞍鼻。

(2)其他系统损害

1）眼梅毒:约90%为基质性角膜炎,初起为明显的角膜周围炎,继之出现特征性弥漫性角膜浑浊,反复发作可导致永久性病变,引起失明。

2）骨梅毒:骨膜炎多见,可形成佩刀胫和Clutton关节(较罕见,表现为双侧膝关节无痛性肿胀、轻度强直及关节腔积液)。

3）神经梅毒:1/3～1/2患者发生无症状神经梅毒,常延至青春期发病,以脑神经损害为主,尤其是听神经、视神经损害,少数出现幼年麻痹性痴呆、幼年脊髓痨等。

4）标志性损害:①哈钦森牙(Hutchinson teeth):门齿游离缘呈半月形缺损,表面宽基底窄,牙齿排列稀疏不齐;②桑葚齿(mulberry molars):第一磨牙较小,其牙尖较低,且向中偏斜,形如桑葚;③胸锁关节增厚:胸骨与锁骨连接处发生骨疣所致;④基质性角膜炎;⑤神经性耳聋:多发生于学龄期儿童,先有眩晕,随之丧失听力。哈钦森牙、神经性耳聋和基质性角膜炎合称为哈钦森三联征。

(三) 潜伏梅毒

凡有梅毒感染史,无临床症状或临床症状已消失,除梅毒血清学阳性外无任何阳性体征,并且脑脊液检查正常者称为潜伏梅毒(latent syphilis),其发生与机体免疫力较强或治疗暂时抑制TP有关。病程在2年以内的为早期潜伏梅毒,病程＞2年为晚期潜伏梅毒。

【组织病理学】

组织病理学基本改变是血管内膜炎和血管周围炎,表现为血管内皮细胞肿胀增生,血管周围大量淋巴细胞、浆细胞浸润;三期梅毒主要为肉芽肿性损害,中央坏死,周围大量浆细胞、淋巴细胞浸润,伴有较多上皮样细胞及巨细胞浸润。

【其他辅助检查】

可分为 TP 直接检查、梅毒血清学试验（详见第五章）、脑脊液检查、影像学检查及组织病理学检查。

TP 检查通常采用暗视野显微镜、镀银染色、吉姆萨染色或直接免疫荧光检查等方法，适合于硬下疳或扁平湿疣者。

梅毒血清学试验是梅毒主要的检查方法和确诊的主要依据，分为非特异性试验（包括 RPR、TRUST 和 VDRL 试验）和特异性试验（包括 TPHA、TPPA 和 FTA-ABS）。

脑脊液（cerebrospinal fluid，CSF）检查主要用于神经梅毒的诊断，包括白细胞计数、蛋白定量、VDRL、PCR 和胶体金试验。脑脊液白细胞计数和总蛋白量的增加属非特异性变化，脑脊液 VDRL 试验是神经梅毒的可靠诊断依据，在没有条件做 FTA-ABS 和 VDRL 的情况下，可以用 TPPA 和 RPR/TRUST 替代。研究显示脑脊液中梅毒螺旋体核酸检测阳性或 CXCL13 升高可以作为神经梅毒的参考诊断依据。HIV 阳性的梅毒患者，脑脊液白细胞计数常增高（>5 个 /mm^3），使用较高的临界值（白细胞计数>20 个 /mm^3）可提高神经梅毒的特异性，因此脑脊液白细胞计数也常作为判断疗效的敏感指标。

X 线、彩色多普勒超声、CT 和 MRI 检查分别用于骨关节梅毒、心血管梅毒和神经梅毒的辅助诊断。

【诊断和鉴别诊断】

由于梅毒的临床表现复杂多样，因此必须仔细询问病史、认真体格检查和反复实验室检查方可及早明确诊断，特别是对于接受常规处理长时间不愈的生殖器糜烂、溃疡者，应进行多次梅毒血清学检查。此外，对于患有其他 STD 者、6 周前有不洁性接触者、梅毒患者的性伴侣，应常规进行梅毒血清学筛查。

一期梅毒的诊断主要根据接触史、潜伏期、典型临床表现，同时结合实验室检查（发现 TP；梅毒血清试验早期阴性，后期阳性），应注意不可仅凭借一次梅毒血清学试验阴性结果排除梅毒。硬下疳应与生殖器疱疹、软下疳、固定型药疹、白塞病、急性女阴溃疡、下疳样脓皮病和生殖器部位肿瘤鉴别。

二期梅毒的诊断主要根据接触史、典型临床表现（特别是皮肤黏膜损害），同时结合实验室检查（黏膜损害处发现 TP；梅毒血清试验强阳性）。二期梅毒应与玫瑰糠疹、寻常型银屑病、病毒疹、药疹、扁平苔藓、股癣和皮肤淋巴瘤等进行鉴别。

晚期梅毒的诊断主要根据接触史、典型临床表现，同时结合实验室检查（非 TP 抗原血清试验大多阳性，亦可阴性，TP 抗原血清试验阳性，典型组织病理表现等）；神经梅毒脑脊液检查可见白细胞≥5×10^6/L，蛋白量>0.5g/L，VDRL 试验阳性。三期梅毒应与皮肤结核、麻风和皮肤肿瘤等进行鉴别；神经梅毒应与其他中枢神经系统疾病或精神性疾病鉴别；心血管梅毒应与其他心血管疾病鉴别。

先天性梅毒的诊断主要根据患儿母亲有梅毒病史，结合有典型临床表现和实验室检查（发现 TP 或梅毒血清试验阳性）。

【预防和治疗】

1. 常用的驱梅药物 青霉素类为首选药物，血清浓度达 0.03U/ml 即有杀灭 TP 的作用，但血清浓度必须稳定维持 10 天以上方可彻底清除体内的 TP。常用苄星青霉素、普鲁卡因水剂青霉素 G、水剂青霉素 G。头孢曲松钠近年来证实为高效的抗 TP 药物，可作为青霉素过敏者优先选择的替代治疗药物。四环素类和大环内酯类疗效较青霉素差，通常作为青霉素过敏者的替代治疗药物。

2. 治疗方案的选择

（1）早期梅毒：苄星青霉素 240 万 U，分两侧臀部肌内注射，使用 1~2 次；或普鲁卡因青霉素 G 120 万 U/d 肌内注射，连续 15 天。青霉素过敏者可选用头孢曲松钠 0.5~1.0g/d 肌内注射或静脉注射，连续 10 天，或连续口服四环素类药物（多西环素 100mg，每天 2 次；米诺环素 100mg，每天 2 次）15 天；阿奇霉素 2g，顿服（青霉素或多西环素治疗无效时可选用，不能用于男 - 男性交者、合并 HIV 感染患者和孕妇）。

（2）晚期梅毒：苄星青霉素 240 万 U，分两侧臀部肌内注射，每周 1 次，连续 3 次；或普鲁卡因青霉素 G 120 万 U/d 肌内注射，连续 20 天；也可考虑给第二疗程，疗程间停药 2 周。青霉素过敏者可用多西环素 100mg 口服，每天 2 次，连续 30 天。

（3）心血管梅毒：如有心力衰竭，首先治疗心力衰竭；待心功能可代偿时再注射青霉素，但从小剂量开始以避免发生吉 - 海反应，造成病情加剧或死亡。青霉素第 1 天 10 万 U，1 次肌内注射；第 2 天 10 万 U，共 2 次肌内注射；第 3 天 20 万 U，共 2 次肌内注射；自第 4 天起按下列方案治疗：普鲁卡因青霉素 80 万 U/d，肌内注射，连续 20 天为一疗程，共 2 个疗程（或更多），疗程间停药 2 周；或苄星青霉素 240 万 U，分两侧臀部肌内注射，每周 1 次，共 3 次。所有心血管梅毒均需排除神经梅毒，合并神经梅毒的心血管梅毒必须按神经梅毒治疗。对青霉素过敏者用多西环素 100mg，每天 2 次，连服 30 天。

（4）神经梅毒：为避免吉 - 海反应，应口服泼尼松。首先选用水剂青霉素 G 1 800 万～2 400 万 U/d，分 4～6 次静脉注射，连续 10～14 天，继以苄星青霉素 240 万 U 肌内注射，每周 1 次，连续 3 次；或普鲁卡因青霉素 G 240 万 U/d 肌内注射，同时连续口服丙磺舒（2.0g/d，分 4 次）10～14 天，继以苄星青霉素 240 万 U 肌内注射，每周 1 次，连续 3 次。替代方案：头孢曲松 2g，每天 1 次静脉给药，连续 10～14 天。对青霉素过敏者用以下药物：多西环素 100mg，每天 2 次，连服 30 天；或盐酸四环素 500mg，每天 4 次，连服 30 天（肝、肾功能不全者禁用）。

（5）妊娠梅毒：根据孕妇梅毒的分期不同，采用相应的方案进行治疗，用法及用量与同期其他梅毒患者相同（多西环素及阿奇霉素禁用于妊娠梅毒患者），在妊娠初 3 个月及妊娠末 3 个月各进行 1 个疗程的治疗，但任何时刻只要发现未经正规治疗的孕妇梅毒，均需及时治疗。孕妇如对青霉素过敏，目前尚无最佳替代治疗方案，可在无头孢曲松过敏史的情况下谨慎选用头孢曲松，但要注意与青霉素可能的交叉过敏反应。由于我国梅毒螺旋体对大环内酯类药物普遍耐药，因此必须在确保无耐药的情况下才可使用红霉素治疗梅毒。①早期妊娠梅毒：红霉素 500mg 口服，每天 4 次，连续 14 天；②晚期妊娠梅毒：红霉素 500mg 口服，每天 4 次，连续 30 天。且在治疗后应加强临床和血清学随访。在停止哺乳后，要用多西环素复治。红霉素不能通过胎盘，因此对胎儿无治疗作用。

（6）先天性梅毒

1）早期先天性梅毒：确诊先天性梅毒的婴幼儿，或婴幼儿体检无异常发现但其母亲患有梅毒，未治疗或治疗不规范（母亲产前 1 个月内开始梅毒治疗者），妊娠期间应用非青霉素药物治疗者，应用水剂青霉素 G 10 万～15 万 U/（kg·d），静脉注射：出生 7 天内，水剂青霉素 G 5 万 U/kg，静脉注射，每 12 小时一次；出生 7 天后，水剂青霉素 G 5 万 U/kg，静脉注射，每 8 小时一次，总疗程 10～14 天。或普鲁卡因青霉素 G 5 万 U/（kg·d）肌内注射，每天 1 次，10～14 天。

脑脊液异常者选用水剂青霉素 G 10 万～15 万 U/（kg·d），分 2～3 次静脉注射，连续 10～14 天；或普鲁卡因青霉素 G 5 万 U/（kg·d）肌内注射，连续 10～14 天。脑脊液正常者选用苄星青霉素 5 万 U/（kg·d），1 次分两侧臀部肌内注射。无条件检查脑脊液者按脑脊液异常者的方案进行治疗。

婴幼儿体检无异常，其母亲患有梅毒但得到规范治疗且无梅毒复发或再感染梅毒证据者，可单纯观察该婴幼儿，或苄星青霉素 5 万 U/kg，1 次分两侧臀部肌内注射。

2）晚期先天性梅毒：水剂青霉素 G 20 万～30 万 U/（kg·d），分 4～6 次静脉注射，连续 10～14 天；或普鲁卡因青霉素 G 5 万 U/（kg·d）肌内注射，连续 10～14 天为 1 个疗程，可用 1～2 个疗程。较大儿童的青霉素剂量不应超过成人同期患者剂量。替代方案：对青霉素过敏者，既往用过头孢菌素类抗生素而无过敏者在严密观察下可选择：头孢曲松 250mg，每天 1 次，肌内注射，连续 10～14 天。青霉素过敏者选用红霉素，20～30mg/（kg·d），分 4 次口服，连续 30 天。小于 8 岁儿童禁用四环素。

【注意事项】

1. 本病应及早、足量、规则治疗，尽可能避免心血管梅毒、神经梅毒及严重并发症的发生。性伴侣同时接受治疗，治疗期间禁止性生活，避免再感染及引起他人感染。

2. 治疗后应定期随访，进行体格检查、血清学检查及影像学检查以考察疗效。一般至少坚持 3

年,第 1 年内每 3 个月复查 1 次,第 2 年内每半年复查 1 次,第 3 年在年末复查 1 次;神经梅毒同时每 6 个月进行脑脊液检查;妊娠梅毒经治疗在分娩前应每个月复查 1 次;梅毒孕妇分娩出的婴儿,应在出生后第 1、2、3、6 和 12 个月进行随访。

3. 病程 1 年以上的患者、复发患者、血清固定患者及伴有视力、听力异常的患者均应接受脑脊液检查,以了解是否存在神经梅毒。复发患者应排除再感染、HIV 感染、神经梅毒、心血管梅毒和生物学假阳性等后重新治疗。

4. **防治吉 - 海反应** 吉 - 海反应系梅毒患者接受高效抗 TP 药物治疗后 TP 被迅速杀死并释放出大量异种蛋白,引起机体发生的急性超敏反应。多在梅毒首次用药后 24 小时内发生,表现为寒战、发热、头痛、呼吸加快、心动过速、全身不适及原发疾病加重,严重时心血管梅毒患者可发生主动脉破裂。泼尼松可用于预防吉 - 海反应,通常在驱梅治疗前 1 天开始应用,0.5mg/(kg·d),口服 3 天。心血管梅毒的治疗应从小剂量青霉素开始,逐渐增加剂量,直至第 4 天起按正常剂量治疗;治疗过程中如发生胸痛、心力衰竭加剧或心电图 ST-T 段变化较治疗前明显,则应暂停治疗。

5. **血清固定反应** 也称血清抵抗,即梅毒患者经过规范的抗梅毒治疗和充分随访(一期梅毒随访 1 年,二期梅毒随访 2 年,晚期梅毒随访 3 年),非梅毒螺旋体血清学试验维持在一定滴度(一般在 1∶8 或以下,但超过 1∶8 也不鲜见)超过 3 个月,排除再感染、神经梅毒、心血管梅毒和生物学假阳性等,即为梅毒血清固定反应。由于梅毒血清固定反应的发生率较高,目前对这类患者的处理已成为临床棘手的问题。早期诊断、及时规范治疗是防止梅毒血清固定反应的重要措施。

第三节 │ 淋 病

淋病由淋病奈瑟球菌(*Neisseria gonorrhoeae*,简称淋球菌)感染引起,主要导致泌尿生殖系统的化脓性感染,也可有眼、咽、直肠感染和播散性淋球菌感染。淋病潜伏期短,传染性强,可导致多种并发症和后遗症。

【病因和发病机制】

淋球菌呈卵圆形或肾形,无鞭毛、芽孢,常成对排列,接触面平坦或稍凹陷,直径 0.6～0.8μm,革兰氏染色阴性。淋球菌的适宜生长条件为温度 35～36℃,pH 7.2～7.5,含 5%～7% CO_2 的环境。淋球菌离开人体后不易生长,对理化因子的抵抗力较弱,52℃只能存活 5 分钟,60℃ 1 分钟内死亡;在完全干燥的环境中 1～2 小时即死亡,但在不完全干燥的环境和脓液中则能保持传染性 10 余小时甚至数天;对一般消毒剂很敏感,1∶4 000 硝酸银溶液 7 分钟死亡,1% 苯酚 1～3 分钟死亡。

人是淋球菌的唯一天然宿主。淋球菌主要侵犯黏膜,尤其对单层柱状上皮和移行上皮所形成的黏膜有亲和力,通过其表面菌毛含有的黏附因子黏附到柱状上皮细胞的表面进行繁殖,并沿生殖道上行,经柱状上皮细胞吞噬作用进入细胞内繁殖,导致细胞溶解破裂;淋球菌还可从黏膜细胞间隙进入黏膜下层使之坏死。淋球菌内毒素及外膜脂多糖与补体结合后产生化学毒素,能诱导中性粒细胞聚集和吞噬,引起局部急性炎症,出现充血、水肿、化脓和疼痛;如治疗不及时,淋球菌可进入尿道腺体和隐窝,成为慢性病灶。近年来研究表明淋球菌的菌毛和外膜主要蛋白具有抵抗中性粒细胞、巨噬细胞杀伤作用的能力。

【传播途径】

淋病主要通过性接触传播,淋病患者是其传染源。少数情况下也可因接触有淋球菌的分泌物或被污染的用具而被传染。女性(包括幼女)因其尿道和生殖道短,很容易感染;新生儿经过患淋病母亲的产道时,眼部被感染可引起新生儿淋菌性眼炎;妊娠期女性患者感染可累及羊膜腔导致胎儿感染。

【临床表现】

淋病可发生于任何年龄,但多发于性活跃人群。潜伏期一般为 2～10 天,平均 3～5 天,潜伏期患者具有传染性。

1. 无并发症淋病

（1）男性急性淋病：早期症状有尿频、尿急、尿痛，很快出现尿道口红肿，有稀薄黏液流出，24 小时后病情加重，分泌物变为黄色脓性，且量增多（图 29-3）。可有尿道刺激症状，有时可伴发腹股沟淋巴结炎。后尿道受累时可出现终末血尿、血精、会阴部轻度坠胀等，夜间常有阴茎痛性勃起。一般全身症状较轻，少数可有发热、全身不适、食欲缺乏等。一般在 10～14 天后症状逐渐减轻，1 个月后基本消失，但并未痊愈，可继续向后尿道或上生殖道扩散。

（2）女性急性淋病：60% 的妇女感染淋病后无症状或症状轻微，好发于宫颈、尿道。淋菌性宫颈炎的分泌物初为黏液性，后转为脓性，体检可见宫颈口红肿、触痛、脓性分泌物；淋菌性尿道炎、尿道旁腺炎表现为尿道口红肿，有压痛及脓性分泌物，主要症状有尿频、尿急、尿痛，体检可见尿道口潮红、黏膜水肿、尿道口脓性分泌物，挤压尿道旁腺可有脓液渗出；淋菌性前庭大腺炎表现为单侧前庭大腺红肿、疼痛，严重时形成脓肿，可有全身症状。

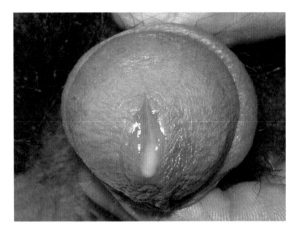

图 29-3　急性淋病（男性）

女童淋病多为与患淋病的父母密切接触和共用浴室用具而感染，少数因性虐待所致。常见弥漫性阴道炎继发外阴炎，有时累及肛门和直肠。

（3）淋菌性肛门直肠炎：主要见于有肛交行为者，如男性同性恋者，部分女性可由淋菌性宫颈炎的分泌物直接感染肛门直肠所致。轻者仅有肛门瘙痒、烧灼感，排出黏液和脓性分泌物，重者有里急后重，可排出大量脓性和血性分泌物。

（4）淋菌性咽炎：多见于口交者。表现为急性咽炎或急性扁桃体炎，偶伴发热和颈淋巴结肿大，有咽干、咽痛和吞咽痛等表现。

（5）淋菌性结膜炎：成人多因自我接种或接触被分泌物污染的物品所感染，多为单侧；新生儿多为母亲产道传染，多为双侧。表现为眼结膜充血水肿，脓性分泌物较多，体检可见角膜呈云雾状，严重时角膜发生溃疡，引起穿孔，甚至导致失明。

2. 淋病并发症

（1）男性淋菌性尿道炎患者因治疗不当或酗酒、性交等影响，导致感染进一步发展并蔓延至后尿道，引起后尿道炎、前列腺炎、精囊炎、附睾炎等；炎症反复发作形成瘢痕后可引起尿道狭窄，部分发生输精管狭窄或梗阻，也可导致不育。

1）淋菌性前列腺炎：急性者有发热、尿频及会阴部疼痛，直肠指检示前列腺肿大，压痛明显，分泌物检查可发现上皮细胞、少数脓细胞和淋球菌，如不及时治疗可形成脓肿；慢性患者一般无明显自觉症状，起床后第一次排尿时尿道口有糊口现象。

2）淋菌性精囊炎：急性时有发热、尿频、尿痛，终末尿浑浊并带血，直肠指检可触及肿大的精囊，并有剧烈触痛；慢性者无自觉症状，直肠检查可触及精囊发硬。

3）淋菌性附睾炎：多为单侧，可有发热、阴囊红肿、疼痛，同侧腹股沟和下腹部有反射性抽痛，尿液常浑浊。

（2）女性淋病的主要并发症为淋菌性盆腔炎（包括急性输卵管炎、子宫内膜炎、继发性输卵管卵巢脓肿及破裂后所致的盆腔脓肿、腹膜炎等），很容易发展为盆腔及附件感染，反复发作可造成输卵管狭窄或闭塞，可引起异位妊娠、不孕或慢性下腹痛等。

3. 播散性淋球菌感染 少见,占淋病患者的 1%～3%,可发生菌血症,临床表现有发热、寒战、全身不适,常在四肢关节附近出现皮损,表现为瘀斑基础上脓疱、血疱和坏死,散在分布,数目常不多;还可发生关节炎、腱鞘炎、心内膜炎、心包炎、胸膜炎、肝周炎及肺炎等。诊断主要根据临床表现和血液、关节液、皮损等处淋球菌培养为阳性结果。

【诊断和鉴别诊断】

本病主要根据病史(性接触史、配偶感染史、与淋病患者共用物品史或新生儿母亲有淋病史等)、典型临床表现和实验室检查结果进行诊断。淋球菌检查包括直接涂片染色镜检、细菌培养、核酸扩增试验(NAAT)等。

本病应与非淋菌性尿道炎、念珠菌性阴道炎及滴虫性阴道炎等进行鉴别。非淋菌性尿道炎临床表现较轻,淋球菌检查阴性,但两者常并存,导致患者迁延不愈。

【预防和治疗】

1. 淋菌性尿道炎、宫颈炎、直肠炎 头孢曲松钠 1.0g 一次肌内注射;或大观霉素 2.0g(宫颈炎 4.0g)一次肌内注射;或头孢克肟 400mg,口服,单次给药;或头孢噻肟 1g,肌内注射,单次给药。

2. 淋菌性咽炎、妊娠期淋病、成人淋菌性眼炎 头孢曲松钠 1.0g,一次肌内注射;或头孢噻肟 1g,肌内注射,单次给药。新生儿淋菌性眼炎:头孢曲松钠 25～50mg/(kg·d)(单剂不超过 125mg)静脉或肌内注射,连续 3 天。

3. 淋菌性盆腔炎、播散性淋病及淋菌性附睾炎、前列腺炎、精囊炎 头孢曲松钠 1.0g/d 肌内注射或静脉注射,连续 10 天以上,或大观霉素 4.0g/d,分 2 次肌内注射,连续 10 天以上。淋菌性脑膜炎和心内膜炎疗程更长。

【判愈标准】

治疗结束后症状和体征全部消失,1 周后淋球菌培养检测阴性,或 3 周后核酸扩增试验阴性判为治愈。

第四节 | 生殖道衣原体感染

生殖道衣原体感染(urogenital chlamydia infection)是一种以衣原体为致病微生物的泌尿生殖道系统感染,主要通过性接触传染,临床过程隐匿、迁延、症状轻微,常引起上生殖道感染,是最常见的性传播疾病之一。

非淋菌性尿道炎(nongonococcal urethritis,NGU)中的解脲脲原体和人型支原体的致病性有众多相左的研究,生殖道支原体的致病性近年研究较多但未被确定,因而 NGU 被列为尿道炎中一个有待确定的疾病。

【病因和发病机制】

病原微生物为沙眼衣原体(*Chlamydia trachomatis*,CT)血清型 D～K,其可导致宿主细胞凋亡,所携带的质粒及分泌蛋白致病性较强,可引发免疫病理反应。

衣原体有独特的发育周期,进入细胞前为具有感染性的较小致密原体,进入宿主细胞后逐渐增大繁殖成为始体,无感染性,成熟后又成为原体。衣原体对热敏感,在 56～60℃可存活 5～10 分钟,但在 –70℃可存活达数年之久;常用消毒剂(如 0.1% 甲醛液、0.5% 苯酚和 75% 乙醇等)均可将其杀死。

【临床表现】

生殖道衣原体感染多发生在性活跃人群,主要经性接触感染,男性和女性均可发生,新生儿可经产道分娩时感染。潜伏期为 1～3 周,但有 50% 以上无症状。有症状者可出现以下临床表现。

1. 男性尿道炎 临床表现与淋病类似但程度较轻。常见症状为尿道刺痒、刺痛或烧灼感,少数有尿频、尿痛。体检可见尿道口轻度红肿,尿道分泌物呈浆液性,量少,有些患者晨起时会发现尿道口有少量分泌物结成痂封住尿道口(糊口现象)或内裤被污染(图 29-4)。50%~60% 的淋病患者合并衣原体感染,在清除淋菌后炎症仍然存在,称为淋病后尿道炎。

未经治疗的尿道炎经常上行感染引起:①附睾炎:多为急性,单侧发生,常与尿道炎并存;②前列腺炎:多见亚急性前列腺炎,慢性者可表现为无症状或会阴钝痛、阴茎痛。还可引起Reiter 综合征,表现为尿道炎、结膜炎和关节炎三联征。

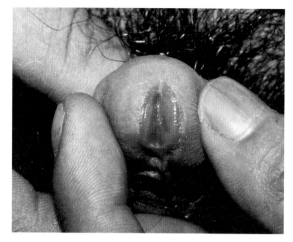

图 29-4　生殖道衣原体感染(男性)

2. 女性黏液性宫颈炎　表现为白带增多,体检时可见宫颈水肿、糜烂等。半数以上患者无症状。上行感染可引起输卵管炎、子宫内膜炎、异位妊娠、不孕症,甚至肝周炎。仅 25% 的女性患者出现尿道炎,表现为尿道口充血、尿频,甚至排尿困难等泌尿系统症状。沙眼衣原体也可由口 - 生殖器接触导致咽部感染;还可引起前庭大腺炎。

3. 新生儿感染　新生儿经母亲产道分娩时可感染沙眼衣原体,引起结膜炎或肺炎。

【其他辅助检查】

通过核酸检测、细胞培养阳性和抗原检测可发现沙眼衣原体,核酸检测的敏感性和特异性高,但应在通过相关机构认定的实验室开展。

【诊断和鉴别诊断】

本病主要根据病史(性接触史、配偶感染史等)、临床表现和实验室检查结果进行诊断。

应与淋病进行鉴别,此外尚需排除白念珠菌和滴虫的感染。

【预防和治疗】

原则上应早期、足量、规则用药,治疗方案个体化。

1. 推荐方案　阿奇霉素第 1 天 1g,以后 2 天每天 0.5g,共 3 天,或多西环素 200mg/d,分 2 次口服,连服 10~14 天。

2. 替代方案　可选药物有米诺环素、四环素、罗红霉素、克拉霉素、左氧氟沙星、司帕沙星。

3. 妊娠期　仅可用红霉素或阿奇霉素,不宜用四环素类药物。

4. 新生儿衣原体眼结膜炎　红霉素干糖浆粉剂 50mg/(kg·d),分 4 次口服,2 周为一疗程。0.5%红霉素眼膏或 1% 四环素眼膏出生后立即涂抹眼中对衣原体感染有一定预防作用。

【判愈标准】

治疗结束后症状和体征全部消失,2 周后抗原检测试验阴性,4 周后核酸扩增试验阴性,判断为治愈。

第五节 ｜ 尖锐湿疣

尖锐湿疣(condyloma acuminatum,CA)是全球范围内最常见的 STD 之一,由人乳头瘤病毒感染所致的皮肤黏膜疣状增生性疾病,常发生在外生殖器及肛门等部位,主要通过性行为传播。

【病因和发病机制】

人类是人乳头瘤病毒(human papilloma virus,HPV)的唯一宿主。目前已鉴定出 200 多种 HPV亚型,其中 40 多种亚型和肛门生殖器感染相关。多数 HPV 感染无症状或为亚临床感染状态,临床可见的尖锐湿疣 90% 以上由 HPV-6 或 HPV-11 型引起,也可合并 HPV-16、HPV-18、HPV-31、HPV-33 和HPV-35 等高危型感染,后者与鳞状上皮癌的癌前病变相关。

【临床表现】

本病好发生于性活跃人群。潜伏期一般为 1～8 个月,平均为 3 个月。外生殖器(图 29-5A、B)及肛门周围皮肤黏膜湿润区(图 29-5C)为好发部位,男性多见于龟头、冠状沟、包皮系带、尿道口、阴茎部、会阴,被动肛交者多见于肛门及直肠内,女性多见于大小阴唇、阴道口、阴蒂、阴道、宫颈、会阴及肛周,少数患者可见于肛门生殖器以外部位(如口腔、腋窝、乳房、趾间等)。皮损初起为单个或多个散在的淡红色小丘疹,质地柔软,顶端尖锐,后渐增多增大,依疣体形态可分为无柄型(即丘疹样皮损)和有柄型,后者可呈乳头状、菜花状、鸡冠状及蕈样状;疣体常呈白色、粉红色或污灰色,表面易发生糜烂,有渗液、浸渍及破溃,尚可合并出血及感染。多数患者无明显自觉症状,少数可有异物感、灼痛、刺痒或性交不适。少数患者疣体过度增生成为巨大型尖锐湿疣(Buschke-Loewenstein 肿瘤),常与 HPV-6 型感染有关,部分可发生恶变。

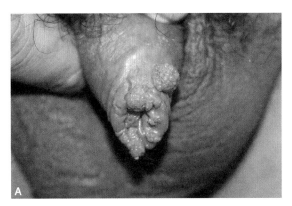
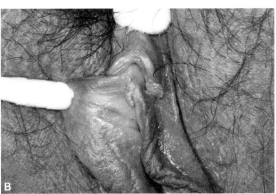
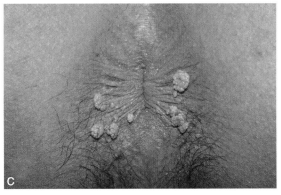

图 29-5 **尖锐湿疣**
A. 男性;B. 女性;C. 肛周。

部分患者表现为潜伏感染或亚临床感染。前者局部皮肤黏膜外观正常且醋酸白试验阴性,但通过分子生物学方法可检测到 HPV;后者表现为肉眼不能辨认的皮损,醋酸白试验阳性。目前认为 HPV 潜伏感染或亚临床感染是尖锐湿疣复发的主要原因。

【组织病理学】

典型表现为表皮乳头瘤样增生伴角化不全,颗粒层和棘层上部细胞可有明显的空泡形成,胞质着色淡,核浓缩深染,核周围有透亮的晕(凹空细胞,为特征性改变),真皮浅层毛细血管扩张,周围常有较多炎症细胞浸润。

【诊断和鉴别诊断】

根据病史(性接触史、性伴感染史或间接接触史等)和典型临床表现可以诊断本病,对不典型皮损和特殊部位皮损,辅助检查(皮肤镜、阴道镜、肛门直肠镜、尿道镜、HPV 检测及组织病理学检查)有助于本病诊断,尤其对于合并免疫功能受抑制(包括合并 HIV 感染者)、对常规治疗无反应、皮损出血或生长迅速者建议进行组织病理学检查。

本病需和阴茎珍珠状丘疹、阴茎系带旁腺增生、皮脂腺异位症、假性湿疣、汗管瘤、顶泌汗腺痒疹、传染性软疣、扁平湿疣、Bowen 病样丘疹病、生殖器鳞状细胞癌等进行鉴别。

【预防和治疗】

应根据疣体及患者情况选择个体化治疗方案,尽早去除疣体,并尽可能消除疣体周围亚临床感染和潜伏感染,减少复发。

1. 医院内治疗　物理治疗(如激光、冷冻、电灼、微波等)可根据病情选用,巨大疣体可手术切除。妊娠患者接受物理治疗可能诱发流产。三氯醋酸溶液适用于较小或丘疹样皮损,妊娠患者可安全使用。光动力治疗适合疣体较小者、腔道内(尿道、肛管及宫颈)疣体,以及采用物理治疗或外用药物去除疣体后预防复发治疗。

2. 医院外治疗　可选择咪喹莫特乳膏、鬼臼毒素酊及氟尿嘧啶乳膏,注意局部不良反应及其处理。妊娠患者不宜应用。

第六节 | 生殖器疱疹

生殖器疱疹(genital herpes,GH)是由单纯疱疹病毒(HSV)感染泌尿生殖器及肛周皮肤黏膜而引起的一种慢性、复发性、难治愈的 STD。其发病率逐年上升,已成为很多国家和地区生殖器溃疡的首要病因。少数患者可出现播散性 HSV 感染、病毒性脑膜炎、盆腔炎等并发症。

【病因和发病机制】

HSV 有 HSV-1 和 HSV-2 两个血清型,在血清学上存在交叉反应。生殖器疱疹主要为 HSV-2(约占 90%)感染。近年来口 - 生殖器性行为方式导致 HSV-1 感染比例明显增加(10%～40%)。HSV 侵入机体后,首先在表皮角质形成细胞内复制,引起表皮局灶性炎症和坏死,出现原发性感染的临床表现或轻微的亚临床感染表现。当原发性生殖器疱疹的皮损消退后,残留的病毒长期潜存于骶神经节,机体抵抗力降低或某些诱因作用下可使潜存病毒激活而复发。

【传播途径】

生殖器疱疹患者、亚临床或无症状排毒者及不典型生殖器疱疹患者是主要传染源,有皮损者传染性更强。HSV 存在于皮损渗液、精液、前列腺液、宫颈及阴道的分泌物中,主要通过性接触传播。

【临床表现】

本病好发于性活跃人群。好发部位为生殖器及会阴部,男性多见于包皮、龟头、冠状沟等处,女性多见于大小阴唇、阴阜、阴蒂、阴道口、会阴及宫颈等处;少见部位为肛周、腹股沟、股臀部及阴囊;被动肛交者常见肛门、直肠受累。

临床上分为初发性、复发性、亚临床和不典型等类型,病情轻重及复发频率受病毒型别和宿主免疫状态等因素影响。

1. 初发性生殖器疱疹　首次出现临床表现者,包括原发性生殖器疱疹(HSV 首次感染)和非原发性初发性生殖器疱疹(既往有 HSV 感染)。潜伏期为 2～12 天。皮损为簇集或散在的小水疱(图 29-6),2～4 天后破溃形成糜烂或浅溃疡,后结痂自愈。自觉疼痛、瘙痒或烧灼感。常伴腹股沟淋巴结肿痛、发热、头痛、乏力等全身症状。病程一般为 2～3 周。

2. 复发性生殖器疱疹　首次复发多出现在原发感染后 1～4 个月,复发频率个体差异大,平均每年 3～4 次,可多达 10 次以

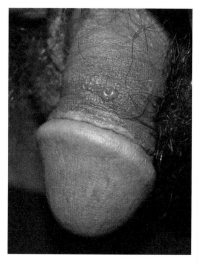

图 29-6　**生殖器疱疹(男性)**

上。发疹前常有前驱症状(如局部烧灼感、针刺感或感觉异常等),皮损一般于原部位出现,损害类似于原发性生殖器疱疹,但病情较轻,病程较短,一般为7～10天,全身症状少见。

3. 亚临床型感染 无临床症状和体征,但存在无症状排毒,具有传染性。

4. 不典型生殖器疱疹 皮损可表现为非特异性红斑、微小裂隙、硬结、毛囊炎及皮肤擦破等,易被忽略。

妊娠期生殖器疱疹可造成胎儿宫内发育迟缓、流产、早产甚至死产,产道分娩也可引起新生儿疱疹。

生殖器疱疹增加HIV感染的风险,同时HIV感染也改变生殖器疱疹的流行状况和临床特点:①病情严重,病程长,可表现为泛发性慢性持续性溃疡及坏死,疼痛剧烈;②临床复发更频繁,排毒时间长,可持续1个月以上;③并发症多且严重,常合并细菌或白念珠菌感染,易发生疱疹性脑膜炎及播散性HSV感染;④治疗较困难,对阿昔洛韦易产生耐药性,常需进行病毒抑制治疗。

【诊断和鉴别诊断】

本病主要根据病史(性接触史或性伴感染史等)、典型临床表现和实验室检查结果进行诊断。

应与硬下疳(一期梅毒)、接触性皮炎、带状疱疹及白塞病等进行鉴别。

【预防和治疗】

患者应注意休息,避免饮酒和过度性生活;提倡使用安全套,出现临床症状时应避免性生活;妊娠期生殖器疱疹如在分娩前出现病情活动,应行剖宫产。

1. 系统治疗 参见第十章第一节"单纯疱疹"。

2. 局部治疗 外用抗病毒药物,同时应预防继发细菌感染。

第七节 | 艾滋病

艾滋病全称为获得性免疫缺陷综合征(acquired immunodeficiency syndrome,AIDS),是由人类免疫缺陷病毒(human immunodeficiency virus,HIV)感染和破坏以CD4$^+$为主的人淋巴细胞,逐渐引起严重免疫缺陷,进而可能因各种严重机会性感染和肿瘤致死的疾病,是造成严重负担的重要公共卫生问题之一。

截至2021年底,联合国艾滋病规划署(UNAIDS)估计全球有3 840万HIV感染者。2023年我国新报告HIV感染7.27万例。目前我国艾滋病总体呈低流行趋势,但与局部高流行并存。

【病因】

根据血清学分型,HIV可分为Ⅰ型(HIV-1)和Ⅱ型(HIV-2),其中HIV-1是艾滋病的主要流行型,HIV-2主要在少数非洲国家呈局限性流行。

HIV属于逆转录病毒科慢病毒属中的人类慢病毒组,对物理因素和化学因素的抵抗力较低,100℃处理20分钟可将HIV完全灭活,一般消毒剂(如碘酊、过氧乙酸、戊二醛、次氯酸钠、70%乙醇等)有良好灭活作用,但紫外线或γ射线不能灭活HIV。

【发病机制】

HIV在人体细胞内的感染过程包括4个步骤:①吸附、膜融合及穿入;②逆转录、入核及整合;③转录及翻译;④装配、出芽及成熟。被感染细胞及其子代细胞终身携带病毒DNA序列,成为前病毒,进入潜伏期,一旦激活即可大量复制。

HIV引起的免疫异常除了CD4$^+$T淋巴细胞数量的减少,还包括B淋巴细胞、单核巨噬细胞、自然杀伤细胞和树突状细胞的功能障碍和异常免疫激活,最终导致人体免疫功能缺陷,引起各种机会性感染和肿瘤的发生。

【传播途径】

艾滋病患者与HIV感染者是本病的传染源,高危人群主要包括男男同性性行为者、静脉注射毒品者、与 HIV 感染者有性接触、多性伴人群等。HIV 主要存在于传染源的血液、精液、阴道分泌物、胸腹水、脑脊液、羊水和乳汁中,经以下 3 种途径传播。

1. 性接触传播　包括不安全的同性、异性和双性性接触。

2. 经血液传播　包括输血、输入血液制品、接受器官移植、介入性操作、文身、共用针具注射毒品或被 HIV 污染的针头刺伤皮肤等。

3. 母婴垂直传播　也称围生期传播,即感染 HIV 的母亲通过胎盘、产道、产后母乳喂养等途径传染新生儿。

目前尚未发现 HIV 可以通过呼吸道、食物、汗液、泪液、昆虫叮咬、握手、共用游泳池等途径传播的证据。

【临床分期及系统表现】

从感染 HIV 到发展为艾滋病可分为 3 期,即急性期、无症状期和艾滋病期。

1. 急性期　通常发生在感染 HIV 的 6 个月内。部分感染者在急性期出现 HIV 病毒血症和免疫系统急性损伤相关的临床表现。临床以发热最为常见,可伴有咽痛、盗汗、恶心、呕吐、腹泻、皮疹、关节疼痛、淋巴结肿大及神经系统症状。大多数患者临床症状轻微,持续 1～3 周后自行缓解,或未引起患者注意。

2. 无症状期　持续时间一般为 4～8 年。其时间长短与感染病毒的数量和型别、感染途径、机体免疫状况等因素有关。在此期,由于 HIV 在感染者体内不断复制,免疫系统受损,CD4$^+$T 淋巴细胞计数逐渐下降。可出现淋巴结肿大等症状或体征。

3. 艾滋病期　为 HIV 感染的终末阶段。患者有发热、腹泻、体重下降、全身浅表淋巴结肿大,主要临床表现为各种条件性感染(如肺孢子菌肺炎、结核病、非结核分枝杆菌感染、巨细胞病毒感染、单纯疱疹和水痘 - 带状疱疹病毒感染、弓形体病、念珠菌感染、新型隐球菌感染、马尔尼菲篮状菌病等)和肿瘤(如卡波西肉瘤、淋巴瘤等),部分中青年患者可出现痴呆。

【HIV 感染的皮肤表现】

90% 的 HIV 感染者或艾滋病患者在病程中发生皮肤黏膜病变,可表现为非感染性皮损、感染性皮损和皮肤肿瘤。

1. 非感染性皮损　皮损呈多形性,可类似于脂溢性皮炎、鱼鳞病、毛发红糠疹、银屑病等,但通常病情更为严重。此外还可出现特应性皮炎、玫瑰糠疹、荨麻疹、多形红斑及痤疮样皮损。

2. 感染性皮损　表现为各种病原微生物的感染,但病情较一般患者严重。

(1)带状疱疹:累及范围常较大,可出现水疱、大疱、血疱,疼痛剧烈,极易继发细菌感染,可引起脑炎、肺炎,甚至死亡。

(2)单纯疱疹:常复发频繁,皮损分布呈局限性或播散性,表现为持续性口腔、生殖器、肛周重度疱疹,可长期不愈并形成深溃疡。

(3)疣:可表现为寻常疣、扁平疣、传染性软疣(图 29-7A)等,男男同性性行为患者的肛周、直肠部常有尖锐湿疣。

(4)真菌感染:鹅口疮是免疫缺陷最早出现的症状(图 29-7B),此外常出现较严重的浅表真菌感染,如泛发性体股癣、手足癣和多发性甲真菌病等,有时表现不典型,需做真菌镜检和培养。新型隐球菌感染除可侵犯肺部、中枢神经系统,皮肤也可表现为疱疹样皮损。马尔尼菲篮状菌病可出现类似传染性软疣样丘疹的表现。

(5)细菌感染:表现为毛囊炎、多发性皮肤脓肿或疖。

3. 皮肤肿瘤

(1)卡波西肉瘤(Kaposi sarcoma):常见于鼻尖、口腔黏膜、躯干、四肢等处;皮损开始为粉红色斑疹,长轴与皮纹方向一致,以后颜色变暗,形成淡紫色或棕色的斑疹或斑块,最后变为出血性皮损和结节(图 29-7C)。

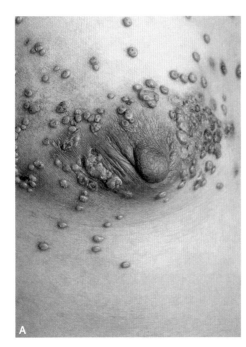
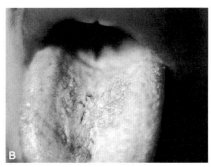
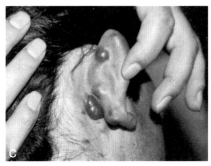

图 29-7　艾滋病皮肤表现

A. 多发性传染性软疣；B. 鹅口疮；C. 卡波西肉瘤。

（2）淋巴瘤：皮损无特异性，可为丘疹或结节，诊断主要依靠病理检查。

（3）其他皮肤肿瘤：艾滋病患者发生其他皮肤恶性肿瘤（如恶性黑素瘤或鳞状细胞癌），一般肿瘤进展较快，可较早出现转移。

【辅助检查】

HIV/AIDS 的实验室检查主要包括抗体检测、核酸定性 / 定量检测、CD4⁺T 淋巴细胞计数、HIV 基因型耐药检测等。

1. **HIV-1/HIV-2 抗体检测**　是 HIV 感染诊断的"金标准"，包括初筛试验和确认试验。初筛试验呈阳性反应，需用免疫印迹法（WB）进行确认。

2. **病毒载量测定**　一般用血浆中每毫升 HIV RNA 拷贝数或每毫升国际单位（IU/ml）来表示，可用于预测疾病进程、提供开始抗病毒治疗依据、评估治疗效果、指导治疗方案调整，也可作为 HIV 感染诊断的参考指标。

3. **CD4⁺T 淋巴细胞检测**　CD4⁺T 淋巴细胞是 HIV 感染最主要的靶细胞，HIV 感染人体后，出现 CD4⁺T 淋巴细胞进行性减少，CD4⁺/CD8⁺T 淋巴细胞比例倒置现象，细胞免疫功能受损。病毒载量下降和 CD4⁺T 淋巴细胞数量升高，都是治疗显效和病情好转的重要实验室指标。

4. **HIV 基因型耐药检测**　可为高效抗逆转录病毒治疗（HAART）方案的选择和更换提供指导。

【诊断】

1. **诊断原则**　HIV/AIDS 患者的诊断需结合流行病学史、临床表现和实验室检查等进行综合分析，慎重作出诊断。

2. **HIV 感染的诊断标准**　成人、青少年及 18 月龄以上儿童，符合下列一项者即可诊断 HIV 感染：①抗体初筛试验阳性和确认试验阳性（抗体确认试验阳性或核酸定性检测阳性或核酸定量大于 5 000 拷贝 /ml）；②有流行病学史或艾滋病相关临床表现，两次 HIV 核酸检测均为阳性；③HIV 分离试验阳性。

3. **艾滋病期的诊断标准**　成人及 15 岁（含 15 岁）以上青少年，HIV 感染且 CD4⁺T 淋巴细胞数＜200 个 /μl，或加下述各项中的任何一项，即可确诊为艾滋病期：①不明原因的持续不规则发热 38℃ 以上超过 1 个月；②腹泻（大便次数多于 3 次 / 日）超过 1 个月；③6 个月之内体重下降 10% 以上；

④反复发作的口腔真菌感染;⑤反复发作的单纯疱疹或水痘 - 带状疱疹病毒感染;⑥肺孢子菌肺炎;⑦反复发生的细菌性肺炎;⑧活动性结核或非结核分枝杆菌病;⑨深部真菌感染;⑩中枢神经系统占位性病变;⑪中青年人出现痴呆;⑫活动性巨细胞病毒感染;⑬脑弓形体病;⑭马尔尼菲篮状菌病;⑮反复发生的败血症;⑯卡波西肉瘤、淋巴瘤。

【预防和治疗】

应普及艾滋病的预防知识,树立健康的性观念,正确使用安全套,采取安全性行为。不吸毒,不共用针具。普及无偿献血,对献血员进行 HIV 筛查。控制母婴垂直传播。加强医院感染管理,避免交叉感染,预防职业暴露感染。

本病的治疗目标是:最大限度抑制病毒复制使病毒载量降低至检测下限并减少病毒变异,重建免疫功能,降低异常的免疫激活,减少病毒的传播、预防母婴垂直传播,降低 HIV 感染的发病率和病死率,降低非艾滋病相关疾病的发病率和病死率,使患者获得正常的预期寿命,提高生活质量。

1. HIV 暴露处理与预防阻断 暴露后预防(post-exposure prophylaxis,PEP)指未感染 HIV 的人群,在暴露于 HIV 高感染风险后(职业暴露或非职业暴露),尽早(最迟不超过 72 小时)服用特定抗HIV 药物,降低 HIV 感染风险的生物学方法。

2. 高效抗逆转录病毒治疗(highly active antiretroviral therapy,HAART) 俗称"鸡尾酒疗法",1996 年由何大一提出,即通过 3 种或 3 种以上抗病毒药物联合使用治疗,取得良好疗效。一旦确诊HIV 感染,无论 CD4[+]T 淋巴细胞水平是否降低,均应立即开始治疗,且需终身治疗。

3. 机会性感染应针对病原微生物采用相应敏感药物进行治疗 卡波西肉瘤可皮损内注射长春新碱、放射治疗和联合化疗。近年来发现多种中药对 HIV 有抑制作用,可配合 HAART,以减轻临床症状,提高患者的生存质量。

(徐金华 王惠平 韩建文)

推荐阅读

［1］张学军.皮肤性病学.9版.北京:人民卫生出版社,2018.

［2］张学军,刘维达,何春涤.现代皮肤病学基础.2版.北京:人民卫生出版社,2010.

［3］王光超.皮肤病及性病学.北京:科学出版社,2002.

［4］王侠生,廖康煌.杨国亮皮肤病学.上海:上海科学技术文献出版社,2005.

［5］王侠生,徐金华,张学军.现代皮肤病学.2版.上海:上海大学出版社,2020.

［6］傅志宜.皮肤病性病鉴别诊断学.天津:天津科学技术出版社,2001.

［7］吴志华.临床皮肤性病学.北京:人民军医出版社,2011.

［8］赵辨.临床皮肤病学彩色图谱.2版.南京:江苏科学技术出版社,2012.

［9］赵辨.中国临床皮肤病学.2版.南京:江苏凤凰科学技术出版社,2017.

［10］朱学骏,涂平,李若瑜,等.中国皮肤病性病图鉴.3版.北京:人民卫生出版社,2019.

［11］朱学骏,涂平.皮肤病的组织病理学诊断.4版.北京:北京大学医学出版社,2024.

［12］高兴华.皮肤科疾病临床诊疗思维.北京:人民卫生出版社,2012.

［13］高天文,孙建方.现代皮肤组织病理学.北京:人民卫生出版社,2001.

［14］孟如松,崔勇.多模态皮肤病医学影像诊断图谱.北京:人民卫生出版社,2021.

［15］叶冬青.皮肤病流行病学.北京:人民卫生出版社,2001.

［16］GRIFFITHS C E M,BARKER J,BLEIKER T O,et al. Rook's textbook of dermatology. 10th ed. Oxford:Wiley-Blackwell, 2024.

［17］JAMES W D,BERGER T G,ELSTON D M. Andrews' diseases of the skin-clinical dermatology. 11th ed. Amsterdam: Elsevier Inc,2011.

［18］RUTH K F,DAVID T W. The biology of the skin. New York:The Parthenon Publishing Group,2001.

［19］JIYAD Z,FLOHR C. Handbook of skin disease management. Oxford:Wiley-Blackwell,2023.

［20］HOEGER P H,KINSLER V,YAN A C,et al. Harper's textbook of pediatric dermatology:2 Volume Set. 4th ed. Oxford: Wiley-Blackwell,2019.

［21］BURG G,KUTZNER H,KEMPF W,et al. Atlas of dermatopathology:tumors,nevi,and cysts. Oxford:Wiley-Blackwell, 2018.

［22］DRAELOS Z D. Cosmetic dermatology:products and procedures. 3rd ed. Oxford:Wiley-Blackwell,2021.

［23］BURG G,KUTZNER H,KEMPF W,et al. Atlas of clinical dermatopathology:infectious and parasitic dermatoses. Oxford: Wiley-Blackwell,2020.

［24］CERRONI L. Skin lymphoma:the illustrated guide. 5th ed. Oxford:Wiley-Blackwell,2020.

［25］DAYAN N. Skin microbiome handbook:from basic research to product development. Oxford:Wiley-Blackwell,2020.

中英文名词对照索引